T0135513

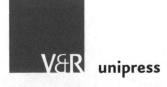
V&R unipress

Pflegewissenschaft und Pflegebildung

Band 17

Herausgegeben von
Prof. Dr. Hartmut Remmers

Manfred Hülsken-Giesler / Hartmut Remmers

Robotische Systeme für die Pflege

Potenziale und Grenzen Autonomer
Assistenzsysteme aus pflegewissenschaftlicher Sicht

Unter Mitarbeit von Dominic Seefeldt, Sabine Daxberger,
Anne Koppenburger und André Heitmann-Möller

Mit einer Abbildung

V&R unipress

Universitätsverlag Osnabrück

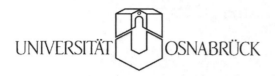

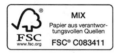

Bibliografische Information der Deutschen Nationalbibliothek
Die Deutsche Nationalbibliothek verzeichnet diese Publikation in der Deutschen
Nationalbibliografie; detaillierte bibliografische Daten sind im Internet über
https://dnb.de abrufbar.

**Veröffentlichungen des Universitätsverlags Osnabrück
erscheinen bei V&R unipress.**

Die vorliegende Schrift stellt die überarbeitete Fassung eines Gutachtens für den Deutschen
Bundestag dar, das dem Büro für Technikfolgen-Abschätzung beim Deutschen Bundestag (TAB)
ursprünglich im Jahr 2017 vorgelegt wurde.

Druck und Bindung: CPI books GmbH, Birkstraße 10, D-25917 Leck
Printed in the EU.

Vandenhoeck & Ruprecht Verlage | www.vandenhoeck-ruprecht-verlage.com

ISSN 2198-6193
ISBN 978-3-8471-1078-1

Inhalt

Vorwort 9

Zusammenfassung 13

1. Einleitung 19

2. Pflegetheoretische Bestimmungen 23
   2.1 Anthropologische Begründungslinien pflegerischen Handelns . . 23
   2.2 Traditionslinien der Pflegetheoriebildung 25
   2.3 Professionstheoretische Begründungslinien des pflegerischen
      Handelns 35
   2.4 Zur Handlungslogik der professionellen Pflege 38
   2.5 Professionelle Pflege in Pflegearrangements 40
   2.6 Zwischenbetrachtung pflegetheoretischer Bestimmungen 40

3. Techniktheoretische Bestimmungen 43
   3.1 Definitionsansätze: Autonome Systeme und Robotik 43
   3.2 Techniktheoretische Bezüge 44
   3.3 Zwischenbetrachtung techniktheoretischer Bestimmungen 56

4. Autonome Systeme in der Pflege 59
   4.1 Stand der Entwicklung und Diskussion 59
      4.1.01 Projektübersicht zu Autonomen Systemen in der Pflege . . 60
      4.1.02 Literaturübersicht zu Autonomen Systemen in der Pflege . 79
         4.1.02.1 Sozio-assistive Systeme in der Pflege 80
         4.1.02.2 Servicerobotik in der Pflege 85
         4.1.02.3 Begleitforschung zu Autonomen Systemen in der
            Pflege 87
         4.1.02.4 Weitere Publikationen zu Autonomen Systemen in
            der Pflege 88

4.1.02.5 Autonome Systeme in der Neurorehabilitation . . .   89
4.2 Systematisierung der Projektlandschaft zu Autonomen Systemen
in der Pflege   90
4.3 Sozialrechtliche Rahmungen des Einsatzes von Autonomen
Systemen in der Pflege   93
4.3.01 Beruferechtliche Anschlussstellen und Begrenzungen   . . .   93
4.3.02 Leistungsrechtliche Anschlussstellen und Begrenzungen . .   96
4.3.03 Zwischenfazit zu Autonomen Systemen in der Pflege 100

5. Pflegewissenschaftliche Bewertungen 103
5.1 Pflegetheoretische Bewertungen 103
5.1.01 Mensch-Technik-Interaktion in der Pflege 104
5.1.02 Auswirkungen des Technologieeinsatzes auf das
Selbstverständnis der Profession 108
5.1.03 Institutionelle Prägungen des Technologieeinsatzes 110
5.1.04 Perspektiven des Einsatzes von Autonomen Systemen . . . 114
5.2 Zwischenfazit pflegetheoretischer Bewertungen 115
5.3 Ethische Perspektiven des Robotereinsatzes in Kontexten der
Pflegearbeit 117
5.3.01 Post hoc-Analyse der Roboternutzung in der Pflege 117
5.3.01.1 Für die ethische Beurteilung maßgebende
Prinzipien 118
5.3.01.1.1 Autonomie 121
5.3.01.1.2 Wohlergehen 123
5.3.01.2 Erwünschter Nutzen – unerwünschte Folgen und
Risiken 129
5.3.01.2.1 Chancen und Nutzen-Potenziale 129
5.3.01.2.2 Unerwünschte Folgen und Risiken 136
5.3.01.3 Entwicklungsstand ethischer Leitlinien 147
5.3.01.3.1 Mögliche Adaption der Leitlinie »Good
Clinical Practice« 147
5.3.01.3.2 Mögliche Anschlüsse an eine
Roboterethik 148
5.3.02 Designethische Bewertung 152
5.4 Zwischenfazit pflegeethischer Bewertungen 165

6. Fallvignetten Autonomer Systeme in der Pflege 169

7. Gesamtfazit 179

8. Handlungsempfehlungen 185

9. Literatur 195

Anhang: Literatur »Autonome Systeme in der Neurorehabilitation« . . . 223

Vorwort

In selbstgeschaffenen Welten leben zu müssen und sich einzig auf diese Weise seine Subsistenz sichern zu können, ist offenbar ein (anthropologisches) Monopol des Menschen; ein Privileg, das zu einer unermesslichen Machtausübung über die vorgefundenen (natürlichen und künstlichen) Lebensbedingungen geführt hat, das wie ein Schatten jedoch vom prometheischen Mythos eines zugleich tragischen Weltverhältnisses begleitet wird. Vor allem die frühe Neuzeit markierte einen epochalen Umbruch des instrumentellen Selbstverhältnisses des Menschen, der durch eine Hoffnung auf erfolgreiche Bändigung beängstigender Naturmächte charakterisiert war. Das mit der großen Zeitenwende der Renaissance einbrechende mechanistische Zeitalter kulminierte gleichsam in der maschinellen Revolution der großen Industrie im Ausgang des 18. Jahrhunderts, die mit gleichzeitig tiefgreifenden gesellschaftlichen Umbrüchen verwoben war. Man wird diesen gewiss extrem verkürzten technikgeschichtlichen Abriss fortführen müssen mit dem Hinweis auf einen weiteren revolutionären Umbruch seit Mitte des letzten Jahrhunderts, der durch die Entwicklung künstlicher intelligenter Datenverarbeitungsmaschinen als Grundlage autonomer Produktions- und Dienstleistungsapparate charakterisiert ist und der in unserer Zeit mit noch nicht klar absehbaren Verwerfungen in der Arbeits- und sozialen Lebenswelt verbunden sein dürfte.

Alle diese Entwicklungen haben seit Anbeginn zunächst die Medizin (teilweise sogar an vorderster Front), seit dem vorletzten Jahrhundert schließlich auch die Pflege des kranken und alten Menschen mit beeinflusst. Freilich wäre es aus techniksoziologischer Sicht eine Fehlannahme zu glauben, der zu verzeichnende technologische Fortschritt folge einer der Technik selbst innewohnenden eigengesetzlichen Logik. Technikentwicklungen weisen vielmehr eine Gerichtetheit auf, die abhängig ist von externen (zumeist wirtschaftlichen) Verwertungsmöglichkeiten neuer Produkte. Im Vordergrund scheinen Rationalisierungsinteressen verschiedenster Art zu stehen: sie reichen von Interessen an echten Produktverbesserungen zur Erleichterung des Lebens bis hin zu kostenökonomisch getriebenen Interessen an apparativer Einsparung teurer

Arbeitskraft. Was also meistens als maschinelle Produktionsinnovation oder auch Prozessinnovation gepriesen wird, ist Teil einer gesellschaftlich verselbständigten Steigerungsdynamik inzwischen ungeahnten Ausmaßes, die spätestens seit den letzten Jahrzehnten auch das Feld professioneller Pflege voll erfasst. Wie sind diese Entwicklungen zu beurteilen und zu bewerten?

Folgt man auch hier den Erkenntnissen der Techniksoziologie, so bemisst sich der jeweilige Erfolg technisch vermittelten Handelns am jeweils als relevant anerkannten Bezugssystem und an dem durch dieses Bezugssystem festgelegten Bewertungsrahmen (Kornwachs 2013). Dabei gilt es, gehaltvolle ebenso wie folgenreiche Unterscheidungen vorzunehmen. Denn aus Sicht beispielsweise des technisch-gewerblichen Produktionssektors wird sich technischer Erfolg an anderen Kriterien bemessen als im Sektor persönlicher Gesundheitsdienstleistungen. Als besonders schwerwiegend erweist sich diese Unterscheidung dann, wenn man vor allem jene Adressaten, für welche persönliche Dienstleistungen im Bereich der Pflege erbracht werden, berücksichtigt: kurzum Menschen im Zustand zumeist großer Fragilität und psychophysischer Verletzlichkeit. Forschungen zu der auf diese Status-Besonderheiten von Personen zu beziehenden »Mensch-Technik-Interaktion« sind in den letzten Jahren oder Jahrzehnten nicht weit vorangekommen.

Jedoch scheint in Teilen der politischen Öffentlichkeit inzwischen eine gewisse Sensitivität verzeichnet werden zu können hinsichtlich beschleunigter Entwicklungen verschiedenster Informations- und Kommunikations- sowie Assistenz- und Überwachungstechnologien nunmehr auch in pflegerischen Versorgungskontexten. Es bestehen Unsicherheiten im Hinblick auf elementare Anforderungen an pflegeberufliches Handeln, insofern mit unterstützenden professionellen Interventionen zugleich ein elementarer Schutz des pflegebedürftigen Menschen zu gewährleisten ist. Des Weiteren bestehen Unsicherheiten im Hinblick darauf, inwieweit professionelle Ansprüche der Individualisierung von Leistungen und einer dafür auszubildenden Expertise durch technologisch einseitige Rationalisierungen pflegerischer Arbeitsprozesse konterkariert, beispielsweise durch künstliche Intelligenz automatisierte Entscheidungen vorgenommen werden. Es bestehen schließlich auch Unsicherheiten, inwieweit der beruflich identitätsstiftende Kern, das letztlich körperlich-leiblich vermittelte professionelle Interaktionsverhältnis in the long run technologisch substituiert bzw. in der Weise angetastet wird, dass dabei zugleich auch jene therapeutisch-rehabilitative Dyade einen unwiderruflichen Substanzverlust erleben würde. Vergleichbare Bedenken werden im Übrigen auch in der pflegeberuflichen Öffentlichkeit verstärkt artikuliert.

Erfreulicherweise wird bereits seit drei Jahrzehnten eine intensive internationale Diskussion um neue Technologien, insbesondere um robotische Assistenzsysteme im Bereich der pflegerischen Versorgung geführt. An dieser Diskussion haben sich die beiden Autoren dieses Bandes mit zahlreichen Publikationen beteiligt. Mitte des Jahres 2016 erhielten sie nach öffentlicher Ausschreibung durch das *Büro für Technikfolgen-Abschätzung beim Deutschen Bundestag* (TAB) den Auftrag, ein Gutachten anzufertigen zum Thema »Autonome Assistenzsysteme in der Pflege: Potenziale und Grenzen aus pflegewissenschaftlicher Sicht«. Parallel dazu erhielten sowohl das Fraunhofer IPA (Dr. Birgit Graf) als auch die Universität Kassel (Dr. Philipp Richter) den Auftrag, zum einen eine »Fallstudie zur Forschungs- und Entwicklungspraxis: Robotische Assistenzsysteme zur Unterstützung des Personals stationärer Pflegeeinrichtungen«, zum anderen eine Studie zu »Rechtsfragen autonomer Pflegeroboter« zu erarbeiten. Die mit dem TAB abgestimmte Endfassung des pflegewissenschaftlichen Gutachtens wurde im Januar 2017 überreicht. Im April 2018 hatte das TAB auf Grundlage auch der beiden anderen oben genannten Expertisen einen komprimierten Bericht »Robotik und assistive Neurotechnologien in der Pflege – gesellschaftliche Herausforderungen« vorgelegt, in dem neben den pflegewissenschaftlichen und ethischen Beurteilungsperspektiven ebenso die rechtlichen Rahmenbedingungen sowie der Stand der technischen Forschungs- und Produktentwicklung eingeflossen sind.[1] Der Bericht war Teil des übergeordneten Projekts »Mensch-Maschine-Entgrenzung«.

Inzwischen hat sich bemerkenswerterweise auch der *Deutsche Ethikrat* auf seiner Jahrestagung am 26. Juni 2019 in Berlin mit der Thematik »Pflege – Roboter – Ethik. Ethische Herausforderungen der Technisierung der Pflege« befasst und jüngst auch eine entsprechende Stellungnahme publiziert[2]. Die Tatsache freilich, dass unter den zahlreichen Referentinnen und Referenten keine Person mit einer originär pflegewissenschaftlichen Expertise zu finden war, betrachten die beiden Autoren dieses Bandes als Ansporn, der wissenschaftlichen, beruflichen und nicht zuletzt auch der politischen Öffentlichkeit das dem TAB vorgelegte und freigegebene Gutachten nunmehr vollständig vorlegen zu können in der Hoffnung, die fortlaufende Debatte damit zu vertiefen.

Die Autoren haben darauf verzichtet, die in den letzten drei Jahren erschienen Neupublikationen zum Thema »Autonome Assistenzsysteme in der Pflege« nochmals akribisch zu recherchieren[3]. Ihnen kam es darauf an, ihre unlängst

---

1 Kehl, Chr. (2018): Robotik und assistive Neurotechnologien in der Pflege – gesellschaftliche Herausforderungen. Arbeitsbericht Nr. 177 des Büros für Technikfolgen-Abschätzung beim Deutschen Bundestag. Bad Honnef.
2 Deutscher Ethikrat (2020): Robotik für gute Pflege. Stellungnahme. Berlin.
3 Genannt werden sollen aber zumindest folgende sehr einschlägige Veröffentlichungen: Deutscher Bundestag (Hrsg.): Achter Bericht zur Lage der älteren Generation in der Bundesrepublik Deutschland. Ältere Menschen und Digitalisierung und Stellungnahme der Bundesregierung. Berlin (in Vorbereitung, erscheint voraussichtlich zum Sommer 2020); Hergesell, J.; Maibaum, A.; Meister, M. (2020): Genese und Folgen der »Pflegerobotik«. Die Konstitution eines interdisziplinären Forschungsfeldes. Weinheim (mit einem Beitrag von

dargelegten Untersuchungsergebnisse und Positionen einer Fach- und politischen Öffentlichkeit zur weiterführenden Diskussion vorzulegen.

Osnabrück, im März 2020 Manfred Hülsken-Giesler
Hartmut Remmers

Hülsken-Giesler); Plattform Lernende Systeme – AG Gesundheit, Medizintechnik, Pflege (2019): Lernende Systeme im Gesundheitswesen: Grundlagen, Anwendungsszenarien und Gestaltungsoptionen. München; Bendel, O. (Hrsg.) (2018): Pflegeroboter. Springer Gabler, Wiesbaden (mit Beiträgen u. a. von Hülsken-Giesler und Renmers); Klein, B.; Graf, B.; Schlömer, I. F.; Roßberg, H.; Röhricht, K. & Baumgarten, S. (2018): Robotik in der Gesundheitswirtschaft. Einsatzfelder und Potenziale. Heidelberg. Überdies soll auf die aktuelle BMBF-Förderlinie »Robotische Systeme für die Pflege« (2020 bis 2023) verwiesen werden (https://www.technik-zum-menschen-bringen.de/foerderung/bekanntmachungen/robotik-pflege), die über die Schwerpunkte »Robotertechnologien für neue pflegerische Lösungen« und »Bessere Pflegepraxis durch robotische Lösungen« insgesamt zehn interdisziplinäre Projektverbünde zur Entwicklung und Erprobung von Robotik für die Pflege ermöglicht. Das Begleitprojekt zur Förderlinie »Begründungs- und Bewertungsmaßstäbe von Robotik für die Pflege« (BeBeRobot, s. https://www.technik-zum-menschen-bringen.de/projekte/beberobot) hat in diesem Zusammenhang den Auftrag, (pflege)theoretische und praktische Grundlagen für die Bewertung des Einsatzes von robotischen Systemen in der Pflege zu erarbeiten.

Zusammenfassung

Vor dem Hintergrund einer rationalistisch-systemtheoretisch ausgerichteten internationalen Pflegetheoriebildung hat sich auch in Deutschland eine christlich-humanistisch inspirierte und medizinisch-naturwissenschaftlich beeinflusste Tradition der beruflichen Pflege spätestens seit den 1980er Jahren in Richtung einer problemlösungs- und dienstleistungsorientierten Profession weiterentwickelt. Methodisch geleitete und evidenzbasierte Pflegeprozesse entlang des interdisziplinär wie interprofessionell anschlussfähigen kybernetischen Regelkreises (Pflegeprozessmodell) werden in der (berufs)politischen Debatte heute als Charakteristika einer modernisierten Pflege konstatiert. Unter pflegewissenschaftlichen Gesichtspunkten (Kap. 2) wird dagegen ein differenzierteres Professionsverständnis vertreten: Die Professionalität des pflegerischen Handelns macht sich demnach an der Befähigung der professionell Pflegenden fest, wissenschaftlich geprüftes, pflegerelevantes Wissen unter Berücksichtigung der lebensgeschichtlich begründeten und situativen Besonderheiten des jeweils konkret zu begleitenden Einzelfalls zum Einsatz zu bringen (doppelte Handlungslogik der professionellen Pflege). Im Zentrum einer pflegerischen Expertise stehen damit Aspekte der Situationsdefinition und begründeten Entscheidungsfindung, die im Arbeitsbündnis zwischen Pflegenden und Hilfeempfängern zu verhandeln sind. Expertise in der Pflege ist dabei zunächst an rational begründete Bezüge gebunden, die einerseits als allgemeingültiges Pflegewissen, andererseits als Ergebnisse von rationalen Aushandlungsprozessen zwischen den Akteuren in die Situation einfließen. Expertenhandeln in der Pflege berücksichtigt darüber hinaus aber auch jene kontextuellen Bedingungen einer Pflegesituation, die sinnlich-körperlich erfahren werden und als implizites Wissen in die Entscheidungsfindung der Pflegenden einfließen. Tendenzen der allgemeinen Evidenzorientierung im Gesundheitswesen, die sich aktuell bis in die wissenschaftliche Grundlegung der Pflegearbeit verlängern (Evidence based Nursing), sowie die Durchsetzung erlösorientierter Arbeitsprozesse im Rahmen einer zunehmend vermarktlichten Pflegeorganisation führen dazu, dass die rational-problemlösungsorientierten

Aspekte der Pflegearbeit heute zunehmend gut hinterlegt (z. B. Expertenstandards, Leitlinien), dagegen die lebensweltorientierten Aspekte der Pflegearbeit konzeptionell noch wenig ausgearbeitet und praktisch kaum angefragt sind. Eine rationale Problemlösung entlang des kybernetischen Regelkreises (IST-Wert-Bestimmung→SOLL-Wert-Bestimmung→Intervention→Evaluation) hat sich darüber hinaus als überaus anschlussfähig an weitere Teilbereiche des Gesundheitssystems (interdisziplinäre Gesundheitsversorgung, Management und politisch-bürokratische Administration im Pflege- und Gesundheitswesen) erwiesen und stellt auch eine Aufwertung der Pflegeberufe im System der Gesundheitsversorgung in Aussicht. Die Etablierung dieses Regelkreises liefert schließlich das theoretische Fundament dafür, Pflegearbeit computerkompatibel zu konzipieren und vor diesem Hintergrund systematisch durch neue Technologien zu unterstützen oder, z. B. über Autonome Systeme, sogar zu ersetzen.

Autonome Systeme – so die Arbeitsdefinition der vorliegenden Untersuchung – sind technische Phänomene, die, dem *sense-think-act-Prinzip* folgend, (z. B. sensorgestützte) Wahrnehmung autonom in physische Aktion überführen können. Technikphilosophische Reflexionen (Kap. 3) verweisen zunehmend darauf, dass Systeme dieser Art die Wahrnehmung und Interpretation von Selbst- und Weltzuständen verändern (können). Sie sind damit nicht lediglich unter Gesichtspunkten ihrer kompensatorischen bzw. verhaltensstabilisierenden Funktionalitäten zu betrachten, vielmehr ist zu berücksichtigen, dass Technologien dieser Art gesellschaftlich präformierte Konstruktionsprinzipien eingeschrieben sind, die historisch wandelbar sind und jeweils vorherrschende Welt- und Menschenbilder transportieren (z. B. mit Blick auf Altersbilder oder auf Vorstellungen von ›guter Pflege‹). In Kontexten zunehmender technologischer Vermittlung können sich demnach auch moralische Werte auf Seiten der Nutzerinnen und Nutzer wandeln, Wahrnehmungsveränderungen in Bezug auf Fragen der Authentizität und Personalität einstellen oder auch Relevanzverschiebungen, etwa in Bezug auf pflegerisch hoch bedeutsame Aspekte der Emotionalität, ergeben. Bedenken ergeben sich dann, wenn sich einseitig geförderte Denkformen bzw. Denkstile über den Einsatz der Technologien in das Selbstverständnis von gesellschaftlichen Individuen und Kollektiven (z. B. der beruflichen Pflege) verlängern und Tendenzen einer zunehmenden Standardisierung und Überwachung dadurch kaum noch in ihrer kritischen Bedeutung wahrgenommen werden.

Mit Blick auf eine Unterstützung der Pflege durch Autonome Systeme sind zunehmende Entwicklungs- und Forschungsaktivitäten zu erkennen (Kap. 4.1). Insgesamt konnten bei Abschluss unserer Untersuchung (Stand Ende 2016) 26 Projekte zum engeren Themenkreis ›Autonome Systeme in der Pflege‹ identifiziert und analysiert werden, die in Deutschland verortet sind bzw. unter Beteiligung deutscher Forschungsgruppen durchgeführt wurden. Darüber hinaus wurden seinerzeit 52 einschlägige wissenschaftliche Publikationen analysiert, die den damaligen Entwicklungs- und Forschungsstand repräsentieren. Die Schwerpunkte der derzeitigen Entwicklung liegen im Bereich der ›Sozio-assistiven Systeme‹ (z. B. Emotionsrobotik) und der ›Servicerobotik‹ (z. B. Unterstützung von ›Mobilität‹, und ›Selbstpflege‹). Die Studienlage zum Einsatz von Autonomen Systemen in der Pflege ist insgesamt begrenzt, sowohl mit Blick auf funktionale Aspekte der Wirksamkeit als auch in Bezug auf grundlegendere Fragen der Mensch-Technik-Interaktion oder der Einpassung der Systeme in komplexere Pflegearrangements. Die vorliegenden Studien sind in ihrer methodischen Qualität limitiert. Dies begründet sich einerseits in aktuellen Schwerpunktsetzungen im Bereich der Technologieentwicklung, die insgesamt mit einer Vernachlässigung von substanziellen Studien im Bereich der Implementations- und Evaluationsforschung sowie der weiteren Begleitforschungen einhergehen. Andererseits zeigen sich z. T. erhebliche forschungsmethodische Probleme, etwa in Bezug auf die Komplexität der Interventionen oder auch in Bezug auf die Vulnerabilität der Zielgruppen (z. B. Menschen mit demenziellen Erkrankungen). Die bisher vorliegenden Studien verweisen – bei Berücksichtigung besagter Einschränkungen – auf Potenziale für den Einsatz von Autonomen Systemen in der Pflege, die untersuchten Systeme erfahren bei den Probanden insgesamt gute Akzeptanz, wobei allerdings der unmittelbare physische Kontakt zwischen Hilfeempfängern und Autonomen Assistenzsystemen (mit Ausnahme von emotionsrobotischen Systemen) in der Regel abgelehnt wird. Verwiesen wird weiterhin auf die Notwendigkeit der interdisziplinären Zusammenarbeit im Rahmen der Entwicklung und Implementierung der Systeme sowie auf qualifikatorische Voraussetzungen bei den Nutzerinnen und Nutzern.

Eine Analyse der berufe- und leistungsrechtlichen Grundlagen der Pflege zeigt in einem weiteren Schritt (Kap. 4.2) unmittelbare Anschlussstellen für eine Integration von Autonomen Assistenzsystemen in der Pflege auf, verweist aber auch auf Begrenzungen und potenzielle Gefahren. Mit der Verabschiedung des Pflegeberufereformgesetzes (2017) kann die theoretische Einpassung Autonomer Systeme in die Arbeitsprozesse der Pflege sichergestellt werden, überdies werden klare Verantwortlichkeiten für den Technologieeinsatz entlang qualifikatorischer Voraussetzungen formuliert. Die Analyse der leistungsrechtlichen Grundlagen der Pflege (SGB V und XI) verweist auf potenzielle Möglichkeiten und aktuelle Begrenzungen der sozialrechtlich legitimierten Finanzierung von Autonomen Systemen. Mit der Etablierung eines neuen Pflegebedürftigkeitsbegriffs (PSG II) werden aber gleichzeitig auch Impulse gesetzt, technischen Lösungen den Vorrang gegenüber personalen Unterstützungsleistungen einzuräumen. Es zeigt sich, dass der systematische Einsatz von Autonomen Systemen in der Pflege den Zugang zu Leistungen der Pflegeversicherung insgesamt erschweren kann und personelle Unterstützung für pflegebedürftige Menschen ggf. insgesamt verringert wird.

Pflegewissenschaftliche Reflexionen zu Autonomen Systemen in der Pflege (Kap. 5.1) verweisen insgesamt auf eine skeptische Zurückhaltung, insofern angenommen wird, dass ihr systematischer Einsatz ggf. mit Transformationen des menschlichen Selbstverständnisses sowie des kulturellen Verständnisses von Care bzw. Caring einhergeht. Unter handlungs- und professionstheoretischen Gesichtspunkten wird aber auch argumentiert, dass der Einsatz dieser Systeme in der Pflege immer dann zu legitimieren ist, wenn sie Freiräume für die personengebundenen Kernprozesse der Pflege schaffen, oder aber eben auch abzulehnen ist, wenn sie diese Kernprozesse behindern, verzerren oder – etwa durch komplette Substitution der personellen Pflege – gänzlich unterbinden.

Bei der pflegeethischen Einschätzung und Bewertung neuer, autonomer Assistenztechnologien (Kap. 5.2) stehen die Aufrechterhaltung bzw. Steigerung von Wohlbefinden im Vordergrund, die aber auch durch konkurrierende normative Erwägungen in Bezug auf Autonomie und Integrität von Personen relativiert werden können. In diesem Zusammenhang offenbart die gegenwärtige moralphilosophische Diskussion erhebliche konzeptionelle Schwierigkeiten, die es nahelegen, derzeit auf letztgültige pflegeethische Bewertungen Autonomer Systeme in der Pflege zu verzichten und dafür vielmehr für eine erhöhte Sensibilität in Bezug auf die Vielzahl an offenen Fragen zu plädieren. Dies insbesondere auch mit Blick auf konkrete ethische Bewertungen, die, so das Plädoyer, stets unter Berücksichtigung der besonderen Bedingungen des konkreten Einzelfalls vorzunehmen sind. Ethische Bewertungen zu Autonomen Systemen in der Pflege sind allerdings systematisch – so der Stand der Diskussion – bereits im Vorfeld der Techniknutzung, genauer in die Prozesse der Technikentwicklung einzubringen. Im Anschluss an national wie international diskutierte Modelle wird dazu vorgeschlagen, partizipative Ansätze der Technologieentwicklung systematisch zu implementieren, die Einschätzungen dazu erlauben, wie Autonome Systeme das Pflegeumfeld zukünftig verändern werden und welchen Einfluss sie auf die professionell pflegerische Situationsdefinition als Grundlage professionellen Handelns nehmen.

Die vorliegende Schrift formuliert vor diesen Hintergrund einige Fallvignetten, die der alltagspraktischen Kommunikation der hier vertrenen Kernaussagen dienen sollen (Kap. 6).

Abschließend werden aus dem vorliegenden Argumentationsgang Handlungsempfehlungen abgeleitet, die zentrale Aussagen unserer Untersuchung in handlungsorientierte Bezüge übersetzen (Kap. 7). In diesem Zusammenhang wird vorgeschlagen, technische Innovation über Autonome Systeme in der Pflege grundsätzlich als partizipative, soziotechnische Innovation zu betreiben,

die die Komplexität von Pflegearrangements sowie die fundamentalen Werte-
haltungen der Pflege im Blick behält. Autonome Systeme in der Pflege, so wird
weiter empfohlen, sollten primär auf die Unterstützung der Kernprozesse des
pflegerischen Handelns – Situationsdefinition und Entscheidungsfindung –
ausgerichtet sein. Die Substitution personeller Unterstützung durch den Einsatz
von Autonomen Systemen – insbesondere auch im Zusammenhang mit der
Finanzierung sozialrechtlich legitimierter Pflegeleistungen – ist dabei zu vermeiden, der Zugang zu nachweislich pflegerelevanten und förderlichen Autonomen Systemen ist dagegen auch sozialrechtlich sicherzustellen. Weiterhin ist
die Ergebnisoffenheit ethischer Debatten um Autonome Assistenzsysteme in der
Pflege sicherzustellen. Für die nachhaltige Etablierung von Autonomen System-
men in der Pflege sind auch theoretische und konzeptionelle Weiterentwicklungen in Pflege und Pflegewissenschaft voranzutreiben. Zur Sicherstellung
einer angemessenen Wirksamkeitsforschung durch die Pflegeforschung sind
methodische Weiterentwicklungen anzustoßen. Es wird empfohlen, die Möglichkeiten der Vernetzung zwischen privatem und öffentlichem Raum für die
Pflege stärker zu erschließen, dabei aber auch dringlichst darauf zu achten, dass
die Kontrolle über die Datenflüsse in der Pflege gesichert bleibt. Die Ausbildung
von differenzierten Technikkompetenzen in der Pflege, die einem reflektierten,
sach- und fachgerechten Einsatz der Systeme dient, stellt eine weitere wichtige
Empfehlung unserer Untersuchung dar, die sich von dem Interesse leiten lässt,
die öffentliche und fachöffentliche Diskussion um die Möglichkeiten und Risiken des Einsatzes von Autonomen Systemen in der Pflege offensiv voranzutreiben.

1. Einleitung

Die vorliegende Schrift entstand als Teil einer breiteren Untersuchung zu Fragen
der Mensch-Maschine-Entgrenzung, die vor dem Hintergrund von Hinweisen
auf subtile Verschiebungen im Bereich der anthropologischen Bedingungen des
Menschseins (z. B. Selbstbestimmung, Identität, Verantwortung) durch einen
expandierenden Technologieeinsatz in mittlerweile nahezu allen gesellschaftlichen Teilbereichen der modernen Welt zu verzeichnen ist. Ziel dieser Untersuchungen ist es, relevante (z. B. ethisch-rechtliche) Rückwirkungen am Beispiel
der Anwendung von Neurotechnologien und autonomer Robotik in konkreten
Anwendungskontexten zu analysieren. Exemplarisch erfolgen diese Untersuchungen (auch) mit Blick auf Handlungsfelder der Pflege, die im Zuge der de-
mografisch-epidemiologischen Entwicklung (steigende Pflegebedarfe bei zunehmend komplexeren Versorgungsanforderungen durch z. B. Hochaltrigkeit,
Multimorbidität, Chronifizierung von Erkrankungen, Singularisierung der Lebensverhältnisse) sowie in Erwartung sinkender personeller Pflegeressourcen
(nachlassende familiale Pflegebereitschaft, Fachkräftemangel) gesellschaftlich
zunehmende Aufmerksamkeit erfahren. Neben weiteren Initiativen (z. B. Aufbau
und Entwicklung von zivilgesellschaftlichem Engagement in der Pflege (Stichwort ›Caring communities‹), Professionalisierung und Attraktivitätssteigerung
der beruflichen Pflege) gilt der Einsatz von intelligenten Technologien in der
Pflege als eine Strategie zur Bearbeitung der skizzierten Herausforderungen.
Dem Einsatz von Autonomen Assistenzsystemen (z. B. Service- und Pflegerobotik) wird dabei perspektivisch ein besonderes Potenzial zugeschrieben. Erste
Entwicklungen (z. B. der Emotionsrobotik und der Servicerobotik) befinden
sich derzeit in der Erprobung in realen Pflegekontexten und zielen dabei unter
anderem auch auf besonders sensible Handlungsfelder und vulnerable Personengruppen ab, etwa wenn sozio-assistive Systeme zur emotionalen Ansprache
bei Menschen mit demenziellen Erkrankungen eingesetzt werden. Der Einsatz
von Autonomen Systemen in der Pflege ist mit vielen Fragen verbunden, die z. B.
von anthropologischen Aspekten des Selbst- und Weltverhältnisses unter Bedingungen der Mensch-Technik-Interaktion, über normative Aspekte etwa des

›guten Lebens‹ oder auch einer ›guten Pflege‹ in modernisierten soziotechnischen Pflegearrangements bis hin zu pragmatischen Aspekten etwa notwendig vorzuhaltender Technikkompetenzen in eben diesen soziotechnischen Bezügen reichen.

Die vorliegende Untersuchung ist explizit in gegenwärtige pflegetheoretische sowie pflegeethische Diskurszusammenhänge eingebettet und lässt sich im Wesentlichen von folgenden Fragestellungen leiten:

1. Welche pflegewissenschaftlichen bzw. pflegewissenschaftlich relevanten Erkenntnisse zu Bedarfen und Akzeptanz sowie zu sozialen Funktionalitäten verschiedener, gegenwärtig erprobter Autonomer Systeme in der Pflege liegen vor und wie werden diese vor dem Hintergrund des zunehmenden Technikeinsatzes in der Pflege einerseits und pflegetheoretischer Begründungslinien andererseits diskutiert?

2. Welche Anwendungsszenarien zur Robotik in diversen Pflegearrangements sind derzeit erkennbar und wie lassen sich diese unter pflegewissenschaftlichen Gesichtspunkten bewerten?

Vor diesem Hintergrund soll mit der vorliegenden Schrift

- zunächst ein Überblick über den Stand der pflegewissenschaftlichen Diskussion und die Studienlage zur Thematik, insbesondere mit Blick auf empirische Untersuchungen zu den sich abzeichnenden Bedarfen, der Nutzerakzeptanz sowie dem technikinduzierten Wandel von Pflegearrangements gegeben werden.

- Es sollen ferner maßgebliche Pflegekonzepte/-modelle, ihre Definitionsansätze guter Pflege (sowohl stationär als auch häuslich) sowie ihre normativen Grundannahmen (ethische Leitlinien etc.) als Prämissen dargelegt werden.

- Darüber hinaus soll ein Einblick in konkrete Anwendungsszenarien gegeben werden, die aufzeigen, inwiefern – in welchen Pflegekontexten, unter welchen Rahmenbedingungen und für welche Nutzergruppen – der Einsatz Autonomer Assistenzsysteme und insbes. Serviceroboter im Pflegebereich mit diesen Modellen vereinbar ist resp. sein könnte.

- Abschließend soll eine übergreifende Bewertung zu den Potenzialen und den Grenzen Autonomer Assistenzsysteme in der professionellen Pflege, zu den damit zusammenhängenden ethischen Herausforderungen und – soweit möglich – ihren praktischen Anforderungen (z. B. Gestaltung des Pflegeumfelds sowie der Nutzerschnittstelle, Ausbildung des Pflegepersonals, Nutzerakzeptanz) vorgenommen werden.

Der Argumentationsgang verfolgt dabei zunächst das Ziel, die anthropologischen Grundlagen des pflegerischen Handelns aufzuzeigen und vor diesem Hintergrund den aktuellen Stand der (nationalen und internationalen) pflegetheoretischen sowie der professionstheoretischen Debatte zu rekonstruieren und einzuordnen (Kap. 2). In einem nächsten Schritt erfolgt eine techniktheoretische Einordnung und begriffliche Abgrenzung zu Autonomen Systemen (Kap. 3). Mit einem systematischen Überblick zu Projekten und Anwendungen in der Pflege sowie einer Übersicht zu den sozialrechtlichen Rahmungen des Technikeinsatzes in der Pflege (Kap. 4) wird die pflegewissenschaftliche (pflegetheoretische und pflegeethische) Bewertung der dargestellten Entwicklungen vorbereitet (Kap. 5). Kap. 6 schlägt zur Anregung der Diskussion um die komplexe Thematik einige Fallvignetten vor. Als Ertrag unserer Untersuchung werden Handlungsempfehlungen zur weiteren Entwicklung und zum Einsatz von Autonomen Systemen in der Pflege in Deutschland formuliert (Kap. 7).

2. Pflegetheoretische Bestimmungen

2.1 Anthropologische Begründungslinien pflegerischen Handelns

Pflegerisches Handeln ist vor allen modernen Charakterisierungen im Kontext der institutionalisierten Gesundheitsversorgung zunächst als eine existenzielle Tätigkeit zu bestimmen, die Überleben und Reproduktion in ontogenetischer wie pylogenetischer Perspektive erst ermöglicht (vgl. Remmers 2015, Behrens 2005). Auf dieser basalen Ebene der Selbsterhaltung ist das Individuum stetig aufgefordert, sich mit dem eigenen Körper-Leib zu konfrontieren. Ob als Selbstpflege oder auch als Pflege eines hilfebedürftigen Gegenüber: Pflegearbeit wird mit dem Körper-Leib am Körper-Leib geleistet (vgl. jüngst die Beiträge in Uschok, 2016; desgleichen Hülsken-Giesler 2008, Remmers 2000). Ebenfalls auf dieser basalen Ebene weist Pflegearbeit aber auch soziale Bezüge auf – und dies, insofern Pflege als zielgerichtetes Handeln immer auch mit subjektivem und intersubjektivem Sinn verbunden ist. Im Anschluss an Plessner, Merleau-Ponty und Bourdieu verweist Behrens (2005) daher auf den welterschließenden und sinnvermittelnden Charakter von Pflege, der Pflegeempfänger und Pflegende insbesondere in existenziellen Krisensituationen augenfällig zu grundlegenden Auseinandersetzungen mit sich und der Welt auffordert.

Remmers (2015) hebt im Anschluss an Plessner (1975) und Gehlen (1993) hervor, dass der Mensch in seiner begrenzten biologisch-organischen Grundausstattung (Instinktschwäche, Triebüberschuss, Unspezialisiertheit, Organprimitivität), aber auch durch seine spezifische Positionsform (aufrechter Gang, freigewordene Greifhand, Offenheit des Wahrnehmungsfeldes) auf eine bestimmte Organisationsform seines Lebens angewiesen ist; zum Beispiel durch Entwicklung und Gebrauch von Werkzeugen, die auch mit einer instrumentellen Auffassung des eigenen Körpers einhergehen. Diese konstitutiven Merkmale legen es auch in Pflegekontexten nahe, organische Begrenzungen durch technische Artefakte soweit möglich und von Fall zu Fall erforderlich zu kompensieren. In Bezug auf die reproduktiven Funktionen des Lebens sind Menschen aufgrund mangelnder Spezialisiertheit auf eine verhaltensmäßig sichere, d. h. lebenssichernde Verarbeitung von Umweltsignalen verwiesen. Durch einzig den Menschen auszeichnende Arbeit werden die natürlichen Bedingungen des Lebens ebenso wie auch die Formen gemeinschaftlichen Lebens stetig verändert und dabei auch künstliche, kulturell vermittelte Umwelten geschaffen (Gesetz der »natürlichen Künstlichkeit«, Plessner 1975, S. 309 ff.). Weiterhin ist der Mensch durch eine spezifische »exzentrische Positionalität« charakterisiert, die Befähigung, sich das Leben und Erleben selbstreflexiv zu vergegenwärtigen und darüber Selbstverfügung zu erlangen. Dabei tritt je nach Umständen entweder der Körper als dingliches Objekt, das man »hat«, in den Vordergrund, oder der Leib als Medium der Beziehungen und Empfindungen zur Welt (»Ein Mensch *ist* immer zugleich Leib ... und *hat* diesen Leib als diesen Körper«, Plessner 1941/1970, S. 43:). Die verfügende Haltung gegenüber dem eigenen Körper (im Sinne von »Körper haben«) ist mit dem unmittelbaren leiblichen Erleben (im Sinne von »Leib sein«) stetig neu zu vermitteln (Gesetz der »vermittelten Unmittelbarkeit«, Plessner 1975, S. 321 ff.). Das leibgebundene Umweltverhalten des Menschen nötigt ihn fortwährend dazu, zwischen Leibsein und Körperhaben einen Ausgleich zu schaffen, eine Balance zu finden.

Doch nicht allein bestimmte Charakteristika des Menschen, der v. a. bei Gehlen (1993) als »Mängelwesen«[4] akzentuiert wird, seine im Vergleich mit

---

4 An diesem keineswegs rein affirmativ verwendeten Terminus beißen sich zwei junge Wissenschaftlerinnen in ihrer Kritik an beiden Autoren dieses Buches absichtsvoll fest, um damit zugleich das auch aus einer Perspektive historisch gewendeter Anthropologie und sozialwissenschaftlicher Lebenslaufforschung zu konstatierende Faktum menschlicher Gegenseitigkeit, einer jeweils anlass- bzw. fallbezogenen Verwiesenheit auf Hilfe und Zuwendung, als negativistisch, »mangelontologisch« (ein hübscher Neologismus), »wertkonservativ« zu etikettieren (Koppenburger/Wüller 2020). Man wird beiden Nachwuchswissenschaftlerinnen zum einen nicht den Vorwurf ersparen können, dass sie sich gegenüber Phänomenen menschlicher Lebenspraxis allein im Verlauf einer ›Normalbiografie‹ willkürlich in einer Art juvenaler Unbekümmertheit abschirmen. Noch befremdlicher wirkt es zum anderen, mit welcher Fahrlässigkeit Nachwuchswissenschaftlerinnen über differenzierte Positionen jener hinweggleiten, welche sie als leicht zu »erschütternde« Pappkameraden aufbauen zu können glauben. Argumentativ (eine wohlwollende, der Sache aber keineswegs angemessene Prädikation) bedienen sie sich eines leicht zu durchschauenden Tricks: durch völlig verkürzte und schiefe Darstellungen, zudem durch terminologisch vollkommen unzulässige Assoziationen konstruieren sie erst jene Voraussetzungen, welche sie sodann zu widerlegen beabsichtigen – *metábasis eis állo génos*. Nicht eine einzige Publikation der inkriminierten Autoren atmet den Geist einer von beiden jungen Wissenschaftlerinnen bloß angesonnenen Technikablehnung, was ohnehin absurd wäre. Vielmehr geht es den Autoren des hier vorliegenden Buches – und dafür steht es in toto – um eine behutsame Auseinandersetzung mit fachlich angemessenen und ethisch legitimierbaren Bedingungen des Einsatzes bestimmter technischer Artefakte und vor allem ihrer Entwicklung. Und schon gar nicht um den verwegenen terminologischen Anspruch, »humane und nichthumane Handlungsmächte« (Hörl 2011) unterscheiden zu können, ohne sich der Gefahr performativer Selbstwidersprüche auszusetzen. Wer in einer

tierischen Lebewesen zu konstatierende mangelnde Umweltverhaftung, sondern anthropologisch ebenso bedeutsame Möglichkeiten des Krankseins, welches als existenzielle Bedrängnis, als ein Gleichgewichtsverlust infolge überhand nehmender subjektiver Leidensphänomene wie Angst, Schmerz und Not, erlebt wird, sind ebenso als konstitutive Merkmale des Menschseins zu verzeichnen; als ein unhintergehbares Faktum, je nach Anlass auf Hilfe und Zuwendung der sozialen Umgebung ein Leben lang angewiesen zu sein (Remmers 2015 im Anschluss an Montada 1987). In Anbetracht dessen vollzieht sich menschliches Leben *als Gattungsleben* unter irreversiblen Bedingungen physischer Abhängigkeiten und sozialer Angewiesenheiten, was auch von sozialethisch großer Bedeutung ist (Habermas 2001). Allerdings können Abhängigkeiten im Verhältnis zu biologisch-endogenen Entwicklungsbedingungen bzw. körperlichen Abbauprozessen oder zu altersmäßig sequenzierbaren biografischen Übergängen stark variieren. Alle Übergänge im menschlichen Lebenslauf enthalten potenzielle Krisen, ein Risiko-Potential für die betroffene Person mit erhöhter Vulnerabilität (Filipp 1990).

Remmers (2015) konstatiert nun, dass auf Hilfe spezialisierte Institutionen mit ihren persönlichen Entlastungseffekten als soziale Antworten auf eine in ihrer Leiblichkeit ebenso wie in ihrer Personalität verletzbare menschliche Existenz zu betrachten sind. Nicht übersehen werden sollte dabei, dass auch auf Hilfe und Pflege spezialisierte Institutionen einem fundamentalen Wandel unterliegen, und zwar in Abhängigkeit von ihren gesellschaftlichen, materiellen und kulturellen Umwelten. Es war Gehlen (1956), der ein Charakteristikum von Institutionen darin erblickte, dass sie sich gegenüber ihren ursprünglichen Zwecken verselbständigen können. So mutieren beispielsweise ausschließlich auf gesundheitliche Dienstleistungen spezialisierte Einrichtungen zu reinen Wirtschaftsbetrieben mit Gewinninteressen.

2.2 Traditionslinien der Pflegetheoriebildung

Systematische Auseinandersetzungen mit Fragen der Pflege oder auch der »guten Pflege« finden sich seit Etablierung der Pflegewissenschaft, die im internationalen Raum auf eine etwa 100-jährige Tradition zurückschaut. Insbesondere die US-amerikanische Pflegewissenschaft hat in der frühen Phase der Entwicklung wesentliche Impulse für eine breite Pflegetheoriebildung hervorgebracht (vgl. Meleis 2011; Schaeffer/Moers 2011; Brandenburg/Dorschner

---

wissenschaftlich unzulänglichen Weise und in einer zum Teil kümmerlichen Diktion meint für »Erschütterungen« sorgen zu können, wird bedauerlicherweise in erster Linie seinen eigenen Ruf erschüttern.

2015). Zwischen den 1950er und 1980er Jahren entstehen zahlreiche »Gand Theories«, die den Anspruch verfolgen, pflegerisches Handeln in allen Handlungsfeldern (ambulante Pflege, langzeitstationäre Pflege, akutstationäre Pflege) und für alle Altersstufen (Pflege von Säuglingen, Kindern, Jugendlichen, Erwachsenen und älteren bzw. hochaltrigen Menschen) zu beschreiben, zu erklären oder auch zu prognostizieren (vgl. zur Übersicht z. B. Meleis 2011). Unter wissenschaftstheoretischen und wissenschaftshistorischen Gesichtspunkten repräsentieren diese frühen Ansätze der Pflegetheoriebildung vorzugsweise typische Ausprägungen eines unkritischen und wissenschaftsgläubigen philosophischen Pragmatismus, der mit einem streng empirisch-analytisch ausgerichteten Wissenschaftsideal und dem handlungsorientierenden Prinzip der Zweckrationalität einhergeht (vgl. Remmers 1997a, 2000; Friesacher 2008). Ganz im Sinne dieser zeitgenössischen Strömung werden Fragen der Wahrheit in Abhängigkeit ihrer praktischen Operationalisierbarkeit verhandelt. »Rationalität der Wissenschaft bemisst sich dabei an den ihr zugewiesenen Ordnungsfunktionen bei der Kontrolle des gesellschaftlichen Wandels. [...] Professionalisierung [vollzieht sich] als abhängige Funktion eines vorrangig auf die Steuerungsfähigkeit objektiver Prozesse bezogenen Rationalisierungspotentials von Wissenschaft« (Remmers 2000, S. 133). Ihren wissenschaftlichen Steuerungsfunktionen sucht die Pflegetheoriebildung insbesondere durch »systemtheoretische, auf die Erkenntnis von Kontroll- und Regulationsmechanismen ausgerichtete Wissenschaftsansätze« (ebd., S. 134) nachzukommen. Im Anschluss an strukturfunktionalistische Perspektiven (Parsons, 1968) sucht die US-amerikanische Theoriebildung – zu nenenn ist hier v. a. Orem (1971) – seit den 1960er Jahren die gesellschaftlichen Funktion beruflichen Pflegehandelns hervorzuheben, um die Professionalisierungsbemühungen der beruflichen Pflege theoretisch zu hinterlegen (Johnson 1968; Donaldson/Crowley 1978). Das Gesundheitssystem gilt in diesem Zusammenhang als ein bedeutendes Subsystem zur Aufrechterhaltung gesamtgesellschaftlicher Funktionen auf der Grundlage einer zentralen gesellschaftlichen Werteordnung. Einflussreiche Pflegetheorien (z. B. die »Selbstpflegedefizit-Theorie« nach Orem 1971, die »Theorie der Zielerreichung« nach King 1971, die »Adaptionstheorie« nach Roy 1984) betonen vor diesem Hintergrund den eigenständigen Beitrag einer professionalisierten Pflege zur Aufrechterhaltung des Gesundheitssystems durch rationale Begründung des pflegerischen Handelns. Rational begründetes Pflegewissen basiert dabei auf wissenschaftlich überprüften Erkenntnissen als instrumentelle Basis pflegerischen Handelns im Sinne von Zweck-Mittel-Rationalitäten. Die Ziele des Pflegehandelns werden dabei stillschweigend nach Maßgabe institutioneller Funktionsgesetze der Gesundheitsversorgung definiert und als solche unhinterfragt übernommen. Pflegewissenschaftliche Expertise weist sich demnach als rational begründetes Handeln im Sinne eines technischen Handelns aus, dessen logische Struktur in der zweckrationalen Wahl geeigneter Mittel bei gegebenen Zielen besteht (vgl. Remmers 2000, 2011; Friesacher 2008). Die wissenschaftliche Begründung des pflegerischen Handelns im Anschluss an Traditionen des Neopositivismus und des logischen Empirismus führt zu einem problemlösungsorientierten, quasi-naturwissenschaftlichen Verständnis von Pflege, die damit aber auch unmittelbar anschlussfähig an eine medizinisch dominierte und zunehmend technisch unterstützte Gesundheitsversorgung wird. Rational begründetes Pflegewissen bildet die Grundlage für Handlungssteuerungen und wird daher in Form technischer Handlungsanweisungen kommuniziert. Die wissenschaftliche Rationalisierung der Pflege erfolgt auf der Grundlage anerkannter Regeln und Formen des Erkenntnisgewinns mit dem Ziel der Hervorbringung »technisch-verfügender Problemlösungen« (Remmers 2000, S. 138). Die Ablösung einer alltags- und sorgeorientierten Pflege durch eine problemlösungsorientierte Pflege ist damit weniger fachlich begründet, als vielmehr professions- und wissenschaftspolitisch motiviert, denn »[i]t was seen as essential to copy the practices of the established professions« (Barnum 2006).

Mit dieser Aussicht auf gesellschaftliche Anerkennung als Profession hat sich eine zweckrationalistisch vereinseitigte Pflegetheoriebildung international auch gegen jüngere Ansätze einer phänomenologisch-hermeneutisch inspirierten Pflegetheoriebildung durchgesetzt. Diese rücken das subjektive Erleben der Hilfeempfänger und Fragen der Fürsorge in den Mittelpunkt der Pflegearbeit und betonen daher Aspekte der Interaktion, die für eine wissenschaftliche Begründung der Pflege von zentraler Bedeutung sind. Mit den Arbeiten von Travelbee (1971), Paterson/Zderad (1976) oder Benner/Wrubel (1989) haben Aspekte von Empathie und Erfahrungswissen in der Pflege einen besonderen Stellenwert erhalten. Von wissenschaftlichem Interesse ist dabei v. a. die Frage, inwieweit eine subjektorientierte Pflege über rein zweckrationale Begründungslogiken hinaus auch Aspekte eines impliziten, praktisch erworbenen Pflegewissens zu berücksichtigen hat (vgl. dazu ausführlich Friesacher 2008). Insbesondere die empirischen Arbeiten von Patricia Benner zur Entscheidungsfindung bei Pflegeexperten (1989, 1996) verweisen auf die hohe Relevanz von erfahrungsgestützten impliziten Wissensbeständen. Insofern sich Phänomene der Empathie oder auch implizite Wissensbestände der Pflege letztlich aber nicht ausreichend operationalisieren und auf diesem Wege einer (gesundheits-)systemkonformen Kommunikation verfügbar machen lassen, haben Pflegetheorien, welche jenen Aspekten große Bedeutung beimessen, kaum nachhaltig Einfluss auf die weitere Debatte erhalten.

Meleis (2011) systematisiert die Vielzahl der international vorliegenden »Grand Theories« in »Bedürfnistheorien«, »Interaktionstheorien«, »Ergebnistheorien« und »Caring-Theorien«. Bedürfnistheorien (z. B. Henderson 1955;

Abdellah 1960; Orem 1971, für Deutschland auch Krohwinkel 2013) suchen die Aufgaben der Pflege in zweckrationaler Orientierung aus Bedürfnissen der Hilfeempfänger abzuleiten. Aufgaben, Funktionen und Rollen der Pflege im Versorgungskontext ergeben sich demnach aus einer analytischen Ausdifferenzierung menschlicher »Grundbedürfnisse« (im Roper-Logan-Tierney-Modell (1993) zwölf »Lebensaktivitäten«, in der »Selbstpflegedefizit-Theorie« nach Orem (1971) siebzehn »Selbstpflegerfordernisse«, im Modell der »fördernden Prozesspflege« nach Krohwinkel (2013) dreizehn »Aktivitäten, Beziehungen und existentielle Erfahrungen des Lebens«). Grundbedürfnisse bzw. Lebensaktivitäten gilt es sodann zu operationalisieren und zielgerichtet zu unterstützten. Interaktionstheorien (z. B. Peplau 1952; Paterson/Zderad 1961; King 1971) konzipieren Pflege primär als Beziehungsprozess, wobei auch dieser zweckrational auf konkrete Zielerreichung ausgelegt ist, die Qualität der Pflege wird allerdings an der Interaktionsqualität zwischen Pflegenden und Hilfeempfängern festgemacht. Ergebnistheorien (z. B. Levine 1967; Rogers 1970; Roy 1976) fokussieren in instrumenteller Orientierung auf das Outcome der Pflegearbeit, das in den frühen systemtheoretisch inspirierten Ansätzen in der Regel in der Wiederherstellung eines Gleichgewichtszustandes, in der Stabilisierung und der Erhaltung einer Harmonie zwischen dem gepflegten Individuum mit seiner Umwelt gesehen wird. Care-Theorien (z. B. Parse 1981; Watson 1985) stellen schließlich in phänomenologisch-hermeneutischer Perspektive Aspekte der Sorge- bzw. Fürsorgearbeit als Charakteristikum des professionellen Pflegehandelns in den Mittelpunkt der Betrachtung. Der Ansatz von Benner/Wrubel (1989) bezieht sich dabei ausführlich auf ein »Sorgekonzept«, welches von Heidegger (1986, S. 180 ff. und S. 301 ff.) daseinsanalytisch als eine menschliche Seinsweise entfaltet wird.

Insgesamt verlieren Pflegetheorien großer Reichweite (Grand Theories) aufgrund ihrer normativen Prämissen, ihres hohen Abstraktionsgrades und der unzureichenden empirischen Begründungen spätestens seit den 1990er Jahren erheblich an Bedeutung. Der Fokus richtet sich von nun an verstärkt auf empirisch begründete Pflegetheorien mittlerer und geringer Reichweite. Diese thematisieren jeweils einen spezifischen Ausschnitt der Pflegearbeit und stellen geeignete Anschlüsse für eine evidenzorientierte Forschung und Praxisvermittlung bereit (vgl. McEwen 2011; Im/Chang 2012; Paterson/ Bredow 2013; Smith/Liehr, P 2014). Besondere Bedeutung erlangen in diesem Zusammenhang Pflegetheorien mittlerer Reichweite, die den Fokus auf den Verlauf chronischer Erkrankungen legen (vgl. z. B. Strauss et al. 1988; Corbin/Strauss 1998; Schaeffer 2009). Die Anzahl an praxisnahen, situationsspezifischen Theorien nimmt derzeit sprunghaft zu, so dass die Evaluation entsprechender Ansätze kaum noch gesichert ist (vgl. Im 2015).

Begleitet wird diese Entwicklung vom Vormarsch einer evidenzbasierten Gesundheitsversorgung, die im Anschluss an entsprechende Vorlagen aus dem Umfeld der evidenzbasierten Medizin über »Evidence based Nursing« die jeweils beste empirische Evidenz für die Entscheidungsfindung in der Pflege zugrunde legen will. Mit Behrens/Langer (2006) wird dieser Ansatz einer rein technizistischen Anwendung von empirisch begründetem Pflegewissen allerdings erweitert: Als externe Evidence gilt demnach alles »›gesicherte‹ Wissen, das wir überhaupt aus der Erfahrung Dritter beziehen können« (Behrens/Langer 2010, S. 27), interne Evidence bezeichnet »alles Wissen über uns selbst, das oft nur in der Begegnung zwischen jeweils einzigartigen Pflegebedürftigen und Pflegenden geklärt werden kann« (ebd., S. 28). Der Anspruch von evidenzbasierter Pflege ist es demnach, empirisch ungeprüftes Pflegewissen (etwa aus dem Bereich der normativ-deduktiven Pflegetheoriebildung) durch das Zusammenspiel von interner und externer Evidence im Arbeitsbündnis zwischen Hilfeempfänger und Pflegenden zu überwinden. Die Perspektive einer evidenzbasierten Pflege dominiert auch in Deutschland zunehmend die Praxis von Pflegeforschung und unmittelbarer Versorgung. In Forschungszusammenhängen sind in diesem Zusammenhang derzeit insbesondere methodische Korrekturen erkennbar (Aufwertung standardisierter Verfahren in der Gesundheitsforschung bei gleichzeitiger Abwertung von Erkenntnissen der interpretativen Pflegeforschung). In der Pflegepraxis erhalten evidenzbasierte Standards und Leitlinien zunehmende Bedeutung (z. B. Leitlinie »Schmerzassessment bei älteren Menschen in der vollstationären Altenhilfe« (vgl. AWMF, o. J.) oder den Expertenstandard »Pflege von Menschen mit chronischen Wunden« (vgl. DNQP o. J.). Kritisch wird zu dieser Entwicklung angemerkt, dass auch dieser Ansatz einer evidenzbasierten Pflege den Grundprinzipien einer strukturfunktionalistisch orientierten, rationalistisch-problemlösenden und prozesssteuernden Pflege verhaftet bleibt und dabei Aspekte der ›internen Evidence‹ bislang theoretisch unterbestimmt und praktisch unterbelichtet sind (vgl. Remmers/ Hülsken-Giesler 2012a). Professionell Pflegende werden zwar zunehmend in die Lage versetzt, ihr Handeln evidenzbasiert im Sinne eines allgemeingültigen Regelwissens mit Bezugnahme auf ein zu erzielendes Outcome zu legitimieren, sie werden aber kaum dazu befähigt, wissenschaftliches Regelwissen situationsgerecht darauf hin zu prüfen, welchen Erklärungswert es hinsichtlich komplexer Lebenslagen der Hilfeempfänger jeweils hat. Es ergibt sich damit die Gefahr, dass die lebensweltlich orientierten Problemlagen der Hilfeempfänger systematisch den Interessen der Zielerreichung im Sinne einer systemisch erwünschten Problemlösung untergeordnet werden (vgl. ebd.). Weiterhin fokussiert evidenzorientierte Forschung derzeit vorzugsweise auf empirisch begründete Wirksamkeitsnachweise im Kontext wiederkehrender Einzelinterventionen. Evidenzbasierte Erkenntnisse tragen damit kaum zur Weiterentwicklung der

Pflegetheoriebildung bei, vielmehr werden Fragen der theoretischen Begründung des pflegerischen Handelns unter komplexen Bedingungen zunehmend marginalisiert (vgl. Moers et al. 2011).

Die pflegetheoretische Debatte wird, wie skizziert, seit den 1960er Jahren durch erhebliche Bemühungen um Professionalisierung des pflegerischen Handelns begleitet. Die systematische Integration der Pflege in das System der Gesundheitsversorgung wird dabei global durch die WHO in Zusammenarbeit mit den nationalen Berufsverbänden organisiert. Dabei zielt die WHO seit den 1980er Jahren primär darauf ab, den gesellschaftlichen Verwendungszusammenhang der pflegerischen Arbeit über computerkompatible »Referenzbegriffssysteme, d. h. Referenzterminologien bzw. Referenzklassifikationssysteme einerseits und Minimal-Datensätze andererseits« (Nielsen 2003, S. 114) sichtbar zu machen. Als zentraler Anknüpfungspunkt für diese Entwicklung gilt die Konzeption von Pflege als rationaler, systematisch geleiteter Problemlösungsprozess. Die Etablierung des »Pflegeprozesses« gegen Ende der 1960er Jahre (vgl. Yura/Walsch, 1988) erfolgte in Anlehnung an den *kybernetischen Regelkreis*. Zwar wird seit den 1950er Jahren zunehmend versucht, Pflege als prozesshaftes Geschehen zu konzipieren und dabei die Beziehungs- und Interaktionsebene der Pflegearbeit hervorzuheben. Diesen Ansätzen wird jedoch spätestens seit den 1970er Jahren eine mangelnde Kompatibilität (Operationalisierbarkeit des pflegerischen Handelns) mit der zunehmend aufkommenden Computertechnologie in der Pflege bescheinigt: »Chief among the difficulties is the fact that computers are not capable of handling subtleties or ambiguites« (Barnum 2006, S. 160). Vor diesem Hintergrund sowie im Kontext einer ehedem systemtheoretisch inspirierten – und insofern mit der Kybernetik hoch kompatiblen – Pflegetheoriebildung der 1960er Jahre setzt sich letztlich der kybernetische Regelkreis als Pflegeprozessmodell durch (vgl. Habermann/Uys 2006).

Mit Yura und Walsh (1988, S. 1) gilt der Pflegeprozess als »orderly, systematic manner of determining the client's health status, specifying problems defined as alterations in human need fulfillment, making plans to solve them, initiating and implementing the plan, and evaluating the extent to which the plan was effective in promoting optimum wellness and resolving the problems identified.« Der Pflegeprozess wird als organisierter, systematischer und bewusster Problemlösungsprozess beschrieben, der in der praktischen Anwendung jedoch – so die Autorinnen – durch eine pflegetheoretische Rahmung sowie durch erfahrungsbasiertes Pflegewissen zu ergänzen ist (vgl. Yura/Walsh 1988). Nach Maßgabe des kybernetischen Regelkreises gliedert sich der Pflegeprozesses in vier Phasen: Einschätzen des Pflegebedarfs (Assessing = Ist-Wert-Bestimmug), Planen der Pflege (Planning = Soll-Wert-Bestimmung), Durchführen der Pflege (Implementing = Intervention) und Bewerten der Pflege (Evaluating = Evaluation). Diese Phasen sind zirkulär anzulegen (Feedback-Mechanismus). Pflegerische Entscheidungen und Handlungen im Rahmen des Pflegeprozesses sind immer auch von Vorannahmen der beteiligten Akteure abhängig (vgl. Schrems 2000) – die theoretische Rahmung des Pflegeprozesses dient dazu, diese Vorannahmen (etwa im Rahmen einer konkreten Pflegeeinrichtung) weitestgehend zu vereinheitlichen.der Pflegeprozess steht demnach in jeder Beziehung im Mittelpunkt des pflegerischen Handelns: »The Nursing Process is the core and essence of nursing; it is central to all nursing actions; it is applicable in any setting and within any theoretic-conceptual reference. It is flexible and adaptable, adjustable to a number of variables, yet sufficiently structured to provide a base from which all systematic nursing actions can proceed.« (Yura/Walsh 1988, S. 1)

Bereits seit Beginn der 1970er Jahre arbeitet die amerikanische Pflegewissenschaft und Pflegeinformatik an der Ordnung und Klassifikation des Pflegewissens unter informationstechnologischen Gesichtspunkten, um die Etablierung des Computers auch im Bereich der Pflege vorzubeiten (vgl. van der Bruggen 2002). Für einen sinnvollen Einsatz von Computern in der Pflege wird postuliert, »dass Problemlösungen als Algorithmus zu beschreiben sind, also als formalisierbare Regel zur Lösung eines definierten Problems« (Höhmann/ Schulz 1995, S. 19). Der Pflegeprozess in der Spielart des kybernetischen Regelkreises sichert genau diese Voraussetzung: »What characterizes this pattern of thought is the following: the process is serial, with each step invariant and dependent on the findings at the prior step. And the steps and the findings at each step should be the same for anyone using the process. One can easily recognize the Nursing Process in this description.« (Barnum 2006, S. 160 f.) Pflege kann damit – ebenso wie jedes computergestützte System – entlang der grundlegenden Prinzipien des kybernetischen Maschinenmodells wie ›communication‹ (Informationsaufnahme, -verarbeitung und -weitergabe) sowie ›feedback control‹ (Regelung) (vgl. Wiener 1992), beschrieben werden. Steuerung, Kontrolle, Informationsaustausch und -verarbeitung folgen demnach bei Organismen, sozialen Systemen sowie trivialen und nicht-trivialen Maschinen (bzw. Systemen) denselben Prinzipien. Pflege gilt in diesem Zusammenhang als nicht-triviales System (vgl. Schrems 2000) und kann damit in Analogie zu nicht-trivialen technischen Systemen konzipiert werden. Der kybernetische Regelkreis stellt damit das theoretische Fundament bereit, um Pflegearbeit compuercompatibel zu konzipieren und bildet schließlich den Ausgangspunkt dafür, dass unter Verwendung pflegespezifischer Algorythmen letztlich sogar eine Delegation der Pflegearbeit an intelligente Autonome Systeme denkbar ist.

Vor diesem Hintergrund werden in der weiteren Entwicklung entlang des Pflegeprozesses pflegerelevante IST-Werte, SOLL-Werte und Interventionen über pflegespezifische Klassifikationssysteme computerkompatibl definiert und in Form von standardisierten Fachsprachen zur Verfügung gestellt (vgl. zu

dieser Entwicklung ausführlich Hülsken-Giesler 2008, S. 283 ff.). Die IST-Wert-
Bestimmung kann damit auf der Basis standardisierter Assessments über eine
Klassifikation standardisierter Pflegediagnosen (z. B. NANDA-Pflegediagnosen,
vgl. NANDA International 2014), die SOLL-Wert-Bestimmung über eine Klassifikation standardisierter Pflegeoutcomes (z. B. Nursing Outcom Classification,
vgl. Moorheadb et al. 2003) und die Auswahl geeigneter Interventionen über
eine Klassifikation standardisierter Pflegeinterventionen (z. B. Nursing Intervention Classification, vgl. Bulechek 2013) erfolgen. Weltweit haben sich inzwischen verschiedenste Pflegeklassifikationssysteme zur Unterstützung der
unterschiedlichen Handlungsfelder (ambulant, langzeitstationär, akutstationär
sowie weiterer klinischer Settings) und Zielgruppen (Kinderkrankenpflege,
Altenpflege etc.) der Pflege etabliert (vgl. van der Brugge 2002). Heute werden Klassifikationssysteme dieser Art als integrierte standardisierte Entschei-
dungsunterstützungssysteme (z. B. International Classification of Nursing Practice, ICNP [vgl. ICN 2009], Unifying Nursing Languages [vgl. McCloskey-
Dochterman/Jones 2003] oder European Nursing care Pathways, EPN [vgl.
Wietek et al 2014]) genutzt und weltweit als Grundlage für eine computergestützte Pflegeplanung und –dokumentation eingesetzt (vgl. Ammenwerth 2006,
zur aktuellen Verbreitung der computergestützten Pflegeplanung in Deutschland: Hübner et al. 2015). Vor dem Hintergrund der Vielzahl an verfügbaren
Pflegeklassifikationssystemen und damit einhergehender Probleme der feh-
lenden Vergleichbarkeit wird mittlerweile empfohlen, die ICNP als Referenz-
terminologie zur Übersetzung der verschiedenen Klassifikationen untereinan-
der zu nutzen (vgl. z. B. Hübner 2004).

Mit der Informatisierung des Pflegeprozesses, also der Bereitstellung spezifischer Pflegeinformationssysteme, kann nun einerseits die Pflegepraxis unmittelbar unterstützt und in die Praxis einer interdisziplinären Versorgung in-
tegriert werden (Mikoebene der Pflege), andererseits können die im Prozess
gewonnenen Daten auch die institutionelle Meso-Ebene der Pflegearbeit unterstützen (z. B. zur Organisation und Koordination der Versorgungsprozesse,
zur Qualitässicherung oder zur Abbildung und Abrechnung des Leistungsge-
schehens) und in übergreifende Prozesse eingespeist werden (z. B. in den Bereichen Gesundheits- und Pflegepolitik, Pflegebildung, Pflegewissenschaft).

Die internationale Verbreitung des Pflegeprozessmodells wurde in den 1980er
Jahren durch die WHO vorangetrieben (vgl. Ashworth et al. 1987). Die skizzierte
Marginalisierung der Pflegetheoriebildung im Verlauf der 1990er Jahre führte
jedoch dazu, dass die Implementierung in der Praxis – anders als vorgesehen –
in vielen europäischen Ländern weitgehend ohne eine entsprechende pflegetheoretische Rahmung erfolgte. Pflegerisches Handeln reduziert sich damit erneut auf technisches Problemlösungshandeln, das Fragen der Pflegequalität und
der Konsistenz der zum Einsatz gebrachten Interventionen weitgehend unbe-

achtet lässt. Auch in Deutschland wird der Pflegeprozess in dieser kyberneti-schen Spielart seit den 1980er Jahren diskutiert (vgl. Fiechter/Meier 1981) und löst damit die vormodernen christlich-metaphysischen sowie sozialpolitisch motivierten und sozialpflegerisch orientierten Prägungen des pflegerischen Handelns zunehmend ab, schafft aber gleichzeitig Anschlussstellen für eine marktwirtschaftlich motivierte und professionell institutionalisierte Pflege in einem zunehmend vermarktlichten Pflegesystem. Die einzelnen Schritte des kybernetischen Regelkreises sind implizit im Pflegeberufegesetz sowie im Pflegeversicherungsrecht (SGB XI) und den entsprechenden Vorgaben des Medizinischen Dienstes der Spitzenverbände der Krankenkassen (vgl. MDS 2005) verankert (vgl. ausführlich Kap.4.3). Eine systematische Verkoppelung des Pflegeprozesses mit entsprechenden standardisierten Klassifikationssystemen der Pflege (s. oben) ist dagegen in Deutschland bislang kaum zu finden – dies wohl einerseits vor dem Hintergrund, dass die gesetzlichen Vorgaben diese Koppelung nicht vorsehen und andererseits auch die Refinanzierung pflegeri-scher Leistungen nicht an diese Koppelung gebunden ist. Die Standardisierung des Pflegeprozesses setzt sich in Deutschland seit den 1990er Jahren aber im-plizit durch den zunehmenden Einsatz computergestützter Pflegeplanungs- und -dokumentationssysteme durch. Auch die ursprüngliche Empfehlung, dem Problemlösungsprozess eine theoretische Rahmung zu geben, etwa zur Sicher-stellung einheitlicher Vorstellungen zum Menschenbild, zur Pflegequalität, zu relevanten Pflegekonzepten und Methoden oder zur Verständigung über rele-vante Wissensformen in der Pflege (explizites Wissen, implizites Wissen), wird in Deutschland bis heute vernachlässigt (vgl. Lotz 2000, Walther 2001). Kommen theoretische Rahmenmodelle zum Einsatz (mit Etablierung des Pflegeversi-cherungsrechtes etwa durch Vorgaben der externen Prüfinstanzen, vgl. MDS 2005), so werden in der Regel Ansätze gewählt, die kompatibel mit dem auf zweckrationale Operationalisierung fokussierten Pflegeprozess sind, also dem empirisch-analytischen bzw. systemtheoretischen Paradigma der Pflegetheo-riebildung entstammen (international z.B. die Ansätze von King [1971], Orem [1971] oder Roy [1984], in Deutschland etwa die Ansätze von Roper/Logan/Tierney [1993] oder Krohwinkel [2013]; vgl. Pröbstl/Glaser 1997, Gordon/Bar-tholomeyczik 2001). Entsprechend liegt der Schwerpunkt der nach Maßgabe des Pflegeprozesses systematisch dokumentierten Arbeit in der Pflege im Bereich der gut operationalisierbaren körperlichen Probleme der Hilfeempfänger. Psy-chosoziale Aspekte sowie die Perspektive der Erkrankten werden dagegen weitgehend ausgeblendet (Bartholomeyczik/Morgenstern 2004).

Unter pflegewissenschaftlichen Gesichtspunkten ist der Pflegeprozess viel-fach in die Kritik geraten (vgl. zusammenfassend Varcoe 1996). Die von Ver-treterinnen einer medizinisch-naturwissenschaftlich orientierten Pflege be-grüßten Möglichkeiten der Operationalisierung und Optimierung definierter

Zustandsgrößen der Pflege bilden für andere pflegewissenschaftliche Expertinnen den Ausgangspunkt der Kritik: Als analytisches Modell eines verhaltenswissenschaftlich gestützten Wissens befördere der Pflegeprozess eine fragmentierende und defizitorientierte Sicht sowie einen instrumentell-technischen Zugriff auf die Hilfeempfänger (vgl. Henderson 1982, Taylor 1988, Nagel/ Mitchell 1991, Hiraki 1992, 1992, Parse 1992, 1999, Uzarewicz/Dibelius 2001). Zentrale Aspekte der klinischen Urteilsfähigkeit unter Berücksichtigung von Erfahrungswissen und Intuition in der Pflege sowie weitere Aspekte einer subjektorientierten Pflegearbeit blieben systematisch unterbelichtet (vgl. Henderson 1982; Chang/Gaskill 1991): »Assessment, judgment, and control have become the hallmarks of the nursing process – and thus, in many instances, of the nurse-person relationship« (Mitchell 2001, S. 23). Es wird darauf hingewiesen, dass die Kybernetik grundsätzlich von der eigentümlichen Beschaffenheit und Gegenständlichkeit des jeweils betrachteten Phänomens abstrahiert und ausschließlich das Verhalten und die Organisation unter systemischen Aspekten der Kommunikation in den Blick nimmt (vgl. Hülsken-Giesler 2008; Friesacher 2011). Einerseits lassen sich damit nahezu alle interessierenden Phänomene einer interdisziplinären Betrachtung zugänglich machen – Pflege kann damit etwa auch an technische und ökonomische Kategorien anschlussfähig werden. Andererseits führt diese Konzentration auf geeignete standardisierte Problemlösungsverfahren notwendig – so auch im Kontext der Pflegearbeit (vgl. Hülsken-Giesler 2008; Blass 2011) – zu einer Abstraktion von der Reichhaltigkeit fachlichen Wissens. Das abstrakte Problemlösungsinstrumentarium selbst gerät in den Mittelpunkt der Betrachtung. So ist denn auch zu beobachten, dass die Etablierung des kybernetischen Regelkreises zur Steuerung komplexer Systeme den Diskurs um die Theorieentwicklung in der Pflege – wie oben skizziert – zunehmend verdrängt (vgl. Hülsken-Giesler 2008; Friesacher 2011). Schrems (2000) führt die Passungsprobleme in der Pflegepraxis darauf zurück, dass die Anwendung des Pflegeprozesses dem Prinzip der ›Kybernetik erster Ordnung‹ entspricht, und der Prozess daher im Sinne einer trivialen Maschine linear gestaltet wird. Professionell Pflegende verstehen sich damit als unbeteiligte Beobachter, die objektive, kontextunabhängige Aussagen zum Geschehen machen können, der Pflegeprozess gilt durch eindeutige Ursache-Wirkungsprinzipien als plan- und vorhersagbar. Pflege müsse jedoch im Sinne der ›Kybernetik zweiter Ordnung‹ bestimmt werden. Die theoretischen Prämissen der Pflegenden bestimmen damit die Beobachtungsperspektiven und Entscheidungen im Rahmen des Pflegeprozesses. Wird – wie aktuell in vielen Pflegeeinrichtungen sichtbar – darauf verzichtet, das pflegerische Handeln mit einem einheitlichen pflegetheoretischen Fundament zu versehen, so bleiben die Beobachtungsperspektiven und Entscheidungen der Pflegenden den subjektiven Präferenzen der Akteure überlassen.

2.3 Professionstheoretische Begründungslinien des pflegerischen Handelns

Die Entwicklung der deutschsprachigen Pflege hat vor dem Hintergrund der skizzierten pflegetheoretischen Diskurse jüngst auch erhebliche Impulse aus differenziert geführten professionstheoretischen Debatten erfahren.

Die demografischen Herausforderungen, die Entwicklung Deutschlands hin zu einer Gesellschaft des langen Lebens sowie Trends zu veränderten Familienstrukturen und Lebenskonzepten verweisen auf eine zunehmende gesamtgesellschaftliche Bedeutung gesundheits- und lebensweltbezogener Dienstleistungen im Allgemeinen und der Pflegeberufe im Besonderen. Fragen der Dienstleistungsqualität, der Ausdifferenzierung von Leistungsangeboten, der interprofessionellen Zusammenarbeit und der Fachkräfterekrutierung im Gesundheits- und Pflegewesen erhalten in diesem Zusammenhang öffentliche Aufmerksamkeit. Vor diesem Hintergrund entwickelt sich die seit den 1970er Jahren zunächst in berufsständischer Perspektive vorangetriebene Professionalisierung der Pflege etwa seit den 1990er Jahren zu einem Vorhaben, das von gesellschaftlichem Interesse ist (vgl. Bollinger et al. 2006; Kälble 2006; Krampe 2009; Hülsken-Giesler 2014).

Dieses Vorhaben trifft auf Pflegeberufe, die durch äußerste Heterogenität charakterisiert sind: Pflege gilt bis heute als typischer Frauenberuf, mit einer Vielzahl an Teilzeit- und Geringbeschäftigten (vgl. Statistisches Bundesamt 2014). Die (international einmalige) Ausdifferenzierung der Berufsbilder in Altenpflege, Gesundheits- und Krankenpflege und Gesundheits- und Kinderkrankenpflege sowie die Heterogenität der Handlungsfelder (häusliche bzw. ambulante Pflege, langzeitstationäre Pflege, akutstationäre Pflege) münden nach innen (d. h. in Bezug auf das berufliche Selbstverständnis) wie nach außen (d. h. in Bezug auf den gesellschaftlichen Auftrag der Pflege) in einem unscharfen Profil der Pflege, das sich zwischen sozialpflegerischer (=lebensweltnaher) und heilkundlicher (=medizinnaher) Orientierung bewegt und in der politischen Debatte um eine generalistische Pflegeausbildung zu einem zentralen Thema avanciert (vgl. Twenhöfel 2011).

Die berufsverbandlichen Aktivitäten zur Professionalisierung der Pflege fokussieren seit den 1990er Jahren verstärkt auf die Anerkennung und Durchsetzung von Merkmalen und Kriterien, die die Pflege in klassisch-professionstheoretischer Perspektive (vgl. Daheim 1967; Hesse 1972; Hartmann 1972) als Profession zu charakterisieren erlauben (vgl. Bollinger 2006; Hülsken-Giesler 2014). Dazu zählen: ein spezialisiertes (i. d. R. durch Forschung fundiertes) Wissen, eine wissenschaftliche Ausbildung, eine soziale Orientierung durch Beitrag zum Gemeinwohl (Zentralwertorientierung, z. B. Wahrheit, Recht, Gesundheit), Handlungsautonomie bei der Festlegung von Arbeitsinhalten und der Ausführung von Tätigkeiten sowie Abwesenheit fachfremder Kontrolle, ein Handlungsmonopol über den Arbeitsbereich, das vom Staat gesetzlich abgesichert ist und die Abgrenzung zu anderen Berufen definiert und sichert, eine Berufsethik, die sowohl die innerprofessionellen Beziehungen sowie die Beziehung zu den KlientInnen reguliert, eine berufliche Selbstverwaltung und Berufsprestige (vgl. zur Übersicht Hesse 1972).

Bundesweite Initiativen zur politischen Durchsetzung einer Pflegekammer (aktuell in den Bundesländern Rheinland-Pfalz, Niedersachsen und Schleswig-Holstein realisiert) markieren heute den Anspruch auf berufliche Selbstverwaltung der Pflege. Eine wissenschaftlich fundierte Grundausbildung in der Pflege einschließlich ihrer (Teil-)Akademisierung sowie die Etablierung von pflegewissenschaftlich begründeten Standards und Leitlinien in der Pflege werden seit ca. zehn Jahren vorangetrieben. Eine berufsgesetzliche Absicherung berufsqualifizierender Studienprogramme sowie die Festschreibung von Vorbehaltsaufgaben in der Pflege, also von Aufgaben, die aufgrund gesetzlicher Bestimmungen ausschließlich durch Angehörige der Pflegeberufe erfüllt werden dürfen, wurden jüngst durch das Pflegeberufereformgesetz angestoßen (2017). Mit der Reformgesetzgebung können Professionskriterien Wie: Verwissenschaftlichung der Pflege (einschließlich des Rückgriffs auf spezialisiertes Wissen zur Identifikation, Definition und Bearbeitung relevanter Problemstellungen) sowie Handlungsautonomie zunehmend eingelöst werden. Die öffentliche Aufmerksamkeit für die Herausforderungen der pflegerischen Versorgung in einer Gesellschaft des langen Lebens verweist auf die Bedeutung der Pflegearbeit im Sinne der Gemeinwohlorientierung. Zur tragfähigen pflegeethischen Begründung, etwa in Kontexten der Palliativversorgung oder im Umgang mit Menschen mit demenziellen Erkrankungen, hat der Weltverbund der Pflegenden einen Ethikkodex vorgelegt (vgl. DBfK 2010). Diese Maßnahmen in ihrer Gesamtheit sowie intensive, öffentlichkeitswirksame Initiativen zur Steigerung der Attraktivität des Pflegeberufes zielen schließlich auf ein verbessertes Berufsprestige.

Während also die berufsverbandliche Perspektive primär auf gesellschaftliche Anerkennung als Profession am Maßstab klassischer Professionalisierungskriterien abzielt (›äußere Professionalisierung‹ der Pflege), verweist die jüngere professionstheoretische Debatte auf Aspekte einer ›inneren Professionalisierung‹, die der Pflege zu einem wissenschaftlich begründeten Profil als personenbezogene Dienstleistung verhelfen und damit auch erhebliche Rückwirkungen auf die Funktions- und Aufgabenprofile einer professionalisierten Pflege in Deutschland erhalten (vgl. Hülsken-Giesler 2015).

Dabei sind es insbesondere die strukturtheoretischen Arbeiten von Ulrich Oevermann (vgl.1996, 2002), die die Debatte um eine innere Professionalisierung der Pflege in Deutschland beleben (vgl. Schaeffer 1994; Bartholomeyczik 2001; Isford 2002; Weidner 2004; Dewe 2006) und erst zu einer hinreichenden Grundlegung professionellen Handelns beitragen. Der Kern professionellen Handelns liegt nach Oevermann (2002, S. 23) darin, »stellvertretend für Laien, d. h. für die primäre Lebenspraxis, ... Krisen [zu] bewältigen«, wenn deren Entscheidungsautonomie vorübergehend oder dauerhaft, teilweise oder gänzlich beeinträchtigt ist. Professionalisierbar wären diesem Ansatz zufolge Berufe mit einem Fokus auf (a) Rechtspflege, (b) Therapie und Prophylaxe oder (c) die methodische Bearbeitung von Geltungsansprüchen (vgl. Oevermann 2002). Raven (2007, S. 206) konstatiert, »dass Pflege – strukturtheoretisch betrachtet – mit der Gewährleistung der somato-psycho-sozialen Integrität konkreter Lebenspraxen« befasst ist und damit einen Fokus auf Therapie und Prophylaxe hat. Damit gehen verschiedene Dialektiken einher, die zu Strukturproblemen im professionellen Handeln führen können (s. Tabelle 1).

Strukturprobleme professionellen Handelns
Regelwissen ↔ Fallverstehen
Begründungs- und ↔ Anerkennung der Autonomie Entscheidungszwänge der Lebenspraxis der Betroffenen
Analytische Distanz ↔ Subjektive Betroffenheit der Professionellen der Klienten
Keine vollständigen Handlungsstandards möglich

Tabelle 1: Strukturprobleme professionellen Handelns nach Oevermann (2002, zit n. Raven 2007)

Im Kontext der Pflege geht es damit primär darum, »was man die Logik professionellen Handelns im Spannungsfeld von allgemeiner Wissensapplikation und individuellem Fallverstehen nennen könnte« (Dewe 2006, S. 24). Die *Professionalität des Handelns* besteht demnach darin, die Anwendung von allgemeingültigem (bestenfalls wissenschaftlich generiertem) Regelwissen auf der Binnenebene des Handelns auf den Einzelfall sicherzustellen. Dazu bedarf es im Kern einer methodisch kontrollierten Kompetenz des Fremdverstehens in der Sprache des Falles (vgl. Oevermann 1996). Erst auf diese Weise kann der unsystematische Einbezug einer ›interne Evidence‹ (vgl. Behrens/Langer 2006; siehe auch unsere Ausführungen weiter oben) oder auch ein vorbewusstes und unspezifisches hermeneutisches Fallverstehen durch beruflich erfahrene Pflegende überwunden werden (vgl. Raven 2009).

2.4   Zur Handlungslogik der professionellen Pflege

Im Anschluss an die professionstheoretischen Arbeiten von Ulrich Oevermann
(1996, 2002) macht sich die *Professionalität des pflegerischen Handelns* als
personenbezogene Dienstleistung heute unter pflegewissenschaftlichen Gesichtspunkten nicht mehr vorzugsweise an abstrakten Kennzeichen des Be-
rufsstandes (Verwissenschaftlichung, Gemeinwohlorientierung, Handlungsautonomie, Selbstverwaltung, Berufsethik, Berufsprestige) fest, vielmehr ist Professionalität an die Binnenebene der Pflegearbeit und damit an die praktische
Realisierung von Pflege gebunden. Professionelles pflegerisches Handeln bemisst sich damit an der Kompetenz von konkreten beruflichen Akteuren,
allgemeingültige Regeln auf der Basis eines wissenschaftlichen Wissens hand-
lungspraktisch mit den Besonderheiten des Einzelfalls, also der lebenspraktischen Situation eines Hilfeempfängers, zu vermitteln und Urteile und Entscheidungen in der Pflege auf dieser Basis zu begründen (vgl. Weidner 2004). Die
Frage, wie Beeinträchtigung, Gebrechen oder Krankheitserscheinungen von
einer konkret betroffenen Person in ihrer individuellen, lebensgeschichtlichen
und situativen Besonderheit erlebt werden und welche Normen und Werte dabei
von Bedeutung sind, welche Ziele und Präferenzen sich situativ wie perspektivisch ergeben sowie welche (ggf. auch evidenzgestützten) pflegerischen Maßnahmen und Interventionen einer differenzierten Befundlage gemäß als angemessen gelten können, ist potenziell in jeder Pflegesituation immer wieder aufs
Neue zu klären. Pflegearbeit markiert damit einen Handlungsraum, »in dem es
um die Auseinandersetzung des Patienten mit seiner Krankheit in dem Sinne
geht, noch vorhandene Autonomiepotentiale so zu stärken, dass eine bestmögliche autonome Lebenspraxis erreicht werden kann« (Raven 2007: 207). Die
Phase der Situationsbestimmung und Entscheidungsfindung muss daher unter
pflegewissenschaftlichen Gesichtspunkten als »Kern« des Pflegerischen identifiziert werden, insofern »alle weiteren denkbaren pflegerischen Aufgaben und
Funktionen letztlich im Rekurs auf dieses Zentrum ihren Sinn empfangen«
(Remmers/Hülsken-Giesler 2012a, S. 80).

Diese, von der Strukturlogik her alle personenbezogenen Dienstleistungs-
berufe charakterisierende *doppelte Handlungslogik* wurde mit Blick auf die
Besonderheiten der Pflege insofern konkretisiert, dass dem Körper-Leib eine
konstitutive Rolle in Kontexten des professionellen Handelns zugeschrieben
wird (vgl. Remmers 1997b, 2000; Friesacher 2008; Hülsken-Giesler 2008). Pflegerisches Handeln wird demnach in erster Linie mit dem Körper-Leib von
Pflegenden am Körper-Leib von Hilfeempfängern erbracht. Die arbeitswissenschaftliche Expertisenforschung beschreibt pflegerisches Handeln vor dem
Hintergrund empirischer Erhebungen als ein subjektivierendes Arbeitshandeln,
das sich von einem planbaren und rational begründbaren objektivierten Ar-

beitshandeln durch situatives und exploratives Vorgehen unterscheidet und neben distanzierend kognitiv-rationalen Begründungen auch komplexe sinnliche – also körperlich-leibliche – Wahrnehmungen in die berufliche Entscheidungsfindung einbezieht, die einen pflegerelevanten Informationsgehalt transportieren (z. B. Geräusche, Gerüche oder auch Bewegung, Mimik und Gestik als körperlich-leibliche Entäußerungen eines Hilfeempfängers) (vgl. z. B. Böhle/Porschen-Hueck 2012, Dunkel/Weihrich 2010, Weishaupt 2006, Böhle/Weishaupt 2003, Böhle et al. 1997). Vorrationale, alltagsweltlich begründete Wissensformen (Erfahrungswissen, Intuition, tacit knowledge) sind in diesem Zusammenhang für ein Fremdverstehen des Einzelfalls in lebenspraktischen Bezügen ebenso von Bedeutung wie Kommunikation, Beziehungs- und Gefühlsarbeit und können daher keineswegs einseitig instrumentalisiert oder als Residualkategorien gegen rationale Begründung des Pflegehandelns ausgespielt und aus dem Wissenskanon des professionellen Handelns ausgegrenzt werden (vgl. ausführlich Hülsken-Giesler 2008; Friesacher 2008).

Im Anschluss an die eingangs skizzierten Debatten um die paradigmatischen Grundlegungen der Pflege ist vor diesem Hintergrund darauf zu verweisen, dass Erkenntnisgewinn in Kontexten der praktischen Pflegearbeit im Einzelfall ggf. nur über eine Verschränkung verschiedener Perspektiven und Wissensformen zu erreichen ist, Pflegearbeit also im Kontext eines paradigmatischen Pluralismus zu begründen ist (Nerheim 2000, Remmers 2000; Friesacher 2008; Remmers 2011). Medizinisch-naturwissenschaftliche Erkenntnisse, die etwa in empirisch-analytischer Perspektive über die Physiologie und Pathophysiologie des menschlichen Körpers und seiner Organsysteme bereitgestellt werden, können auf der Ebene eines allgemeingültigen Regelwissens ebenso relevant für das pflegerische Handeln werden, wie beispielsweise phänomenologisch gewonnene Einsichten über das Wesen des Schmerzes, hermeneutisch fundierte Erkenntnisse über das Krankheiterleben in ausgewählten Kontexten oder kritisch-theoretische Reflexionen zu den gesellschaftlichen Bedingungen von Gesundheit, Krankheit oder Pflege. Allgemeingültige Erkenntnisse dieser Art sind jedoch sodann – und erst das markiert die doppelte Handlungslogik der professionellen Pflege – im Rahmen intersubjektiver Aushandlungsprozesse sowie unter Berücksichtigung körperlich-leiblicher Expressionen als relevante Ausdrucks- und Deutungsformen im Rahmen eines methodisch geleiteten Fremdverstehens systematisch auf ihre Gültigkeit für die konkreten Lebenslagen und Präferenzen der Hilfeempfänger zu befragen. Derzeit stehen dazu die handlungspraktischen Pozenziale von Verfahren der qualitativen Rekonstruktiven Fallarbeit (z. B. Biografiearbeit, Dokumentarische Methode, Metaphernanalyse, Objektive Hermeneutik) in pflegewissenschafftlicher Diskussion (vgl. dazu ausführlicher Hülsken-Giesler et al. 2016, auch Schrems 2013).

2.5   Professionelle Pflege in Pflegearrangements

Pflegearbeit wird heute in sehr unterschiedlichen (z. B. personellen, räumlichen und zeitlichen) Konstellationen erbracht, die sich in ihrer zunehmenden Heterogenität etwa über das Konzept des Pflegearrangements beschreiben und analysieren lassen (vgl. Blinkert 2007). Verwiesen wird damit z. B. darauf, dass sich neben den klassischen Feldern der pflegerischen Versorgung (stationäre Pflege in unterschiedlichen Einrichtungen der Gesundheitsversorgung, häusliche Pflege, Hospizversorgung) heute zunehmend auch neuere Wohn- und Versorgungskonzepte (etwa Mehrgenerationenhäuser, Wohngruppen, Quartierskonzepte oder komplexere »Caring Communities«) als Rahmungen der Pflege durchsetzen. Die skizzierten professions- und pflegetheoretischen Reflexionen fokussieren Pflege vorzugsweise auf die dyadische Beziehung zwischen professionellen Helfern und Pflegeempfängern. Unter Bedingungen moderner Pflegearrangements erweitert sich die Komplexität von Pflegebeziehungen allerdings ggf. erheblich. Zusätzlich konstituieren auch die im Wandel begriffenen Konzepte von Krankheit und Gesundheit, Altern und Tod pflegerische Beziehungen neu. Die Gestaltung von Pflegearrangements, das heißt die Verteilung sozialer Rollen und die Organisation der pflegerischen Tätigkeit, steht mit den Altersbildern einer Gesellschaft insofern im Zusammenhang, als das diesen »orientierende Funktion« und »integrierende Funktion« zukommt für die Bewertung von dem, was als gute Pflege gilt (Remmers/Walter 2013; Zimmermann 2012; Remmers/Walter 2012; Remmers/Renneke 2012). Für die hier anvisierten Zusammenhänge bedeutet dies, die in Veränderung begriffenen Verhältnisse der am Pflegearrangement beteiligten Akteure (etwa Hilfeempfänger, pflegende Angehörige, Pflegedienstleister, Pflegeeinrichtungen, Medizinische Berufe, Zivilgesellschaft) sowie auch die veränderten Muster sozialer, räumlicher und zeitlicher Gestaltung von Pflege mit Blick auf die Nutzung von Autonomen Systemen in der Pflege im Blick zu behalten. Pflegearrangements als soziotechnische Konstellationen werden dabei als komplexe Arrangements aus Technologien, Menschen und Prozessen gedeutet, die historisch und kulturell gewachsen sind. Bestehende Beziehungen gelten als interdependent und gestaltbar (Mol et al. 2010).

2.6   Zwischenbetrachtung pflegetheoretischer Bestimmungen

Die internationale Pflegetheoriebildung zeichnet sich lange durch eine rationalistisch-systemtheoretische Schlagseite aus und bereitet damit die Etablierung des Pflegeprozessmodells als kybernetischen Regelkreis der rational begründeten und zielorientierten Problemidentifikation und Problemlösung in der

Pflege vor. Bis heute wird der kybernetische Regelkreis fachlich wie politisch als »Kern« des pflegerischen Handelns propagiert, in Deutschland bildet er als Pflegeprozess eine sozial- wie beruferechtliche Grundlage des pflegerischen Handelns. Konkurrierende Pflegetheorien, die Pflegearbeit in phänomenologisch-hermeneutischer Perspektive primär als Interaktions- und Beziehungsarbeit konturieren, erhalten durch mangelnde Kompatibilität mit dem Pflegeprozess kaum nachhaltigen Einfluss auf die praktische Pflege. Die Etablierung des Pflegeprozessmodells als rationales Begründungsfundament professioneller Pflege hat dazu geführt, dass grundlegende pflegetheoretische Debatten insgesamt an Einfluss verloren haben. Pflegearbeit wird zunehmend auf der Basis einer evidenzbasierten Entscheidungsfindung im Rahmen des Pflegeprozesses konzipiert.

Für den gegebenen Zusammenhang muss als zentrale Erkenntnis dieser ersten Zwischenbetrachtung hervorgehoben werden, dass der kybernetische Regelkreis als Pflegeprozess eine systematische Schnittstelle zwischen pflegewissenschaftlicher bzw. pflegefachlicher Begründung des Handelns und der Unterstützung der Pflegearbeit durch computerbasierte Technologien bereitstellt – dies auch mit Blick auf Autonome Systeme in der Pflege. Die logische Verknüpfung evidenzbasierter und standardisierter, also computerkompatibler Klassifikationssysteme der Pflege entlang des kybernetischen Regelkreises eröffnet heute theoretisch die Möglichkeit, die zirkulären Schritte des evidenzbasierten Pflegeprozesses (Auswahl der Problemstellung, Auswahl anzuvisierender Ergebnisse, Auswahl von Interventionen und Kriterien der Evaluation) an einen Computer zu delegieren, den Pflegeprozess also zu automatisieren – und über Autonome Systeme prinzipiell auch in entsprechende ›Handlungsketten‹ zu überführen.

Kritisch ist zu dieser Entwicklung festzuhalten, dass die pflegewissenschaftlichen Diskussionen um die Relevanz des Pflegeprozesses bis heute keinen Anschluss an die systemtheoretisch informierten Weiterentwicklungen der Kybernetik (Hansen/Clark 2009) gesucht haben, und das zentrale Problemidentifikations- und Problemlösungsmodell der Pflege damit auf der Grundlage veralteter Bezüge basiert. Die Implikationen der Durchsetzung der Kybernetik in nahezu allen gesellschaftlichen Teilbereichen reichen demnach heute weit über die Idee des Gleichgewichtes – als Grundprinzip des kybernetischen Regelkreises – hinaus (Hörl 2016, Baecker 2007).

Unter Gesichtspunkten einer handlungs- und professionstheoretisch fundierten Pflegewissenschaft ist gleichermaßen hervorzuheben, dass eine einseitig rationalistisch begründete Pflegepraxis den Anforderungen an ein professionelles pflegerisches Handeln heute nicht mehr gerecht wird. Die Professionalität des pflegerischen Handelns ist normativ einer doppelten Handlungslogik geschuldet. Dies besagt, dass systematisch generiertes Regelwissen der Pflege mit

einem methodisch geleiteten Fallverstehen (in der Sprache des Falls) unter Berücksichtigung elementarer, d.h. körperlich-leiblich begründeter Erfahrungs-
und Wissensbestände zu verknüpfen ist, um den sozialpflegerischen (lebensweltnahen) sowie den medizinisch-pflegerischen (überwiegend wissenschaftlich-gesetzesförmig orientierten) Aspekten der Pflegearbeit gerecht zu werden.
Nimmt man diese theoretischen Bestimmungen ernst, so ist auch die Frage des
Einsatzes von Autonomen Systemen in der Pflege substanziell vor dem Hintergrund dieser doppelten Handlungslogik zu diskutieren. In Frage steht dann, in
wie weit Autonome Systeme die Professionalität des pflegerischen Handelns in
Kontexten komplexer Pflegearrangements im Sinne dieser doppelten Handlungslogik unterstützen können oder aber ggf. auch behindern.

3. Techniktheoretische Bestimmungen

3.1 Definitionsansätze: Autonome Systeme und Robotik

Joseph Engelberger (1989) hat bereits zum Ende der 1980er Jahre vorausgesagt, dass die Nutzung von Robotern das Einsatzgebiet der Fabriken verlassen wird. Eines der spannenden und moralisch aufgeladenen neuen Einsatzgebiete stellt das Gesundheitswesen dar (vgl. van Wynsberghe 2013). Bisher ist der Einsatz von Autonomen Systemen jedoch nur in wenigen Bereichen des Gesunheitswesens etabliert (vgl. ebd., auch Becker 2013, Meyer 2011). Zu nennen ist hier vor Allem der Einsatz von Autonomen Systemen im Operationssaal, wie z. B. das *da Vinci Surgical System* oder dessen Vorgänger das *Zeus Telesurgical System* (vgl. van Wynsberghe/Gastmans 2008). Neuere Entwicklungen zielen auch auf den Einsatz im Pflegeumfeld ab: »The more recent and intriguing robots to be used in healthcare are those intended for inclusion in the daily care activities of persons, activities like lifting, feeding or bathing« (van Wynsberghe 2013). Zu nennen sind hier z. B. das System *Care-O-Bot*, das durch Pilotierung in der stationären Altenpflege in Deutschland bekannt wurde (vgl. Graf et al. 2013).

Es gibt derzeit keine allgemein anerkannte Definition davon, was unter dem Begriff *Roboter* zu verstehen ist (vgl. Springer Handbook of Robotics 2008). Vorhandene Definitionen in der internationalen Debatte fokussieren spezifische Prototypen, oder basieren auf der jeweiligen Art und Anwendung bestimmter Gruppen von Robotern. Zur Abgrenzung von anderen Computersystemen wird häufig das sogenannte *sense-think-act-Prinzip* (vgl. Borenstein/Pearson 2011) genutzt. Vertreten wird auch die Ansicht, dass Roboter im Gegensatz zu Computersystemen die physische Verbindung von Wahrnehmung und Handlung verkörpern (vgl. Franklin/Graesser 1997). Weitere Definitionsversuche basieren auf Aspekte der Autonomie der eingesetzten Systeme, also der Fähigkeit, dass Maschinen Aufgaben ohne direkte menschliche Steuerung ausführen (vgl. Thrun 2004).

Ähnlich gestaltet sich die Antwort auf die Frage nach einer Definition von Pflegerobotern. Verschiedene Definitionsversuche wurden unternommen:

»Carebots are robots designed for use in home, hospital, or other settings to
assist in, support, or provide care for the sick, disabled, young, elderly or
otherwise vulnerable persons« (Vallor 2011). Die Definition von Sharkey/
Sharkey (2010) verläuft analog und fokussiert ebenfalls auf den Einsatzbereich
und die Funktion, wie z. B. Assistenz bei Pflegetätigkeit, Überwachung von Vitaldaten oder sozialpflegerische Aspekte. »As we can see, there is no capability
exclusive to all care robots rather; they may have any range of capabilities from
planar locomotion (vs. stationary) to voice recognition, facial or emotion
recognition. (…) Thus the definition of care robot relies on the idea of *inter-
pretive flexibility*, that a robot is defined by its context, users and tasks for use«
(van Wynsberghe 2013 vgl. auch Howcroft et al. 2004).

3.2   Techniktheoretische Bezüge

Wir gehen davon aus, dass eine techniktheoretische Einordnung Autonomer
Assistenzsysteme in der Pflege abhängig ist von diversen technikphilosophischen Bezugssystemen, die ihrerseits stark variieren können je nach dem, welche Bedeutung bspw. *anthropologische, sozialphilosophische*, insbesondere auch
handlungstheoretische oder auch *(post)phänomenologische* Grundannahmen
haben.

Vorbemerkungen: Technik als »Reflexionsbegriff«
In der technikphilosophischen Diskussion wird jüngst vermehrt ein Verständnis
von Technik nahegelegt, das sich am Besten im Sinne eines »Reflexionsbegriffs«
entfalten lässt (Grunwald 2013; Janich 2012; Nordmann 2008). Dabei geht es
primär nicht um Technik als dingliches Produkt, als Artefakt. Wird über Technik
gesprochen, so sind damit häufig »technische Aspekte von Sachverhalten in der
objektiven Welt der Tatsachen gemeint, aber auch eine bestimmte zweckge-
richtete Tätigkeit, der eine eigene Rationalität bestimmter, geordneter Vorge-
hensweisen innewohnt« (Janich 2012, S. 267). Gemeint sind dabei sowohl die
Regelhaftigkeit als auch die Reproduzierbarkeit damit verbundener menschlicher Handlungsweisen (vgl. Grunwald 2013). Als Technik lässt sich ferner ein
bestimmtes Verhältnis zur Welt charakterisieren, etwa im Sinne gezielter und
verändernder Eingriffe in die Natur als eine Kulturleistung sui generis. Technik
wirkt wiederum auf die Wahrnehmung und Interpretation von Weltzuständen
zurück.

   Eingriffe in die Natur sowie Herstellung von Gegenständen sind Charakteristika des *homo faber* oder des *tool-making animal* (Marx 1867, S. 194). Freilich
lässt sich durch den Werkzeuggebrauch nur eingeschränkt eine Sonderstellung
des Menschen reklamieren angesichts der Tatsache, dass höher entwickelte Tiere

wie bspw. bestimmte Primaten (etwa Schimpansen) sich vorgefundener Objekte als Werkzeuge bedienen. »Der qualitative Unterschied zwischen menschlichem und tierischem Werkzeugverhalten ist die Verwendung von Werkzeugen, um ein Werkzeug herzustellen« (Thies 2004, S. 76 f.). Hinzu kommt als differenzierendes Merkmal technischen Könnens bspw. die Fähigkeit, Feuer bändigen und für die Nahrungszubereitung nutzen zu können (Prometheusmythos); eine technische Fähigkeit, die zugleich gemeinschaftsstiftende Wirkungen besaß (ebd., S. 77).

Philosophisch-anthropologische Bezugssysteme

(a)   Gehlen

An die in der griechischen Mythologie enthaltene These vom Mängelwesen des Menschen schließt implizit Gehlen als einer der jüngsten Vertreter der philosophischen Anthropologie an. Ihre konzeptionelle Ausarbeitung erweist sich als konstitutiv auch für seine Philosophie der Technik.

In Übereinstimmung bspw. mit Portmanns (1956) Erkenntnis, dass der Mensch hinsichtlich seiner embryonalen Entwicklung im Vergleich mit höheren Säugetieren etwa 12 Monate zu früh geboren wird (»physiologische Frühgeburt« und »sekundärer Nesthocker«), erschließt sich für Gehlen (1975) im Hinblick auf die eingeschränkte Überlebensfähigkeit des Menschen ein Zwang zur Kompensation. Von entscheidender Bedeutung ist das im Vergleich mit höher entwickelten tierischen Lebewesen zu konstatierende Faktum der Instinktarmut und eine damit zusammenhängende Orientierungs- und Verhaltensunsicherheit des Menschen. Unspezialisiertheit ist Charakteristikum eines Mängelwesens. Denn der Mensch entbehrt jener für das Tier charakteristischen Spezialisierung seiner Wahrnehmung und Orientierung auf ganz bestimmte Umweltreize. Die daraus resultierende »Weltoffenheit« erweist sich zwar als ein evolutionärer Vorteil, gleichzeitig aber auch als ein bedrohlicher Faktor der Überflutung mit Reizen, für die keine sicheren Reaktionsschemata vorhanden sind. Sicheres Überleben können einzig jene verhaltensstabilisierenden Institutionen gewährleisten, welche die Mannigfaltigkeit von Umwelteindrücken durch eingelebte Relevanzsysteme selegieren und auf diese Weise Ordnung stiften.

Auf Basis dieser anthropologischen Annahmen begründet Gehlen eine institutionen-analoge Philosophie der Technik, verstanden als Mittel der Kompensation von Mängeln. Dabei werden, im Anschluss an Ernst Kapp (1877), der Technik Eigenschaften wie Organersatz, Organverlängerung und Organüberbietung zugeschrieben (vgl. Pleger 2013, S. 111). Damit wird allerdings der Umkreis jener auf handwerklichen Gebrauch zugeschnittenen technischen Instrumente mit einem unter groß-industriellen Produktionsbedingungen sich entfaltenden Maschinenwesen verlassen. Hinzu kommen vor allem neue Auto-

matisierungstechniken, welche menschliche Überwachungs- und Steuerungs-
fähigkeiten jenseits standardisierter, gewissermaßen geistig automatisierter
Fähigkeiten voraussetzen.

Gehlen hat diese Entwicklungen nicht mehr verfolgen können. Das Prinzip
der Automation zieht allerdings aus einem ganz anderen Blickwinkel das Interesse des Institutionentheoretikers auf sich. Betrachtet man nämlich das dem
Menschen eigentümliche Zusammenspiel von Wahrnehmung und Bewegung
genauer, so finden dabei der Maschine, genauer gesagt: dem Automaten analoge
Rückkopplungsmechanismen statt. Gehlen spricht in diesem Zusammenhang
von einem dem Gestaltkreis nachgebildeten »Handlungskreis«, in dem beispielsweise die Steuerung der Handbewegung durch ein feingliedriges Zusammenspiel des Tastsinns der Hand, des Auges und auch der Sprache bei not-
wendiger Kooperation erfolgt. Im Falle eines technisch gestützten bzw. vermittelten Handelns handelt es sich um einen der Institutionalisierung analogen
Vorgang: Es werden subjektinterne, dem menschlichen Handlungskreis gemäße
Steuerungsmechanismen nach Außen in dafür vorgeformte Apparate mit
technischen Regelkreisen verlegt (Gehlen 1957, S. 21). Im Zuge technischer
Entwicklungen übernehmen Maschinen mit immanenter Perfektionierungs-
tendenz jene Aufgaben einer ›werktätigen‹ Hand, während die kontrollierende
Steuerung ihrer Bewegung durch optische bzw. haptische Sensoren übernom-
men wird.

Durch Einschaltung von Maschinen gestalten sich Arbeitsabläufe also mehr
und mehr nach Maßgabe automatisierter Reaktions- und Anpassungsleistungen. Darin sieht Gehlen zunächst einmal einen beachtlichen, den großen Institutionen vergleichbaren Entlastungseffekt (Nordmann 2008, S. 117 f.). So vorteilhaft technisch automatisiertes Verhalten wegen seines Entlastungsgewinns
auch sein mag – durch die technische Objektivität und die dadurch erzwungene
Gleichförmigkeit, Regelmäßigkeit und Sicherheit werden letztlich Freiheitsspielräume sozialen Handelns eingeschränkt (Gehlen 1975, S. 42).

(b)   Plessner

Trotz wichtiger analytischer Divergenzen stimmen Gehlen und Plessner darin
überein, dass Menschen ein instinktsicheres Reaktionsverhalten gegenüber
Umweltreizen in keiner Weise wie dem Tier gegeben ist. Allerdings macht
Plessner geltend, dass bereits bei den höher organisierten Tieren eine »Möglichkeit der Wahl, die dem spontanen Akt strukturgemäß vorausgehen kann«,
besteht (Plessner 1975, S. 240).

Plessner hat eine Technikphilosophie explizit nicht ausgearbeitet. Sie lässt
sich allerdings aus seinem zentralen Theorem einer »exzentrischen Positionalität« des Menschen extrapolieren. Theoretische Gemeinsamkeiten mit Gehlen
ergeben sich vor allem aus einem der drei von Plessner (1975, S. 309 ff.) for-

mulierten »anthropologischen Grundgesetze«, das heißt aus jenem »Gesetz der
natürlichen Künstlichkeit« (neben dem »Gesetz der vermittelten Unmittelbarkeit« und dem »Gesetz des utopischen Standorts«). Dieses Gesetz besagt, dass
der Mensch aus Gründen seiner Existenzform sein Leben von Natur aus auf
»künstlicher« Basis (durch selbst geschaffene Institutionen der Lebensführung,
technische Artefakte) organisieren muss. Menschen sind auf Grund einer
»konstitutive(n) Gleichgewichtslosigkeit« (Plessner 1975, S. 316) auf selbstge-
schaffene Mittel, z. B. technische Artefakte, der Lebensführung angewiesen.
Diesen technischen Mitteln als Objektivationen des Geistes wohnt freilich eine
Tendenz eigendynamischer Verselbständigung inne – ein Sachverhalt, in dem
bspw. Georg Simmel (1923) eine Tragödie unserer Kultur erkannte.

Indessen ist Plessners Theorie eines quasi natürlichen Zwangs zur künstlichen Lebensführung mit Gehlens ebenso anthropologisch begründeter Theorie
gesellschaftlicher Institutionen als überpersönliche Zwangsapparaturen (Staat,
Technik, archaische Kunst) nicht vereinbar. Bei Plessner nämlich bemisst sich
aus anthropologischen Gründen das Gelingen künstlicher Lebensformen daran,
inwieweit historisch variable Kulturen dazu beitragen, jene »konstitutive
Gleichgewichtslosigkeit« des Menschen unter entfremdeten Daseinsbedingun-
gen zu balancieren. Die »Rastlosigkeit« auch bei lauter technischen Erfindungen
und Neuerungen ist Ausdruck der Tatsache, dass die mit dem Werkzeuggebrauch einhergehende Versachlichungstendenz (»Künstlichkeit«) ein probates
Mittel darstellt, »mit sich und der Welt ins Gleichgewicht zu kommen« (Plessner
1975, S. 321). Einen anderen Wert misst dagegen Gehlen jenen, dem natürlichen,
chaotischen Dasein eines instinktentbundenen, führungslosen »Mängelwesens«
entgegen gerichteten archaischen Institutionen bei. Denn diese fungieren in
ihrer »überpersönlichen Gewalt« (Habermas) als oberste Ordnungs- und Füh-
rungssysteme, von deren schematisierten Aufgaben sich Menschen einfach
»konsumieren« lassen, weil sie nur so den Gefahren einer destabilisierenden
Subjektivität zu entgehen vermögen (Gehlen 1975, S. 97). Für Gehlen bildet
daher Technik, insbesondere in Gestalt maschineller Regelkreise, einen den
großen Institutionen strukturanalogen Funktionszusammenhang: objektiver
Zwang zu automatisierten Reaktions- und Anpassungsleistungen (vgl. auch
Nordmann 2008, S. 117 f.).

Gegenläufige Begründungslogiken
Technikphilosophisch sind auch umgekehrte, das heißt anthropologischen
Grundannahmen gegenläufige Wege beschritten worden, indem aus einer Analyse technischer Funktionszusammenhänge und Potenziale Schlussfolgerungen
auf eine darin erkennbare conditio humana vorgenommen wurde. Als ein Beispiel sei der frühe *Marx* (1844) genannt, welcher in den modernen technischen
Gebilden (industrielle Maschinenanlagen) »das aufgeschlagene Buch der men-

schlichen Wesenskräfte, die sinnlich vorliegende menschliche Psychologie« erblickt. Diese Position lässt sich jedoch mit Ansichten einer in der Technik sich spiegelnden Verfallsgeschichte modernen Denkens als Ausdruck einer »Seinsvergessenheit« des Menschen schwerlich harmonisieren. *Heidegger* (1991) hat Technik als eine Manifestation dessen betrachtet, wie sich die Wahrheit des Seins ›entbirgt‹. Im Gegensatz zu den hervorbringenden, nicht gewaltsam eingreifenden Tätigkeiten des Handwerkes, aber auch des Künstlers, entziffert Heidegger die moderne, vor allem auf mathematisierten naturwissenschaftlichen Grundlagen fußende Technik als Ausdruck einer menschlichen Verirrung. Sie »besteht in einer die Natur herausfordernden statt das Sein hervorbringenden Technik« (Nordmann 2008, S. 47).

Anders ausgerichtet ist jene auch von Max Weber beeinflusste geschichtsphilosophische Deutung homologer Strukturen von kapitalistischer und technischer Rationalität bei Hans Freyer. Ihm gilt Technik als »Wirklichkeitsmacht« sui generis (Freyer 1929, S. 8f.), als ein mit der eigengesetzlichen Entwicklungsdynamik moderner kapitalistischer Gesellschaften strukturell verklammertes, revolutionierendes Element. Konzeptionell geht Freyer zunächst in Anknüpfung an M. Weber davon aus, dass die moderne Technik ihren eigenen Strukturgesetzlichkeiten nach ein gleichsam wahlverwandtschaftliches Verhältnis mit den kulturellen Antriebsmechanismen des modernen Kapitalismus bildet. Die Folie seiner Technikdeutung stellt also Max Webers These von der unumkehrbaren Schicksalshaftigkeit eines okzidentalen Rationalisierungs- und Versachlichungsprozesses dar. In seiner geschichtsphilosophischen Lesart der Weberschen Soziologie ließ sich Technik als der exemplarische Fall eines die abendländische Geschichte im Ganzen kennzeichnenden Prozesses begreifen, das heißt jener »unaufhaltsam fortschreitenden Rationalisierung« und Versachlichung aller Lebensbereiche in einem unentrinnbaren, »stahlharten Gehäuse« des technischen Apparats. Zurückgewiesen wird damit auch jene »harmlose Sinndeutung der Technik« als eines lebensdienlichen »Wertes in der materiellen Welt«. Dass Technik ein »Mittel für alle möglichen Zwecke« sei, hält Freyer für einen Atavismus zeitgenössischer Fortschrittstheorien (Freyer 1937, S. 8f.).

Von einer tragischen, entweder kulturkritisch oder heroisch gewendeten Deutung der (modernen) Technik – wie etwa auch bei Freyer – scheint sich *Ernst Cassirer* deutlich abzugrenzen. Von Ernst Kapp (1877) übernimmt Cassirer (1994, S. 257) den Begriff der »Organ-Projektion«. Demzufolge seien Werkzeuge als eine »Fortsetzung der Hand« zu verstehen. Für Cassirer (1994, S. 257) ist dieser »durchaus unbewußt dem organischen Vorbild nachgeahmte Mechanismus« von besonderer erkenntnistheoretischer Bedeutung. Denn mit dem Werkzeuggebrauch, im tätigen, umwandelnden Handeln, wird der Mensch seiner selbst inne, entsteht und formiert sich »Selbstbewußtsein«. »[..] Dem fortschreitenden Wissen um die eigene leibliche Organisation [geht] auch ein geistiger Vorgang parallel [..].« (Cassirer 1994, S. 258). Dies besagt beispielsweise, dass mit der Konstruktion von Maschinen zugleich Vorstellungen eigener körperlicher Funktionszusammenhänge entstehen – et vice versa.

Aufgrund dieses generellen Objektivationsvorganges muss auch eine gegenüber handwerklichen Hervorbringungen verselbständigte moderne Technik in ihrer Eigengesetzlichkeit anerkannt werden. Das Glücksverlangen des Menschen, welches wegen der Versachlichungstendenz aller Artefakte nie hinreichender Antrieb technischer Konstruktionen zu sein scheint, tritt hinter Forderungen des technischen Geistes, des technischen Willens zurück (Nordmann 2008, S. 58). Deshalb auch verwandeln sich ursprüngliche Zwecke der Bedürfnisbefriedigung im Prozess der Technikentwicklung in Selbstzwecke ihrer Hervorbringungen, die sich aus Gründen struktureller Eigengesetzlichkeiten gegenüber ursprünglichen Antrieben abdichten.

Das Technische als Seinsweise
Der Anspruch einer rein immanent zu entwickelnden Techniktheorie wird von *Gilbert Simondon* (2012) erhoben. Denn nur auf diesem Wege kann das, was mit Techno-Logie (Reflexion des Technischen) gemeint ist, nämlich die der Technik selbst innewohnende Gesetzmäßigkeit, ihre Technizität, erfasst werden. Die Technik aus sich heraus zu erfassen heißt, Anthropomorphismen (Technik als vermeintliches ›Subjekt‹) zu vermeiden. Auch können damit kulturkritische Zugänge, die zumeist auf den instrumentellen Radius vorindustrieller Arbeit beschränkt sind, vermieden werden. Dies gilt ebenso für kulturkritische Diagnosen einer technisch induzierten »Entfremdung«. Denn das Technische hat Simondon zufolge eine eigene »Seinsweise« (Heßler 2016, S. 10), die qua elementarisierender Analyse von Funktionsschemata, vergleichbar einem natürlichen Organismus, zu erschließen ist. Alle Sinnfragen nach der Technik sind im Anschluss an die französischen Enzyklopädisten solche ihrer Dienlichkeit.

Technikphilosophisch hat Simondon das Konzept der »offenen Maschine« vorgelegt, mit dem ein gesamtes soziotechnisches Ensemble unter Einschluss des Menschen als Organisator bezeichnet wird. Über die Einbeziehung des Menschen (und damit auch dynamischer Faktoren etwa der Intuition oder der Moral) in die »offene Maschine« ergeben sich Unbestimmtheitsspielräume, die (bei dem heutigen Stand der KI-Forschung) Vergleiche mit Robotern oder technischen Automaten nicht mehr zulassen (Heßler 2016, S. 18). Simondons Vorstellungen ›alternativer Technologien‹ zielen auf deren modulare Struktur; auf veränderbare Kombinationen. Ferner wird die Auffassung vertreten, dass ein technisches Objekt nicht für sich selbst existieren kann, sondern nur in Netzwerken. Ein verantwortlicher Umgang des Menschen mit Technik zeichnet sich dadurch aus, dass weiteres Wissen im Sinne der modularen Ergänzungsfähigkeit zu entwickeln ist (Heßler 2016, S. 21 f.).

Aus der Sichtweise Simondons stellt sich die Frage, ob durch jüngste Entwicklungen einer »digitalen Technik« das Konzept einer offenen Maschine bestätigt werde. Gegenüber dieser Erwartung erheben sich Zweifel insofern, als Menschen im Umgang mit Technik gegenwärtig mehr zu Bedienern von Blackboxes werden. Entgegen kybernetischer Annahmen, denen zufolge Lebewesen und selbstregulierende technische Objekte eine gewisse Identität aufweisen, insistiert Simondon auf einer Unterscheidung zwischen Mensch und Maschine. Menschen wird gewissermaßen ein Monopol eingeräumt, insofern sie Maschinen »interpretieren und verstehen« (Heßler 2016, S. 29). Technik und Kultur bilden insofern auch kein gegensätzliches Verhältnis. Simondon hat konzeptionell einer Theorie des »Netz-Daseins« des Menschen vorgearbeitet, und er hat durch eine Verbindung von Technischem und menschlichem Leben einen anthropozentrischen Technik-Diskurs hinter sich gelassen.

Es sei an dieser Stelle lediglich darauf verwiesen, dass bspw. Herbert Marcuse (1964) sich in seinen Untersuchungen eines technologischen Apriori von Herrschaft als »Form sozialer Kontrolle« auf techniktheoretische Annahmen Simondons stützt.

Eine gewisse Zwischenstellung scheint dagegen *Mumfort* (1977) einzunehmen, der in kritischer Absicht eine eher anti-essentialistische Auffassung von Technik vertritt. Mumfort geht von geschichtlich sich verändernden Wesensmerkmalen des Menschen aus. Bestritten wird deswegen auch, dass die Bedürfnisse des Menschen zum Beispiel als Triebfedern der Technikentwicklung biologisch festgelegt sind, sondern mit der gesellschaftlichen Entwicklung und der Freiheitsfähigkeit des Menschen zusammenhängende, also »überorganische« Abhängigkeiten aufweisen. Mit dieser Auffassung sind Modelle der Technik als Organerweiterung (wie etwa bei Gehlen) kaum vereinbar. Und auch die Einsicht Mumforts, dass vermöge der Gegenständlichkeit einer von eigener Hand technisch veränderten Welt und der darin bekundeten Praxis sich der Mensch als handelndes Wesen selbst erkennt, weist über eine a-historische Anthropologie hinaus. Eine technisch vermittelte Welt gesellschaftlichen Handelns stellt eine eigene Sozialisationsmacht dar wie umgekehrt mechanistische Weltbilder und damit verklammerte Denkformen – zumindest in statu nascendi – eine wesentliche Voraussetzung für das sich ausbreitende Maschinenwesen sind (dazu ausführlicher: Nordmann 2008, S. 52 ff.).

Mehrdeutigkeiten und Vermittlungen

In seiner Einführung in die *Technikphilosophie* hat unlängst Nordmann (2008) ein Verständnis von Technik nahegelegt, das ihre Mehrdeutigkeit und damit auch Mehrwertigkeit unterstreicht. Man kann in der Technik bzw. in Techniken eine Nachahmung natürlicher Gleichförmigkeiten sehen. Nach dieser Logik lassen sich Techniken zum einen als behutsame Eingriffe in »feingliedrige« Prozesse der Selbstregulation von Natur verstehen. Beispielhaft seien typische Feingriffe in der Hebammenkunst genannt. Zum anderen vollziehen sich Techniken aber auch als gewaltsame Einwirkungen auf die Natur in Form etwa der Unterbrechungen, Umsteuerungen und dergleichen (Nordmann 2008, S. 107f.). Des Weiteren ist unser Bild von Technik durch Erfahrung des Berechenbaren, Gleichförmigen und damit Vertrauten geprägt, während andererseits Technik mit Erfahrungen des Neuen, Unerwarteten im Horizont konstruktiver Erfindungen assoziiert ist (Nordmann 2008, S. 108).

Hingewiesen wird mit Recht darauf, dass Technik nicht eine Welt für sich darstellt, sondern Einfluss auf unsere Lebensformen nimmt und sich verändernd auf das gesamte gesellschaftliche Leben auswirkt. Veränderungen des Alltagslebens durch Technik zeigen sich beispielweise in neuen Sehgewohnheiten und Maßstäben sicheren visuellen Erkennens. Durch optische Instrumente (bis hin zum Elektronenmikroskop oder zu hochsensitiven Nachtsichtgeräten) wird der menschliche Wahrnehmungsapparat nicht nur erweitert, vielmehr das bislang vollkommen Unsichtbare sichtbar gemacht (vgl. Nordmann 2008, S. 109). Ein weiteres Beispiel dafür, in welcher Weise durch technische Entwicklungen Veränderungen des als ›normal‹ Empfundenen ausgelöst werden, sind Tendenzen einer Medikalisierung unserer Gesellschaft, das heißt Neudefinitionen dessen, was als gesund oder krank gelten soll. Medikalisierung kann hier auch als Pathologisierung verstanden werden (vgl. Nordmann 2008, S. 110f.). Die ursprüngliche Abhängigkeit der Wahrnehmung von organischen Voraussetzungen menschlichen Sinnesvermögens wandelt sich. Wahrnehmung wird zunehmend abhängig von künstlichen Arrangements – ein Trend, der das Objektivitätsideal menschlicher Erkenntnis nachhaltig beeinflussen wird.

Technological Mediation

In neueren, postphänomenologischen Ansätzen der Technikphilosophie wird Technik nicht als Artefakt oder Entität zur Diskussion gestellt, sondern in ihrer jeweiligen Bedeutung für die menschliche Wahrnehmung und Praxis thematisiert und diskutiert. Vor jeder Auseinandersetzung mit Technik geht es daher primär darum, die Struktur der menschlichen Erfahrung zu analysieren. Für Verbeek (2005, S. 122) ist menschliche Erfahrung relativistisch mit folgender Einschränkung: »not in the sense of an epistemological relativism, but rather in the more literal sense of an analysis of relations«. Dies ist im Anschluss an Ihde (1990) insofern von Bedeutung, als die Mensch-Technik-Beziehung zum einen in einer körperlichen Dimension der sinnlichen Wahrnehmung (*microperception*), zum anderen unter Berücksichtigung kontextueller Bedingungen (*macroperception*) analysiert werden kann.

(a)   Microperception

Wahrnehmung in der Dimension einer »microperception« ist mit Ihdes »mediation theory« (1990) in unvermittelte Wahrnehmung und vermitttelte Wahrnehmung zu unterscheiden. Unvermittelte Wahrnehmung ist demnach durch ein unmittelbares Mensch–Welt-Verhältnis charakterisiert. Grundsätzlich muss zwar alle menschliche Wahrnehmung als vermittelt gelten, insofern Zugänge zur Welt immer auf Interpretationen beruhen. Angesprochen ist hier aber eine Vermittlung, die nicht durch Artefakte erfolgt (vgl. Verbeek 2005). Vermittelte Wahrnehmung ist dagegen durch ein Mensch-Technik–Welt-Verhältnis charakterisiert. Vermittelte Mensch-Technik-Beziehungen beinhalten nach Ihde eine (a) »embodiment relation« und eine (b) »hermeneutic relation« – ein Ansatz, der später durch Verbeek (2008) erweitert wird.

(i)   Embodiment Relation (einschließlich Cyborg Relation)

Das Spezifikum einer »embodiment relation« besteht darin, dass Menschen die Welt durch Artefakte erfahren, die die menschliche Wahrnehmung unterstützten oder ggf. auch erweitern oder verändern, ohne dabei jedoch vom Menschen als Artefakt wahrgenommen zu werden. Das Artefakt bleibt dem Akt der Wahrnehmung selbst verborgen, fungiert lediglich als Vermittler und wird vom Anwender quasi »einverleibt« (»embodiment«). Als typisches Beispiel für eine »embodiment relation« gilt die Unterstützung der menschlichen Wahrnehmung durch Brillen. Brillen beeinflussen die optische Wahrnehmung der Umgebung, aber kein Brillenträger würde behaupten, dass er auf die Brille schaut, die anschließend auf die Welt gerichtet wird. Brillenträger schauen durch ihre Brille auf die Welt. Die Mensch-Technik-Welt-Beziehung im Sinne der »embodiment relation« kann wie folgt veranschaulicht werden:

$$\text{embodiment relation} = (\text{Mensch-Technik}) \rightarrow \text{Welt}$$

Verbeek (2008) argumentiert, dass das Konzept der »embodiment relation« zu erweitern ist, um die Mensch-Technik-Beziehung vor dem Hintergrund der jüngsten technologischen Entwicklungen angemessen abzubilden. Technik wird heute durch Implantate buchstäblich inkorporiert. Die dadurch entstehende Verbindung bezeichnet Verbeek als »cyborg relation«. Vermittelnde Mensch-Technik-Welt Beziehungen im Sinne der »cyborg relation« sind nicht nur dadurch charakterisiert, dass sich die Technik der Wahrnehmung des Menschen entzieht, sondern dass sie sich darüber hinaus mit dem Menschen verbindet. Mit Blick auf die optische Wahrnehmung ist hier z. B. an Retina-Implantate zu denken, die, anders als herkömmliche Brillen, nicht einfach abgenommen werden können, sondern mit dem menschlichen Körper verschmelzen. Die

Mensch-Technik-Welt-Beziehung im Sinne der »cyborg relation« kann wie folgt veranschaulicht werden:

cyborg relation: (Mensch / Technik) → Welt

(ii)   Hermeneutic Relation (einschließlich Composite-Relation)
Mit Ihde (1990) ist die Mensch-Technik-Beziehung weiterhin als »hermeneutic relation« zu charakterisieren. Wie im Falle einer »embodiment relation« erleben Menschen die Welt durch ein Artefakt. Im Unterschied zur »embodiment relation« entzieht sich das Artefakt jedoch nicht der Erfahrung des Menschen, sondern bietet ihm eine Darstellung der Welt an. Diese Darstellung muss vom Menschen interpretiert werden, um einen Sinn in dem, was er sieht, zu gewinnen. Nur durch diese Auslegung wird Menschen ein Zugang zur Welt ermöglicht, weshalb hier auch von einer »hermeneutic relation« gesprochen wird. Als bekanntes Beispiel dient das Thermometer. Es zeigt eine bestimmte Temperatur in der Welt an. Aber ohne Interpretationleistung des Menschen hat diese Anzeige keine Bedeutung. Durch Auslegung der Anzeige hat der Nutzer Zugang zu Zuständen einer Welt, die er in einer unmittelbaren Art und Weise nicht wahrnehmen kann. Diese Beziehung kann wie folgt veranschaulicht werden:

hermeneutic relation: Mensch → (Technologie-Welt)

Auch dieser Ansatz wird von Verbeek (2008) erweitert, da ihm die Annahme einer »hermeneutic relation« (im oben skizzierten Sinne) zu sehr auf die Interpretationsleistungen des Menschen fokussiert. Mit dem Ansatz der »composite relation« argumentiert Verbeek in Perspektive einer *technologischen Intentionalität*. Der phänomenologischen Tradition zufolge bedeutet Intentionalität Gerichtetheit. Eine solche Gerichtetheit, so Verbeek, kann nicht nur beim Menschen, sondern auch bei Technologien gefunden werden. In Situationen, in denen Menschen zu einem Artefakt greifen, das wiederum auf die Außenwelt gerichtet ist, können zwei Arten von Intentionalität gefunden werden (daher der Begriff »composite«). Im Falle des Thermometers geht es z.B. nicht nur um die menschliche Gerichtetheit auf das Thermometer, sondern auch um die Gerichtetheit des Thermometers an sich, welches die lokalen physikalischen Bedingungen darstellt. Die Beziehung kann wie folgt veranschaulicht werden:

composite relation: Mensch → (Technologie → Welt)

Zusätzlich zu den oben charakterisierten vielfältigen Beziehungen beschreibt Ihde (1990) Wege, auf denen Technologien unsere Wahrnehmung beeinflussen, ohne die Funktion eines Vermittlers einzunehmen. Dabei handelt es sich um eine (c) »alterity relation« und eine (d) »background relation«.

(iii)   Alterity Relation

In einer alterity relation wird nicht durch die Technologie agiert, sondern mit ihr. Es handelt sich hier nicht um eine Wahrnehmungsveränderung, sondern um eine Auseinandersetzung mit den Artefakten selbst. Menschen interagieren mit Technologien, die in diesem Zusammenhang als quasi-Andere beschrieben werden können – daher der Begriff *alterity*. Ein gängiges Beispiel bildet der Fahrkartenautomat. Fahrkartenautomaten interagieren mit Menschen. Sie tauschen Geld gegen Tickets, sie beantworten Fragen und geben Auskunft. Verbeek (2005, S. 127) weist darauf hin, das die Idee des quasi-Anderen oft sehr weit geht: »[h]umans often approach the technologies that they encounter in anthropomorphic ways: they project human properties onto artifacts (…), or entertain certain feelings for them (…). But a technology is never a genuine other«. Die Beziehung kann wie folgt veranschaulicht werden:

alterity relation: Mensch → Technologie (-Welt)

(iiii)   Background Relation

Das Set an Objekt-Beziehungen wird durch die »background relation« vervollständigt. Hier sind Technologien weiter entfernt vom Menschen. Weder wird die Welt durch Technologien wahrgenommen noch interagieren Menschen mit der Technologie. »[I]nstead, technologies shape the context of our experience in a way that is not consciously experienced« (Verbeek, 2005) – daher der Begriff background. Als Beispiel aus dem Alltagsleben mag das technische Artefakt Kühlschrank dienen. Die meiste Zeit des Tages wird ein Kühlschrank nicht direkt genutzt, oder besser: es findet keine Interaktion mit dem Kühlschrank statt. Wenn er nicht gerade geöffnet wird oder seine Funktion beeinträchtigt ist, rückt er in den Hintergrund, beeinflusst dabei aber doch auch menschliche Wahrnehmungen und Handlungen (z.B. in Bezug auf die Planung der Nahrungsaufnahme) durch die Tatsache, dass er Vorräte bereithält, die ohne einen Kühlschrank nicht im Haus gelagert werden könnten.

Die Beziehung kann wie folgt veranschaulicht werden:

background relation: Mensch (-technology/world)

(b)   Macroperception

Mit Ihde (1990) ist die Erfahrung unserer Objektwelt sowohl das Ergebnis der Körperwahrnehmung (microperception) als auch eingebettet in einen kulturell bestimmten interpretatorischen Kontext der Erfahrung (macroperception):

»There is no microperception (…) without its location within a field of macroperception and no macroperception without its microperceptual foci. The relation between micro- and macroperception is not one of derivation; rather, it is more like that of figure-to-ground in that microperception occurs within it hermeneutic-cultural context; but all such contexts find their fulfilment only within the range of microperceptual possibility.« (Ihde 1990, S. 29)

Vermittelte Wahrnehmungen, Interaktion mit Technologien, die im Hintergrund funktionieren, sind also beeinflusst durch ihre sinnstiftende Umgebung. Im Einklang mit dieser *relationalen postphänomenologischen Grundannahme* kann *macroperception* also weder als Einfluss auf die Menschen noch als Einfluss auf die Technik beschrieben werden, sondern als Umgebung in der sich *human-technology relations* ihren Raum suchen und sich dort manifestieren.

Als Teil der Welt haben Technologien natürlich auch einen Einfluss auf den macroperzeptuellen Kontext. Ihde's Überlegungen zum Einfluss von Technologien unterscheiden sich jedoch erheblich von früheren Philosophien der Technik. Nach seiner Vorstellung sind Technologien weder sozial bestimmend noch neutral – zwei Theoreme, die in der Technikphilosophie (und in der Alltagskultur) noch immer weit verbreitet sind. Stattdessen, so argumentiert Ihde, sind Technologien multistabil und kulturell geladen. Technische Artefakt stabilisieren sich demnach in unterschiedlichen Kontexten auf unterschiedliche Arten und vermitteln damit Wahrnehmung und Handlung auf unterschiedliche Weise. Ein konkretes Artefakt kann in unterschiedlichen Kontexten eingesetzt werden und bringt unterschiedliche, also lediglich innerkontextuell stabile, Vermittlungsarten hervor. Technologien erwerben Stabilität nur durch ihre Interaktion mit den Menschen. Dies gilt auch auf kultureller Ebene. Ihde's Interpretation der Multistabilität von Technologien führt zu zwei Schlussfolgerungen: (1) Technologien können verschiedene Bedeutungen in Abhängigkeit von verschiedenen kulturellen Hintergründen erwerben; (2) es können unterschiedliche technologische Lösungen gefunden werden, um die gleichen Probleme zu lösen. Im Sinne der relationalen Ontologie können Technologien auch nach ihrer Materialisierung sozial beeinflusst werden, andererseits werden Technologien durch ihre Gerichtetheit immer auch ihre kulturelle Umgebung verändern.

Soziale Reflexivität moderner Technologien

Entgegen postphänomenologischen Annahmen einer sozialen Indifferenz von Technik wird in der jüngeren Soziologie vermehrt der Tatsache Rechnung getragen, dass sich moderne Gesellschaften durch Technik verändern. Dies ist auch so zu verstehen, dass sich Gesellschaften mehr und mehr vorausschauend auf für sie bedrohliche technische Entwicklungen einstellen und diese zu beeinflussen versuchen. Nordmann (2008, S. 115) spricht in dieser Hinsicht von

einem »Reflexivwerden der Technik«. Diesem relativ neuen Befund gingen so-
ziologische Analysen einer durch gravierende, auch technologiegetriebene
Veränderungen sich herauskristallisierenden »Risikogesellschaft« (Beck 1986)
voraus. Dabei mehrten sich Besorgnisse, dass im Zeitalter technologischer
Großgefahren »die industriegesellschaftliche Antwort auf die Risikogesellschaft
[..] die Intensivierung der Technokratie [ist]«, und zwar mit Tendenzen zu einer
»autoritären Technokratie« (Beck 1988, S. 268). Sicherheit vor technisch induzierten Gefahren vermag aber Technik nicht zu garantieren, sondern – so lautete
die Forderung Becks (1988, S. 260) – »nur die Technik *im Zusammenspiel mit
gesellschaftlichen Institutionen und Regeln,* die die gesellschaftlich erzeugten
Gefahren gesellschaftlicher Vorsorge und Mitbestimmung öffnen und zufüh-
ren.«

Seither scheint sich ein, letztlich durch sozialwissenschaftliche Analysen in-
spirierter, Bedeutungswandel von »Technologie« abzuzeichnen. So konstatiert
Nordmann (2008, S. 120 f.), dass Phänomene einer »Technologisierung der
Technik« das Resultat moderner Wissensgesellschaften seien, in denen qua
wissenschaftlicher Analyse gewisse Gesetzmäßigkeiten (*logos*) technischer
Entwicklungen erschlossen und auf diesem Wege auch Prognosen der zu erwartenden Technikentwicklung mit daraus ableitbaren Folgen möglich würden.
Von wissenschaftssoziologisch entscheidender Bedeutung ist dabei, dass sich
dieses wissenschaftlich-analytische Potential auch auf Lebensformen und Selbstverständnis gesellschaftlicher Akteure auswirkt. Damit deuten sich Züge einer
»reflexiven Moderne« (Beck et al. 2003) an, die sich als zunehmende Selbstre-
flexivität fortgeschrittener Gesellschaften hinsichtlich technischer Folgepro-
bleme charakterisieren lässt.

3.3   Zwischenbetrachtung techniktheoretischer Bestimmungen

In der technikphilosophischen Diskussion lassen sich unterschiedliche Zugänge
zur Technik finden in Abhängigkeit von unterschiedlichen definitorischen
Festlegungen (z. B. Gegenstände oder Artefakte vs. Verfahrensweisen). Zunehmend wird Technik auch als Mediator im Hinblick auf die Wahrnehmung und
Interpretation von Weltzuständen verstanden. So rücken ältere Techniktheorien
auf der Grundlage anthropologischer Annahmen stärker kompensatorische bzw.
verhaltensstabilisierende Aspekte in den Vordergrund. Auch sind sie analytisch
stärker auf einen homologen Zusammenhang von gesellschaftlicher und technischer Rationalisierung mit entsprechenden Bewusstseinsstrukturen ausgerichtet. Perspektivisch scheint dagegen in den letzten Jahrzehnten das analytische Interesse bspw. an bestimmten Artefakten innewohnenden Konstruktionsprinzipien, die sich je nach gesellschaftlichen Bedürfnissen wandeln können,

sowie an technischen Gesetzmäßigkeiten zuzunehmen. Die in älteren Technik-philosophien nicht selten anzutreffenden kulturkritischen Impulse sind gegenwärtig vor allem einer soziologisch informierten Technikfolgenabschätzung in kritischer Absicht gewichen. Von pflegewissenschaftlichem Interesse dürften auch klassifikatorische Unterscheidungen technischer Verfahrensweisen sein, etwa die zwischen technischen Feingriffen auf der einen und gewaltsamen Eingriffen auf der anderen Seite. Schließlich sind die gegenwärtig stärker an Fragen der technologischen Vermittlung unserer Welterschließung in Abhängigkeit von unterschiedlichen kulturellen Umwelten und Deutungssystemen ausgerichteten Theorien von Bedeutung.

Es wird sich zeigen, dass die innerhalb der Pflegewissenschaft geführte Diskussion um die Implementierung neuer Technologien in teils sehr heterogene Bereiche beruflichen Handelns und ihre Bewertung auf verschiedene der vorstehend genannten techniktheoretischen Traditionen und Facetten bezogen ist, allerdings zumeist nur implizit, ohne diese ausdrücklich zu benennen. So spielen in der Tat technisch induzierte Wahrnehmungsveränderung, die nicht allein Fragen der Authentizität und Personalität, sondern auch der Bedeutung von Emotionalität in technisch hochgradig versachlichten Handlungsszenarien berühren, eine bedeutende Rolle. Auch werden wir in der auf technische Innovationen bezogenen pflegewissenschaftlichen Diskussion Probleme wie die nicht nur zunehmender Standardisierung, sondern auch Überwachung finden, die ebenso von ethischer Relevanz sind. Schließlich werden wir sehen, dass auch in der Pflegewissenschaft mit Blick auf das Selbstverständnis beruflicher Akteure die prägenden Wirkungen neuer Technologien, insbesondere automatisierter Assistenzsysteme, unter dem Aspekt neuer, möglicherweise einseitig geförderter Denkformen bzw. Denkstile mit Trends der Ausweitung einer schon jetzt zu verzeichnenden Aufspaltung von Pflegekulturen zur Kenntnis genommen und kritisch diskutiert werden.

Vor dem Hintergrund der heterogenen Perspektiven auf das Phänomen Technik ist es ratsam, eine Arbeitsdefinition zur weiteren Verhandlung von Autonomen Assistenzsystemen in der Pflege vorzuhalten: Zu diesen zählen wir all jene über rein sensortechnische Ansätze hinausgehende technische Phänomene, die entsprechend dem *sense-think-act-Prinzip* in der Weise ausgestattet sind, dass autonom bzw. automatisiert, also ohne direkte menschliche Steuerung, (z. B. sensorgestützte) Wahrnehmung in physische Aktion überführt werden kann.

4. Autonome Systeme in der Pflege

4.1 Stand der Entwicklung und Diskussion

Um einen Überblick zum Entwicklungs- und Diskussionsstand zu Autonomen Systemen in der Pflege zu erhalten, wurde eine systematische internationale Literaturreche über einschlägige pflegewissenschaftliche Datenbanken vorgenommen (CINAHL, Pubmed/Medline, Cochrane), die um eine manuelle internetgestütze Suche ergänzt wurde (Recherchezeitraum: Juni 2016).

Gesucht wurde nach Primärstudien sowie nach systematischen Übersichtsarbeiten (Reviews). Für die Literaturrecherche wurde ein Publikationszeitraum nicht eingegrenzt, da Veröffentlichungen zunächst über die gesamte verfügbare Zeitspanne abgebildet werden sollten. Eingeschlossen wurden englischsprachige und deutschsprachige Publikationen, die sich mit der Thematik, ›Autonome Systeme in der Pflege‹ bzw. ›Roboter in der Pflege‹ auseinandersetzen. Ausgeschlossen wurden Autonome Systeme, die explizit im medizinischen Handlungskontexten verortet sind (z.B. Systme zur Unterstützung bzw. zur Durchführung von chirurgischen Eingriffen).

Der thematische Fokus wurde für die angestellte Recherche in begriffliche Teilkomponenten zerlegt (vgl. Kleibel/Mayer 2005):*robot*, Robotics and nursing, *Robot* and care, *Robot systems* and care, Robotic systems and care*, *Human robot*, *humanoid*, *humanoid robot*, *Roboter* and *nurse*, *robotic systems* and nursing, *robot* and *care* and *technology*, Service robots, Emotional robots, *autonome robotic*.

Die verwendeten Suchbegriffe wurden zunächst als Einzelbegriffe, teilweise mit Trunkierungen versehen, in die Advanced Search Masken der genutzten Datenbanken eingegeben. Zur Modellierung bearbeitbarer Trefferzahlen wurden im Anschluss, unter Verwendung der Bool'schen Operatoren, Suchwortkombinationen gebildet. Als bearbeitbare Größe wurden (mit einer Ausnahme) maximal 500 Treffer zu einem Suchbegriff festgelegt.

Die generierten Treffer wurden auf Basis von Titel und Abstract gesichtet. Die auf dieser Basis eingeschlossenen Publikationen wurden in das Literaturverwaltungsprogramm *Citavi5* exportiert und in einem nächsten Schritt als Volltext zugänglich gemacht und gesichtet. Volltexte wurden über die Datenbanken sowie über das Landesbibliothekszentrum Rheinland Pfalz, über die allgemeine Suchmaschine Google und die spezielle Suchmaschine Google Scholar identifiziert. Datensätze, zu denen keine Volltexte generiert werden konnten (z. B. durch fehlende Listung eines Fachjournals in den Bibliothekskatalogen), wurden ausgeschlossen, da eine Beurteilung der Publikation nur begrenzt möglich wäre.

Gesondert analysiert wurden all jene Publikationen, die den Fokus auf Autonome Systeme in der Neurorehabilitation richten. Die neurologische Rehabilitation wird disziplinär national wie international dem Bereich der Physiotherapie zugeordnet, ist dabei aber nicht immer trennscharf von Aspekten der Pflegearbeit abzugrenzen. Publikationen zu dieser Thematik wurden daher in die Recherche eingeschlossen, jedoch lediglich entlang der jeweiligen Abstracts ausgewertet (die detaillierten Ergebnisse der systematischen Recherche können dem Suchprotokoll in Anhang 1 entnommen werden).

Ausgehend von den Ergebnissen der systematischen Recherche und der These, dass neben öffentlichen Publikationen weitere Quellen bzw. Informationen zu Autonomen Systemen in der Pflege in Deutschland verfügbar sind, erfolgte im Juli 2016 eine manuelle Internetrecherche, die das Expertenwissen im Gutachterteam sowie das »Schneeballsystem« zur Identifikation weiterer einschlägiger Informationen nutzte.

Auf der Basis dieser Informationen wird im Folgenden einerseits eine Projektübersicht zu Autonomen Systemen in der Pflege (s. Kap. 4.1.1) und andererseits der Diskussionsstand um Systeme dieser Art (s. Kap. 4.1.2) vorgestellt.

4.1.01 Projektübersicht zu Autonomen Systemen in der Pflege

Insgesamt konnten für den deutschsprachigen Raum 26 Projekte bzw. Projektverbünde im Umfeld der Entwicklung und Erprobung von Autonomen Systemen in der Pflege identifiziert werden. Diese Projekte werden im Folgenden entlang der Faktoren ›Projekttitel/Akronym‹, ›Projektkoordinator‹, ›Kurzbeschreibung des Projektes bzw. der Projektziel(e)‹, ›Internetpräsenz bzw. Link zu Projektinformationen‹ (sofern verfügbar), ›Laufzeit‹ und ggf. ›Angaben zu Förderinstitutionen‹ skizziert. Die Informationssammlung zu den Projekten erfolgte über digital verfügbare Kurzbeschreibungen und entsprechende Internetpräsenzen. Die Kurzbeschreibungen zu den Projekten wurden in der Regel unverändert übernommen.

Titel	Projektkoordination	
ALIAS	Adaptable Ambient Living Assistant	Fraunhofer-Institut für Digitale Medientechnologie IDMT
Gegenstand: Ziel des Projekts »ALIAS« ist die Entwicklung eines sprachgesteuerten, mobilen Robotersystems, das ältere Menschen in der alltäglichen Kommunikation unterstützt. Dabei soll der Roboter keine zwischenmenschlichen Kontakte ersetzen, sondern dem Nutzer durch moderne Telekommunikationstechnologie helfen, existierende Kontakte zu pflegen und zu erweitern.		
Internetauftritt	*Laufzeit*	*Fördergeber*
http://www.aal-alias.eu/content/contact	07.2010–07.2013	BMBF

Titel	Projektkoordination	
AuRoRoll	Kamerabasiertes Sensormodul zur visuellen Navigation eines autonomen Elektrorollstuhls	AED Engineering GmbH
Gegenstand: Das neuartige Sensormodul für Elektrorollstühle soll die Mobilität von Schwerbehinderten verbessern. Im Projekt AuRoRoll sollen geeignete Konzepte, Verfahren und Algorithmen entwickelt werden, mit deren Hilfe ein Rollstuhl automatisch Kollisionen vermeiden, Hindernissen ausweichen und vordefinierte Wege (z. B. vom Schlafzimmer in die Küche oder von der Wohnung in den Supermarkt) zurücklegen kann. Der Rollstuhl wird dank kamerabasierter Sensoren in der Lage sein, seine Umgebung zu kartieren, zu analysieren, automatisch geeignete Pfade zu berechnen und kollisionsfrei abzufahren. Der AuRoRoll-Sensor besteht aus mehreren Bildsensoren und hochspezialisierter Hardware, die die Bilddaten in Echtzeit verarbeitet, automatisch eine Umgebungs- und Hinderniskarte erzeugt, geeignete Pfade berechnet und die entsprechenden Steuerbefehle für Elektrorollstühle verschiedener Hersteller generiert. Die effizienten Verfahren zur Umgebungserkennung und Kartierung haben ein großes Potenzial – nicht nur für die Rollstuhlrobotik, sondern auch in schnell wachsenden Branchen wie der Automobilindustrie und der Luftfahrt.		
Internetauftritt	*Laufzeit*	*Fördergeber*
http://www.technik-zum-menschen-bringen.de/projekte/auroroll	04.2014–03.2017	BMBF

Titel		Projektkoordination
CareJack	Oberkörperorthese zur Entlastung des Pflegepersonals bei körperlich belastenden Pflegeabläufen	O.T.W.-Orthopädietechnik Winkler, Minden

Gegenstand: Entwicklung einer Orthese – ähnlich einer Weste, die den Oberkörper einer Pflegekraft stabilisieren und die Ausübung körperlich stark belastender Tätigkeiten (z. B. Heben oder Drehen eines Patienten) mittels gezielter Kraftunterstützung erleichtern. Auch können im Rahmen von Aus- und Weiterbildungsmaßnahmen typische Bewegungsabläufe mit Hilfe der Orthese, welche die gezielte Bewegungsführung steuert, optimal erlernt und so körperliche Belastungen vermieden oder zumindest verringert werden. Durch ausgiebige Anwendungstests wird sichergestellt, dass das zu entwickelnde System die Pflegekraft optimal unterstützt und dabei Aspekte wie zum Beispiel der Tragekomfort Berücksichtigung finden.

Internetauftritt	Laufzeit	Fördergeber
http://www.mtidw.de/ueberblick-bekanntmachungen/assistierte-pflege-von-morgen/carejack	10.2012–12.2015	BMBF

Titel	Projektkoordination
Care-o-bot 4	Fraunhofer-Institut für Produktionstechnik und Automatisierung IPA

Gegenstand: Care-O-bot® ist die Produktvision eines mobilen Roboterassistenten zur aktiven Unterstützung des Menschen im häuslichen Umfeld. Die inzwischen vierte Generation dieser erfolgreichen Entwicklungsserie ist agiler und modularer als sein Vorgänger und bietet vielfältige Interaktionsmöglichkeiten. Zudem zeichnet sich der Roboter durch den Einsatz kostendämpfender Konstruktionsprinzipien aus. So besteht ein Großteil des inneren Aufbaus aus Blechfaltkonstruktionen, die bereits bei geringen Stückzahlen kostengünstig zu fertigen sind. Die erhöhte Agilität und Expressivität von Care-O-bot 4 ist den patentierten Kugelgelenken für den Kopf- und Hüftbereich zu verdanken. Sie erhöhen den Arbeitsbereich des Roboters und ermöglichen eine 360-GradDrehung von Kopf und Torso.
Auf Basis seines modularen Systemkonzepts ist Care-O-bot 4 vielseitig einsetzbar. Der Roboter kann mit einem, mit zwei oder auch ohne Arme ausgestattet werden. Die patentierten Kugelgelenke in Torso und Kopf sind optional – je nach erforderlicher Beweglichkeit. Geht es um das Servieren von Getränken, könnte man auch eine Hand durch ein Tablett ersetzen. Es ist sogar möglich, nur die mobile Basis als Servierwagen zu nutzen. Je nach Konfiguration lässt sich eine individuelle Roboterplattform für unterschiedlichste Anwendungen aufbauen: Als mobiler Informationskiosk im Museum, Baumarkt oder Flughafen, für Hol- und Bringedienste in Heimen oder Büros, für Sicherheitsanwendungen oder als Museumsroboter zur Attraktion – stets ist der Care-O-bot 4 ein sicherer und nützlicher Helfer des Menschen.
Soziale Umgangsformen, das haben Untersuchungen gezeigt, sind unabdingbar für die Akzeptanz interaktiver Serviceroboter. Wie schon beim Vorgänger wurden deshalb im Entwicklungsprozess soziale Rollenbilder als Leitvision für die Entwicklung von Design und Funktionalität verwendet. Care-O-bot 4 ist in der Lage, je nach Situation mehrere

(Fortsetzung)

Stimmungen über sein im Kopf integriertes Display anzuzeigen. Während das Vorgängermodell als zurückhaltender, eher distanzierter Butler konzipiert war, ist sein Nachfolger so zuvorkommend, freundlich und sympathisch wie ein Gentleman.

Internetauftritt	*Laufzeit*	*Fördergeber*
http://www.care-o-bot.de/de/care-o-bot-4.html	Keine Angaben	Keine Angaben

Titel		*Projektkoordination*
EFFIROB	Wirtschaftlichkeitsanalysen neuartiger Servicerobotik-Anwendungen und ihre Bedeutung für die Robotik-Entwicklung	Fraunhofer-Institut für Produktionstechnik und Automatisierung IPA

Gegenstand: Ziel der EFFIROB-Studie war es neuartige Servicerobotik-Anwendungen zu entwickeln und deren technisch-wirtschaftliche Bedeutung für die Robotik anhand konkreter Anwendungsszenarien zu analysieren. Daraus sollte der Forschungs- und Entwicklungsbedarf zur Verbesserung von Kosten-Nutzen-Relationen in Bezug auf Schlüsseltechnologien sowie Komponenten und Systementwicklungsprozessen abgeleitet werden.

Internetauftritt	*Laufzeit*	*Fördergeber*
http://www.ipa.fraunhofer.de/effirob.html	12.2009–11.2010	BMBF

Titel		*Projektkoordination*
EmoRobot	Emotionen stimulierende Assistenzroboter in der Pflege und Betreuung dementiell erkrankter Menschen in der stationären Langzeitpflege	Hochschule Fulda

Gegenstand: Mit dem Projekt sollen zum einen Aussagen zur (potenziellen) Eignung von (robotischen) Assistenzsystemen – virtuell oder körperlich – in Bezug auf den Erhalt, respektive die (Wieder-)Herstellung und Förderung von Wohlbefinden, Selbstständigkeit, Selbstbestimmtheit und das Sicherheitsempfinden von Personen mit Demenz getroffen werden. Zum anderen soll empirisch untersucht werden, welche Anforderungsprofile für robotische Assistenzsysteme abgeleitet werden können.

Internetauftritt	*Laufzeit*	*Fördergeber*
http://emorobot.inf.h-brs.de	06.2013–05.2016	BMBF

Titel		Projektkoordination
ERimAlter	Chronische Krankheit, Funktionserhalt und Funktionsverluste im Alter – Soziale und emotionale Ansprache durch Technik – Emotionale und soziale Robotik im Alter	Goethe-Universität und Fachhochschule Frankfurt

Gegenstand: Die zentrale Funktion von sozialen oder emotionalen Robotern ist, Interaktionen anzuregen, aufrecht zu erhalten und den sozial-interaktiven sowie emotionalen Bedürfnissen eines Menschen entgegen zu kommen. In diesem wissenschaftlichen Vorprojekt wird der Frage nachgegangen, bei welchen chronischen Krankheitsbildern, das heißt, bei welchen Funktionsverlusten bzw. für welchen Funktionserhalt emotionale und soziale Robotik eingesetzt werden kann, welche Voraussetzungen dafür gegeben sein müssen und wie Roboter-Artefakte für spezifische Zielgruppen optimiert werden können. Ebenso werden die erforderlichen Rahmenbedingungen für den Einsatz untersucht.

Internetauftritt	Laufzeit	Fördergeber
https://www.uni-frankfurt.de/53969262/ERimAlter	10.2013–09.2014	BMBF

Titel	Projektkoordination
Humanoid Robots: Learning and Cooperating Multimodal Robots (SFB 588)	Karlsruhe Institute of Technology (KIT)

Gegenstand: Der humanoide Roboter ARMAR wurde im Sonderforschungsbereich 588: Humanoid Robots – Learning and Cooperating Multimodal Robots (SFB 588) entwickelt. Im Jahr 2000 wurde die erste Version von ARMAR gebaut, der 25 mechanische Freiheitsgrade (DoFs) besitzt. Der Roboter besteht aus einer autonomen mobilen Plattform, einem Torso mit 4 DoFs, zwei anthropomorphe Arme mit jeweils 7 DoFs, zwei einfachen Greifern und einem Kopf mit 3 DoFs.
Die zweite Version von ARMAR entstand 2002 und trug den Namen ARMAR-II. Dieser Roboter besteht ebenfalls aus einer autonomen Plattform, einem Torso mit 4 DoFs, zwei Armen mit 7 DoFs und einer Länge von 65 cm bestückt mit einfachen Greifern sowie einem Kopf mit einem Stereokamerasystem. Der anthropomorphe Torso des Roboters ist auf einer mobilen Plattform montiert und unterstützt eine Rotation von 330 Grad. Überdies ist der Roboter in der Lage sich vor-, seitwärts- und zurück zu beugen. Da der Roboter in enger Kooperation mit dem Menschen atrbeiten soll, wurden die Arme dem menschlichen Vorbild nachempfunden.
Bei der Planung von ARMAR-IIIa im Jahr 2006 stand die Nachempfindung der sensorischen und sensormotorischen Fähigkeiten des Menschen im Vordergrund. Der Roboter sollte in der Lage sein in einem gewöhnlichen Haushalt zu agieren und dem Menschen bei seiner alltäglichen Arbeit zu unterstützen. ARMAR-IIIa hat 43 DoFs und ist ausgestattet mit Poisitions-, Geschwindigkeits- und Kraftsensoren. Der Oberkörper

(Fortsetzung)

wurde modular konstruiert und orientiert sich von seinen Ausmaßen an einer durchschnittlichen Person. Zur Forbewegung dient eine holomische, mobile Plattform. Zwei Jahre später wurde der leicht verbesserte humanoide Roboter ARMAR-IIIb gebaut. Der Karlsruher Kopf wurde durchgehend in ARMAR-IIIa und -IIIb verwendet. Dieser besitzt zwei Kameras pro Auge, damit der Roboter für Weit- und Nahsicht. Des Weiteren besitzt der Kopf 7 DoFs (4 DoFs im Nacken und 3 DoFs für die Augen), 6 Mikrophone und einen 6D Intertiualsensor. In Europa sind bereits 10 Köpfe an verscheidenen Forschungseinrichtungen im Betrieb.

Internetauftritt	*Laufzeit*	*Fördergeber*
https://his.anthropomatik. kit.edu/241.php	07.2001-- 06.2012	Deutsche Forschungsgemeinschaft (DFG)

Titel	*Projektkoordination*
I-Support	ROBOTNIK Automation SLL, Spanien
Gegenstand: Ziel von I-SUPPORT ist es ein robotisches Duschsystem zu entwickeln, das es älteren Menschen ermöglicht, sicher und unabhängig zuhause und in stationären Pflegeeinrichtungen zu duschen und damit länger Selbstständigkeit zu erhalten.	

Internetauftritt	*Laufzeit*	*Fördergeber*
www.i-support-project.eu	03.2015–03.2018	EU

Titel		*Projektkoordination*
MAID	Mobilitätsassistent zur Unterstützung bewegungseingeschränk- ter Personen	KUKA Laboratories GmbH
Gegenstand: Die Verbundpartner des Projekts MAID arbeiten an der Entwicklung eines Mobilitätsassistenten, der bewegungseingeschränkte Menschen bei alltäglichen Bewegungen unterstützt. Das System baut auf der Grundidee eines Rollators auf und soll über aktive und benutzeradaptive Komponenten verfügen. Mittels Umfeldsensorik können zudem Position und Gefahren erkannt werden. Darüber hinaus sind physiologische Vital-Sensoriken in die Griffe des Assistenten integriert, die zum Beispiel die Messung von Kreislaufparametern erlauben. Für die Interaktion der Nutzerinnen und Nutzer mit dem System (z. B. zur Vermittlung von Fahrbefehlen) ist eine multimodale Mensch-Technik-Schnittstelle geplant, die Eingaben via Sprache als auch über Gesten erlaubt. Über eine haptische Steuerung soll die Nutzung auch für Menschen mit erheblichen Einschränkungen ermöglicht werden. Durch die Bereitstellung offener Standard-Schnittstellen werden Softwareerweiterungen erleichtert – zum Beispiel für zusätzliche Trainingsprogramme. Durch die Erfassung von Informationen über den mentalen und physischen Zustand der Nutzerinnen und Nutzer sowie die unmittelbare Umgebung und entsprechender Adaption der Assistenzfunktionen, entsteht ein System, das den Grad an Unterstützung optimal an den aktuellen Bedarf der Nutzerin oder des Nutzers anpasst. Damit geht die		

(Fortsetzung)

angestrebte Lösung weit über die Leistungseigenschaften bisheriger Mobilitätsassistenten hinaus.		
Internetauftritt	*Laufzeit*	*Fördergeber*
http://maid-projekt.de/projekt	04.2014–09.2015	BMBF

Titel		*Projektkoordination*
MOBOT	Intelligent Active MObility Assistance RoBOT integrating Multimodal Sensory Processing, Proactive Autonomy and Adaptive Interaction	University of the West of England, Bristol (UWE), Bristol Robotics Laboratory
Gegenstand: Mobilitätsbehinderungen sind häufig in einer alternden Gesellschaft und bedrohen die Selbstständigkeit und Lebensqualität älterer Menschen. Das MOBOT Projekt hat die Entwicklung eines intelligenten mobilitätsunterstützenden Roboters zum Ziel, welcher eine nutzerzentrierte, Kontextadaptive Unterstützung gewährt. Entwicklungsziele ergeben sich aus einem autonomen, kontextspezifischen Monitoring menschlicher Aktivitäten und der Analyse menschlichen Verhaltens. Durch multisensorische Analyse von Gang und posturaler Kontrolle wird eine adaptive Compliance-Kontrolle und Sturzprävention ermöglicht. Technischer Schwerpunkt liegt in der Weiterentwicklung von Computer- Vision- Techniken, die sowohl Sensor Range- Imaging und haptische Informationen, als auch command-level Sprach- und Gestenerkennung umfassen.		
Internetauftritt	*Laufzeit*	*Fördergeber*
http://www.mobot-project.eu	2013–2015	EU

Titel		*Projektkoordination*
MOPASS	Mobiles, dem Patienten angepasstes, robotergestütztes Gangrehabilitationssystem	Universität Bremen Institut für Automatisierungstechnik
Gegenstand: Das Ziel des Vorhabens ist die Erforschung und Entwicklung eines mobilen, dem Patienten angepassten, robotergestützten Gangrehabilitationssystems (MOPASS), welches durch die Anpassung an die spezifischen Bedürfnisse und Anforderungen bei der Rehabilitation des Patienten einen optimalen Heilungsprozess ermöglichen wird. Die inhaltliche Ausrichtung konzentriert sich auf innovative technische Hilfen, die die Mobilität und motorischen Fähigkeiten des Gehens unterstützen, trainieren und wiederherstellen. Durch ständige Rückmeldungen wird der Nutzer unterstützt, fehlerhafte Bewegungsmuster durch richtige oder bessere zu ersetzen. Das robotergestützte System wird für verschiedene Gehbehinderungen, die durch neurologische Erkrankungen verursacht werden, sowie für gestaffelte Rehabilitationsphasen ausgelegt sein. Außerdem wird MOPASS an die Körpergröße der		

(Fortsetzung)

Patienten anpassbar sein. Durch den Fokus, die Haupteigenschaft der menschlichen Fortbewegung zu fördern – das dynamische und stabile Gehen – unterscheidet sich die angestrebte Lösung sehr deutlich vom heutigen Stand der Technik bei den bekannten und kommerzialisierten robotergestützten Gangrehabilitationssystemen des Marktes mit stationären Laufbändern. Ein weiterer äußerst wichtiger Aspekt ist der Ausschluss von Stürzen. Immer wieder verzögern Stürze bei den Schrittübungen der Patienten den Genesungsprozess oder verursachen sogar neue, teilweise ernste Verletzungen. In der manuellen Schlaganfallrehabilitation sind etwa 40 % der Geriatrie-Patienten von Stürzen betroffen [Nyberg et al., 1997] die zwar nicht immer Verletzungen nach sich ziehen, aber zumindest doch eine erhebliche Angst der Patienten vor Stürzen verursachen. MOPASS wird das Sturzrisiko beseitigen und somit gegenüber der manuellen Behandlung auch die Selbstsicherheit und Trainingsmotivation der Patienten wesentlich erhöhen. Das Training des dynamischen stabilen Gehens wird als der am besten geeignete Ansatz zur effizienten Gangrehabilitation gesehen. Mobilität bedeutet für die Patienten gesteigerte Lebensqualität und erhöht die Chancen auf einen Wiedereinstieg ins Berufsleben. MOPASS wird das Training des natürlichen Gehens optimieren und Heilungsprozesse effizient vorantreiben. Das System unterstützt den menschlichen Bewegungsablauf, wenn der Patient (oder die Patientin) diese Bewegungen nicht selbstständig durchführen kann und unterstützt den Körperbau wie beim normalen Gehen. Die verloren gegangenen Fähigkeiten können sich durch die Entwicklung des innovativen Robotersystems wiederherstellen lassen. Noch innerhalb der Projektlaufzeit wird das neue Therapiesystem in Rehabilitationseinrichtungen in Betrieb genommen und ausführlich getestet werden. Therapeuten werden den Umgang mit dem Gerät lernen und in Testgruppen mit gesunden Teilnehmern testen. Am Ende des Vorhabens werden auch freiwillige Patienten in unterschiedlichen Rehabilitationsphasen behandelt. Weitergefasstes Ziel ist die Nutzung der Mobilität des Robotersystems, um die Flexibilität der Therapeuten, die den Rehabilitationsprozess steuern, zu erhöhen. Die Gangrehabilitation könnte mit dem neuen Trainingsgerät von den Spezialeinrichtungen in lokale Krankenhäuser und sogar in Hausumgebungen versetzt werden, also näher an die tägliche Umgebung des Patienten. Dieser Punkt wird vor dem Hintergrund eines zunehmenden Anteils äterer Menschen an unserer Gesellschaft umso dringlicher. Bisher existieren noch keine effektiven Therapiesysteme für den Einsatz zu Hause. Der mobile Gangtrainer wird das Üben in Alltagssituationen (in häuslicher und beruflicher Umgebung) erlauben und so einen wesentlichen Motivationsfaktor darstellen.

Internetauftritt	*Laufzeit*	*Fördergeber*
http://www.iat.uni-bremen.de/six cms/detail.php?id=1483	02.2012–02.2015	BMBF

Titel		*Projektkoordination*
MTI-engAge	Sozio-technische Interaktion von Mensch und Roboter im demografischen Wandel	Technische Universität Berlin
Gegenstand: Es wird untersucht, wie die Interaktion zwischen Mensch und Technik durch Sensoren, Aktoren, Algorithmen und haptischer Nah- und visueller Fernwahrnehmung besser gestaltet werden kann. Ziel ist die Erforschung einer		

(Fortsetzung)

menschzentrierten, zuverlässigen Interaktion zwischen Mensch und neuartigem Roboter-Assistenzsystem, das sowohl in der Arbeitswelt, im Kontext der Gesunderhaltung und dem Wohnen zum Einsatz kommen kann. Dies geschieht unter besonderer Berücksichtigung der sozialen und gesellschaftspolitischen Gegebenheiten im demografischen Wandel. In der geplanten Ideenwerkstatt »MTI-FabLab« werden gemeinsam mit Nutzerinnen und Nutzern praxisorientierte Demonstratoren entwickelt und evaluiert.		
Internetauftritt	*Laufzeit*	*Fördergeber*
http://www.mtidw.de/ueberblick-be kanntmachungen/ikf/mti-engage	11.2014–10.2019	BMBF

Titel		*Projektkoordination*
Pilot RCT zur Robbe PARO (kein Projekttitel genannt)	Titel der internationalen Publikation: Exploring the Effect of Companion Robots on Emotional Expression in Older Adults With Dementia	k.A.
Gegenstand: Zur Emotionsrobbe »Paro« wurden international bereits mehrere Untersuchungen durchgeführt. Die Publikation vn Moyle et al. (2013) berichtet von einer internationalen Pilotstudie, die Effekte von Paro in einer Lesegruppe für Menschen mit Demenz vergleicht. Die gemessene Lebensqualität und die gemessene Freude in der Paro-Gruppe verbesserten sich signifikant, was die Autoren schlussfolgern lässt, dass es erste Hinweise auf Paro als sinnvolle Behandlungsoption für Menschen mit Demenz gibt.		
Internetauftritt / Quellenangabe	*Laufzeit*	*Fördergeber*
Moyle et al. (2013)	k.a.	k.A.

Titel		*Projektkoordination*
PowerGrasp	Intelligente Orthese mit elastischen Antrieben für den gesamten Arm	Würth Elektronik GmbH & Co
Gegenstand: Ein Bewegungsassistenzsystem, in Form einer aktiven Orthese mit hohem Tragekomfort für Arm, Hand und Finger, zur Arbeitserleichterung und Mobilität bis ins hohe Alter. Im Ergebnis erleichtert das textilintegrierte, flache und eng am Körper anliegende Bewegungsassistenzsystem anstrengende Arbeiten und ermöglicht die eigenständige Mobilität.		
Internetauftritt	*Laufzeit*	*Fördergeber*
https://www.bmbf.de/pub/Projektga lerie_2015.pdf	2015–2018	BMBF

Titel		Projektkoordination
RECUPERA-Reha	Ganzkörper Exoskelett für die robotische Oberkörper-Assistenz	DFKI GmbH & Universität Bremen Robotics Innovation Center

Gegenstand: Das Projektziel von RECUPERA-Reha ist die Entwicklung eines innovativen und mobilen Ganzkörper-Exoskeletts, sowie eines eigenständigen aktiven Teilsystems zur robotergestützten Rehabilitation von neurologischen Erkrankungen. Das selbsttragende Ganzkörper-Exoskelett soll kinematisch annähernd den gesamten Bewegungsraum des menschlichen Körpers erfassen und energieautark agieren können. Zum Aufbau des Systems werden neue Methoden zur Aktuation, Regelungstechnik und zum Leichtbau erarbeitet. Die mechatronischen Ansätze werden mit einem neuen System zur Online-Auswertung von EEG/EMG-Signalen kombiniert, um eine Einschätzung des Zustandes der bedienenden Person und eine mehrstufige Unterstützung der Regelung des Exoskeletts zu ermöglichen. Bei der Entwicklung des eigenständigen Teilsystems sollen die Neuerungen aus dem Ganzkörper-Exoskelett aufgegriffen und hinsichtlich verschiedener Ansätze der Therapie und Rehabilitation untersucht werden. Die enge Zusammenarbeit mit dem Verbundpartner rehaworks ermöglicht die Evaluierung der medizinischen Anwendbarkeit der projektierten Komponenten und eröffnet neue Perspektiven in der Entwicklung von prototypischen robotischen Rehabilitationsgeräten. Die Bestimmung der Leistungsfähigkeit und der Ergonomie der Systeme wird in einer anschließenden Evaluationsphase ermittelt. Zudem werden Kriterien einer Pilotstudie im Anwendungsszenario Oberkörperrehabilitation erarbeitet.

Internetauftritt	Laufzeit	Fördergeber
http://robotik.dfki-bremen.de/ de/forschung/projekte/recupera-reha.html	09.2014–08.20-17	BMBF

Titel		Projektkoordination
REHATHESE	Orthopädische Rehabilitation der unteren Extremitäten durch aktive Orthesen	CarboFibretec GmbH

Gegenstand: Mit der steigenden Anzahl älterer Menschen ist auch mit mehr Schlaganfällen zu rechnen. Eine häufige Folge: massive körperliche Einschränkungen durch Lähmungen. Das Projekt REHATHESE entwickelt eine »mitlernende« Orthese zur Gangrehabilitation nach Schlaganfällen. Beim Gehen speichert die Orthese Bewegungsenergie, die sie in bestimmten Phasen freigeben kann, um den Gang zu unterstützen. Zudem kann unter Berücksichtigung des Datenschutzes die integrierte Sensorik für das Monitoring genutzt werden. Ziel ist eine Therapie, die die Rehabilitation beschleunigt, sich in den Alltag des Betroffenen integrieren lässt und schnellstmöglich zu einem Leben in gewohntem Umfeld verhilft.

(Fortsetzung)

Internetauftritt	Laufzeit	Fördergeber
http://www.mtidw.de/ueberblick-be kanntmachungen/kmu-innovativ/ projektauswahl-2014/rehathese	2015–2017	BMBF

Titel		Projektkoordination
Robot-Era	Implementation and integration of advanced Robotic systems and intelligent Environments in real scenarios for the ageing population	Scuola Superiore Sant'Anna (SSSA), Pisa, Italy

Gegenstand: The Robot-Era project is conceived as an IP project because of its ambition to design, implement and validate a set of robotic services for »ageing well«, facing fundamental scientific and technological challenges on robotics and ambient intelligence, cognitive-inspired robot learning architectures, elderly user-needs, design for acceptability and legal/insurance regulations and standards for real deployment. The ambition of Robot-Era project is to significantly enhance the performance and acceptability of the current services to a new level of quality. Different already available and commercial robotic systems will be adapted and integrated to cooperate and operate in domestic, condominium and outdoor environments. The level of robotic services will be effectively enhanced thanks to the inclusion of cooperative robots that will be able to contemporarily act in indoor and outdoor environments, and of the AmI infrastructure, fully integrated in domestic and urban contexts that will facilitate the operations of robots, provide effective tools to supervise the various scenarios and ensure safe operations, and connect end-users, service providers and robots. The Robot-Era project aims to implement a fully realistic and real experimental setup in urban and domestic environments and with different kinds of citizens: the elderly users, the service providers, the municipalities, and the caregivers.

Internetauftritt	Laufzeit	Fördergeber
http://www.robot-era.eu/robo tera/index.php?pagina=pagi ne_personalizzate&blocco= 71	01.2012–12.2015	Europäische Kommission

Titel		Projektkoordination
ROREAS	Interaktiver RObotischer REha-ASsistent für das Lauf- und Orientierungstraining von Patienten nach Schlaganfällen	MetraLabs GmbH

Gegenstand: Im Rahmen von ROREAS (Interaktiver RObotischer REha-ASsistent für das Lauf- und Orientierungstraining von Patienten nach Schlaganfällen) soll für ein solches Eigentraining ein robotischer Reha-Assistent zur Anwendung beim Lauf- und Orientierungstraining in der klinischen Schlaganfallnachsorge entwickelt werden. Der robotische Reha-Assistent begleitet stationäre Schlaganfallpatienten bei Laufübungen, um so die Mobilität der Patienten und gleichzeitig auch deren räumliches Orientierungsvermögen zu trainieren. Er beobachtet die Durchführung und dokumentiert das Training in abrechenbarer Weise. Mit diesem robotischen Reha-Assistenten sollen auch die Ängste der Patienten vor einer Selbstüberforderung (»Komme ich sicher wieder zurück?« »Kann ich das?«, »Verlaufe ich mich vielleicht im Gebäude?«) berücksichtigt werden, die auch Hinderungsgründe für ein Eigentraining sind.

Insgesamt erfordert das Vorhaben eine konsistente Integration von robuster autonomer Navigation in realen Umgebungen, leistungsfähiger und alltagstauglicher Mensch-Maschine-Interaktion und intuitiv verständlicher Assistenzfunktionalität mit personalisierten Trainingsprogrammen. Zudem sollen auch die akzeptanzhemmenden und fördernden Faktoren beim Einsatz eines solchen Reha-Assistenten ermittelt, sowie die medizinische Wirksamkeit analysiert werden.

Internetauftritt	Laufzeit	Fördergeber
http://www.roreas.org	07.2013–03.2016	BMBF

Titel		Projektkoordination
SafeAssistance	Intelligente Hinderniserkennung für sichere Mensch-Roboter-Interaktion	MRK-Systeme GmbH

Gegenstand: Gegenstand des Projektes »SafeAssistance« ist die Weiterentwicklung eines kapazitiven Sensorsystems, welches eine sichere Differenzierung von Personen und anderen Gegenständen im Bewegungsraum des Roboters ermöglichen soll. Dieses muss hinsichtlich der Regelungsalgorithmen zudem Echtzeitbedingungen erfüllen und eindeutige Reaktionsstrategien beinhalten. Im Ergebnis wird eine »Baumusterprüfung« erlangt, die den Betrieb des Roboters ohne trennende Schutzeinrichtungen gemäß berufsgenossenschaftlicher Anforderungen gestattet.

Im Erfolgsfall eröffnen sich vielfältige Anwendungsbereiche: Neben der Steigerung von Produktivität und Qualität durch die direkte Interaktion von Mensch und Roboter entsteht ein zusätzlicher Nutzen durch die körperliche Entlastung insbesondere älterer Arbeitnehmer. Darüber hinaus wird die Übertragung der Ergebnisse auf den Heim- und Pflegebereich sowie die Nachrüstung bestehender Robotersysteme angestrebt.

(Fortsetzung)

Internetauftritt	Laufzeit	Fördergeber
http://www.technik-zum-menschen-bringen.de/projekte/safeassistance	08.2013–01.2016	BMBF

Titel		Projektkoordination
SeRoDi	Servicerobotik zur Unterstützung bei personenbezogenen Dienstleistungen	Universität Stuttgart, Institut für Arbeitswissenschaft und Technologiemanagement IAT

Gegenstand: Auf Basis detaillierter Analysen der Pflegepraxis sollen im Projekt »Servicerobotik zur Unterstützung bei personenbezogenen Dienstleistungen« (SeRoDi) neue Serviceroboter-Lösungen zur Unterstützung des Personals stationärer Pflegeeinrichtungen entwickelt sowie Pflegehilfsmittel mit entsprechenden Assistenzfunktionen ausgestattet werden. Grundlage für die detaillierte Ausarbeitung und Umsetzung im Rahmen von SeRoDi bieten die drei Anwendungsszenarien »Intelligenter Pflegewagen«, »Multifunktionaler Personenlifter« und »Serviceassistent« für Bewohner und Patienten.

Der intelligente Pflegewagen dient der Unterstützung von Pflegekräften, indem er selbstständig zum gewünschten Einsatzort fährt und dort Pflegematerialien zur Verfügung stellt.

Der Multifunktionale Personenlifter vereint die Funktionen mehrerer Lifter, wie z. B. die Aufnahme von Personen vom Bett und deren Transport in liegender oder sitzender Position, in einem Gerät und wird durch weitere Assistenzfunktionen ergänzt.

Die Aufgabe des Serviceassistenten besteht darin, auf Anforderung zu Bewohnern oder Patienten zu kommen, um ihnen geforderte Gegenstände wie z. B. Snacks, Getränke oder Zeitschriften zu liefer.

Die technologischen Entwicklungen werden begleitet von Untersuchungen zu den Auswirkungen der Technik auf unterschiedliche Personengruppen. Hier stehen zum einen die Arbeitsbedingungen, Belastungen und Unterstützungsmöglichkeiten der Pflegekräfte im Fokus und zum anderen die Pflegequalität sowie Technologieakzeptanz bei Bewohnern und Patienten. Darüber hinaus betrachten die Projektpartner die Veränderungen aus Perspektive der Dienstleistungsforschung. Darauf aufbauend werden aus Perspektive der Anwender neue Gestaltungslösungen für die interaktive Dienstleistung entwickelt.

Internetauftritt	Laufzeit	Fördergeber
http://www.serodi.de/?page_id=5	01.2014–10.2018	BMBF

Titel		Projektkoordination
SRS	Häusliche Unterstützung mittels teilautonomer Serviceroboter	CU – Cardiff University, United Kingdom

Gegenstand: Unterstützung im häuslichen Umfeld mittels eines teilautonomen Roboters (Care-o-Bot), der bspw. von Verwandten gesteuert und zur Kontaktaufnahme verwendet werden kann.

Internetauftritt	Laufzeit	Fördergeber
http://srs-project.eu	Keine Angaben	EU

Titel		Projektkoordination
SYMPARTNER	SYMbiose von PAUL und RoboTer CompaNion für eine Emotionssensitive UnteRstützung	MetraLabs GmbH

Gegenstand: Das Ziel von SYMPARTNER ist die innovative Symbiose zweier komplementärer Lösungsansätze zur Unterstützung älterer Menschen in ihrer häuslichen Umgebung – das Smart Home-Assistenzsystem PAUL (Persönlicher Assistent für Unterstütztes Leben) mit dem mobilen sozialen Companion-Roboter SCITOS. Die Kombination beider Ansätze ermöglicht eine Erweiterung des jeweiligen Funktions- und Servicespektrums und kombiniert auf einzigartige Weise die Vorteile beider Systeme: PAUL stellt mannigfaltige Funktionen zur Verfügungen, von der Information, über die Haussteuerung bis zur Kommunikation, tut dies aber noch weitestgehend auf virtuelle, eher technisch-orientierte Art und Weise (klassische Benutzungsoberflächen, Avatare). Der soziale Assistenzroboter SCITOS verfügt hingegen bereits über Möglichkeiten der emotional-sozialen Kommunikation mit Menschen, aber bislang nur wenige konkrete funktionale, alltagsrelevante Angebote. Die Kombination beider Vorteile eröffnet ganz neue, innovative Möglichkeiten der technikvermittelten Servicegestaltung für ältere Menschen, die ganz besonders auf die Steigerung von Wohlbefinden und Lebensqualität durch technikvermittelte, positive Erlebnisse bzw. eine Betonung der emotionalen Komponente der Mensch-Technik-Interaktion setzt.

Internetauftritt	Laufzeit	Fördergeber
http://www.sympartner.de	04.2015–03.2018	BMBF

Titel	Projektkoordination
TAPAS Technische Assistenzsysteme in Pflegearrangements	Karlsruher Institut für Technologie (KIT) Institut für Technikfolgenabschätzung und Systemanalyse (ITAS)

Gegenstand: Das Projekt hat zum Ziel, im Dialog unterschiedlicher am KIT vertretener Disziplinen, Fragen nach dem Zusammenhang von und dem Bedarf an sozialen und

(Fortsetzung)

technischen Innovationen im gesellschaftlichen Problemfeld Alter und Pflege zu untersuchen. Das Vorhaben stärkt die Vernetzung und Kooperation innerhalb des Kompetenzbereichs »Technik, Kultur und Gesellschaft« und insbesondere im KIT-Schwerpunkt »Mensch und Technik« sowie die Vernetzung und Kooperation mit den Technikwissenschaften im KIT, insbesondere dem KIT-Schwerpunkt »Anthropomatik und Robotik«. Im Rahmen des Start-up Projekts soll der jeweils disziplinäre Stand der Forschung vorgestellt, der Forschungsbedarf präzisiert sowie leitende Fragestellungen und der konzeptionelle Bezugsrahmen entwickelt werden. Am 27./28. September 2012 wurde im Rahmen des Projekts ein interdisziplinärer Workshop zum Thema »Technische Assistenzsysteme in Pflegearrangements« durchgeführt (Programm). Projektergebnisse: Besonders deutlich geworden ist in dem Projekt, dass avancierte Technologien, wie sie in der Robotik entwickelt werden, die professionelle Pflege unterstützen und verbessern können, wenn die Bedürfnisse und das Wohlergehen der zu pflegenden Personen bereits bei der Entwicklung und Gestaltung zum Ausgangspunkt genommen werden, der Bedarf von den Besonderheiten der pflegerischen Kernaktivität her bestimmt wird, für die durch den Einsatz technischer Gerätschaften Freiräume geschaffen werden können, die stationäre ebenso wie die häusliche Pflege in ihrer Diversität und Vielschichtigkeit zur Kenntnis genommen wird, die Pflegesituation nicht isoliert, sondern als zeitlich, räumlich und sozial komplexe Konstellation, d. h. als ein Arrangement begriffen wird, in das viele verschiedene Akteure zu unterschiedlichen Zeiten an unterschiedlichen Orten involviert sind. Deutlich geworden ist überdies, dass sowohl auf der Seite der Pflegewissenschaften als auch auf der der Technikwissenschaften eine hohe Bereitschaft zum Austausch und zur Kooperation besteht, die unterschiedlichen Herangehensweisen an den Gegenstand aber vermittelt und gegenseitig übersetzt werden müssen, um eine Verständigung zu erreichen. Hierin liegt das Potential der Sozialwissenschaften, deren Perspektive es ermöglicht, die jeweiligen Handlungslogiken, spezifischen Problemsichten und Kontextbedingungen aufzudecken und dergestalt füreinander transparent zu machen. Die sozialwissenschaftliche Perspektive und die der Technikfolgenabschätzung ist überdies darauf gerichtet, scheinbare Gewissheiten (z. B. über demographische Entwicklungen, Vorstellungen über das Alter(n)) in Frage zu stellen, die Kulturabhängigkeit und den Wandel individueller und gesellschaftlicher Erwartungen aufzuzeigen und ethische Reflexionen zum komplizierten Verhältnis von Technik und Pflege anzuregen.

Internetauftritt	*Laufzeit*	*Fördergeber*
https://www.itas.kit.edu/iut_ap_boeh12_tapas.php	2012–2013	Keine Angaben

Titel		*Projektkoordination*
Tech4P	Strategien für die Technologieintegration bei personenbezogenen Dienstleistungen	Fraunhofer IPA

Gegenstand: Um personenbezogene Dienstleistungen auch zukünftig der breiten Bevölkerung in hoher Qualität und zu vertretbaren Kosten zur Verfügung zu stellen, muss die Erbringung dieser Dienstleistungen effizienter werden. Das Projektziel von Tech4P bestand in der Entwicklung von Strategien zur Unterstützung personenbezogener Dienstleistungen durch den Einsatz von modernen Technologien.

(Fortsetzung)

Anhand von drei konkreten Fallstudien – technische Haushaltshilfe, virtueller Trainer und technische Mobilitätsassistenz – wurden die optimalen Schnittstellen zwischen Mensch, Technik und Organisation identifiziert. Als Prototyp für die technische Haushaltshilfe wurde der Care-O-bot 3 des Fraunhofer IPA betrachtet. Hier wurde insbesondere der Einsatz des Roboters zur Kommunikationsunterstützung für entsprechende Servicedienstleister, z. B. in Notfällen oder für die Erfassung gesundheitlicher Daten, untersucht. Des Weiteren wurden Hypothesen für die zukünftige Technologieentwicklung generiert und mit Hilfe einer Delphi-Studie durch Experten validiert. Daraus konnten Zukunftsszenarien abgeleitet werden, die eine Unterstützung durch technische Assistenzsysteme im Dienstleistungsprozess einschließen. Diese wurden wiederum auf ihre Anwendbarkeit im Umfeld verschiedener Anwendergruppen (Patient, Angehörige, Pfleger, Ärzte) überprüft. Die finale Roadmap zeigt Innovations- und Handlungsbedarfe für den Einsatz technischer Assistenzsysteme bei personenbezogenen Dienstleistungen auf, die in Beispielapplikationen und Demonstratoren umgesetzt werden.

Internetauftritt	*Laufzeit*	*Fördergeber*
http://www.fir.rwth-aachen.de/ forschung/forschungsprojekte/ tech4p-01fg10002 Forschungsportal: http://for schungslandkarte.tech4p.de/pro jects/	12.2010–01.2013	BMBF

Titel		*Projektkoordination*
WiMi-Care	Förderung des Wissenstransfers für eine aktive Mitgestaltung des Pflegesektors durch Mikrosystemtechnik	Universität Duisburg-Essen Institut für Soziologie
Gegenstand: Primäres Ziel war die Herstellung einer »Wissenstransferschleife«, die von den Entwicklern über die Hersteller hin zu den Anwendern von Servicerobotik reichen sollte. Auf dieser Basis wurden zwei Serviceroboter, der Care-O-bot® 3 des Fraunhofer IPA sowie der CASERO der MLR Systems GmbH, bedarfsgerecht und effizient weiterentwickelt. Im Weiteren hat das WiMi-Care Projekt das Ziel Wissenstransferprozesse, insbesondere an der Entwickler-Nutzer-Schnittstelle zu erforschen, um die anwenderorientierte Entwicklung von Mikrosystemtechnik zu optimieren. Für die Bedarfsanalyse in Pflegeeinrichtungen wurden Pflegekräfte eines Altenheims während ihrer täglichen Arbeit begleitet und dabei zeitraubende Tätigkeiten, die nicht direkt die Pflege am Menschen betreffen und folglich Potenzial für den Robotereinsatz bieten, identifiziert. Grundsätzlich wünschen sich Pflegekräfte Erleichterung bei täglich anfallenden Routinetätigkeiten – fern von der Pflege am Menschen: 1. Entlastungen an der Schnittstelle zwischen Pflege und Hauswirtschaft 2. Unterstützung bei Transportaufgaben und Logistik Zusätzliche Bedarfe aus der Arbeitspraxis beinhalten: 1. Heben von Bewohnern aus den bzw. in die Betten und Badewannen 2. Unterstützung während der Nachtschicht und bei Notfällen		

(Fortsetzung)

3. Automatische Dokumentation (Trinkprotokolle etc.)
4. Sensoren für Lagerungswechsel
5. Intelligente Anti-Dekubitus-Produkte
6. Intelligente, semiautonome Pflegewagen
Unterstützung der Selbstständigkeit der BewohnerInnen:
1. Versorgung mit Getränken
2. Erinnerungen an Termine
3. Begleitung zu Veranstaltungen
4. Mobilisierungs- und Lokalisierungshilfen
5. Auf Krankheiten/Gebrechen sensibilisierende Unterhaltung
6. Zugängliche Kommunikationsmittel

Internetauftritt	Laufzeit	Fördergeber
https://www.uni-due.de/wimi-care/	11.2008–10.2011	BMBF

Die Gesamtschau der identifizierten Projekte verweist auf vier Kategorien von Autonomen Systemen in der Pflege. Eine weitere Kategorie (Autonome Systeme in der Neurorehabilitation) wird an dieser Stelle angeführt, jedoch nicht ausführlicher thematisiert:

1.   Sozio-assistive Systeme

Das Projekt ›Adaptable Ambient Living Assistant (ALIAS)‹ hat die Entwicklung eines sprachgesteuerten, mobilen Systems zum Ziel, das ältere Menschen in der Kommunikation unterstützen soll. Das System soll bestehende Sozialkontakte unterstützen und um neue erweitern und ist damit als sozio-assistives System zu beschreiben.dieser Kategorie ist auch das Projekt ›ERimAlter – Chronische Krankheit, Funktionserhalt und Funktionsverluste im Alter – Soziale und emotionale Ansprache durch Technik – Emotionale und soziale Robotik im Alter‹ zuzuordnen. Im Projekt EmoRobot wird der Einsatz von Emotionen stimulierenden Assistenzrobotern bei dementiell erkrankten Menschen in der stationären Langzeitpflege emprisch untersucht. Die multiplen Forschungsaktivitäten zur Roboterrobbe PARO können ebenfall in diese Kategorie eingeordnet werden. Im Zentrum dieser Projekte steht die Frage, bei welchen Funktionsverlusten Systeme zur emotionalen und/oder sozialen Unterstützung sinnvoll einzusetzen sind.

2.   Servicerobotik

Servicerobotik zur Unterstützung hilfebedürftiger Menschen wird im Rahmen des Projektes ›I-Support‹ entwickelt. Neben einem einfachen Duschsystem geht es um die Unterstützung im häuslichen Umfeld durch ein teilautonomes robotisches Systems (›SRS robot‹), das bspw. von Angehörigen gesteuert und zur Kontaktaufnahme verwendet werden kann. Mehrere Projekte thematisieren den

Erhalt bzw. die Förderung von Mobilität im Alter. So wird im Projekt ›MAID – Mobilitätsassistent zur Unterstützung bewegungseingeschränkter Personen‹ an der Entwicklung eines rollatorähnlichen Mobilitätsassistenten gearbeitet. Über die verwendete Sensorik können zudem die Vitalparameter der Nutzer erfasst werden. Das Projekt MOBOT (Intelligent Active MObility Assistance RoBOT integrating Multimodal Sensory Processing, Proactive Autonomy and Adaptive Interaction) hat die Entwicklung eines intelligenten, mobilitätsunterstützenden Systems zum Ziel. Kontextadaptivität, Nutzerzentriertheit, Ganganalyse, Compliance-Kontrolle und eine daraus abgeleitete Sturzprävention stehen im Zentrum des Vorhabens. Eine Weiterentwicklung über Elemente der Sprach- und Gestensteuerung ist in Planung. Ein kamerabasiertes Sensormodul zur visuellen Navigation eines autonomen Elektrorollstuhls (›AuRoRoll‹) soll die Mobilität von schwerbehinderten Menschen verbessern. Ziel ist die Entwicklung eines Anti-Kollisions-Systems das sowohl ›indoor‹ als auch ›outdoor‹ zur Sicherheit und Mobilität der Zielgruppe beiträgt. Bewegungsassistenz der oberen Extremitäten, insbesondere für ältere Menschen, soll durch die ›intelligente Orthese mit elastischen Antrieben für den gesamten Arm PowerGrasp‹ geleistet werden. Das robotische Servicesystem ›Care-O-bot®‹ zur Unterstützung von Menschen im häuslichen Umfeld hat in Deutschland bereits gewisse Prominenz erfahren. Im Projekt Tech4P wird die dritte Generation getestet. Die mittlerweile vierte Generation des Humanoiden ist modular aufgebaut Das System kann flexibel mit Greifinstrumenten ausgestattet und damit z.B. als Servierwagen oder auch zur Übermittlung von Informationen genutzt werden. Typische soziale »Umgangsformen« sind dem System einprogrammiert. Zwischen 2001 und 2012 wurde die Entwicklung des humanoiden Roboters ›ARMAR – Humanoid Robots – Learning and Cooperating Multimodal Robots (SFB 588)‹ über die Deutsche Forschungsgemeinschaft (DFG) gefördert. Das System zielt auf einen Einsatz in der häuslichen Umgebung der Nutzer und soll Menschen bei ihren alltäglichen Arbeiten unterstützen.

Das Projekt ›CareJack‹ ist dem Bereich *Servicerobotik zur Unterstützung Pflegender* zuzuordnen. Die Oberkörperorthese zur Entlastung des Pflegepersonals bei körperlich belastenden Pflegeabläufen gleicht einer Weste und stabilisiert den Körper bei starken körperlichen Belastungen und nimmt – über Sensortechnik – Einfluss auf die Bewegungen der Pflegenden.

Eine *Kombination aus sozio-assistiver robotischer Unterstützung und Servicerobotik* wird im Projekt ›SYMPARTNER – SYMbiose von PAUL und RoboTer CompaNion für eine Emotionssensitive UnteRstützung‹ angestrebt. Das Smart Home-Assistenzsystem PAUL (Persönlicher Assistent für Unterstütztes Leben) wird dazu mit dem mobilen sozialen Companion-Roboter SCITOS vernetzt, um das Funktions- und Servicespektrum des Gesamtsystems zu erweitern.

3.   Begleitforschung

Begleitforschung zum Einsatz von Autonomen Assistenzsystemen in der Pflege steht im Rahmen der EFFIROB-Studie im Mittelpunkt. Vor dem Hintergrund eigener Entwicklungen im Bereich der Servicerobotik wurde hier die technisch-wirtschaftliche Bedeutung der Systeme analysiert. Das Projekt ›WiMi-Care‹ zielt auf die Förderung von Wissenstransfer für eine aktive Mitgestaltung des Pflegesektors durch Mikrosystemtechnik. Dazu wurden Untersuchungen zu den Systemen ›Care-O-bot® 3‹ sowie ›CASERO‹ durchgeführt. Über Bedarfsanalysen in Pflegeeinrichtungen konnte gezeigt werden, dass Pflegekräfte Unterstützung durch Autonome Systeme bei täglich anfallenden Routinetätigkeiten (Entlastungen an der Schnittstelle zwischen Pflege und Hauswirtschaft, Unterstützung bei Transportaufgaben und Logistik, automatische Dokumentation (Trinkprotokolle etc.), Sensoren für Lagerungswechsel, intelligente Anti-Dekubitus-Produkte, intelligente, semiautonome Pflegewagen sowie Unterstützung der Selbstständigkeit der Bewohnerinnen und Bewohner), nicht aber in der direkten patientennahen Pflege erhoffen. Das europäische Projekt ›Robot-Era – Implementation and integration of advanced Robotic systems and intelligent Environments in real scenarios for the ageing population‹ zielt auf eine Verbesserung der Performance und der Akzeptanz von kommerziellen robotischen Systemen für ältere Menschen. Das Projekt ›MTI-engAge – Sozio-technische Interaktion von Mensch und Roboter im demografischen Wandel‹ nimmt die Gestaltung der Interaktion zwischen Menschen und Roboter-Assistenzsystemen in den Blick. Soziale und gesellschaftspolitische Aspekte werden dabei bewusst in den Mittelpunkt der Betrachtung gestellt, im Rahmen von interprofessionellen Ideenwerkstätten sollen praxisorientierte Innovationen entwickelt und evaluiert werden. Mit dem Ziel, Dialoge zwischen Vertretern der sozialen und der technischen Disziplinen zu verbessern, wurde das Projekt ›TAPAS – Technische Assistenzsysteme in Pflegearrangements‹ auf den Weg gebracht. Das zentrale Ergebnis dieser Arbeiten besteht in der Empfehlung, Pflegende bereits in die Entwicklung Autonomer Systeme für die Pflege einzubeziehen. Die professionellen Unterstützungsbedarfe sind demnach immer über die pflegerischen Kernprozesse zu bestimmen. Die Komplexität von Arrangements unter Einbezug multipler Akteure erfordert zudem einen intensiven interdisziplinären Austausch.

4.   Weitere Projekte

Das Projekt ›SafeAssistance – Intelligente Hinderniserkennung für sichere Mensch-Roboter-Interaktion‹ hat die Reduzierung von Belastungen für Arbeitnehmer im Allgemeinen zum Gegenstand. Eine sichere Differenzierung von Personen und Gegenständen im Bewegungsraum Autonomer Systeme soll ermöglicht werden. Der Heim- und Pflegebereich wird als ein Anwendungsfeld adressiert.

5. *Autonome Systeme in der Neurorehabilitaiton*

Autonome Systeme im Bereich der Neurorehabilitation sind dem Handlungsfeld der Pflege nur eingeschränkt zuzuordnen (s. oben). Identifiziert wurden in diesem Zusammenhang Projekte, die insbesondere auf eine verbesserte Mobilität beeinträchtigter Menschen abzielen: Das Projekt ›REHATHESE‹ fokussiert auf orthopädische Rehabilitation der unteren Extremitäten durch aktive Orthesen, das Projekt ›MOPASS‹ entwickelt ein individuell angepasstes Gangrehabilitationssystem, das Projekt ›ROREAS‹ zielt auf eine Unterstützung von Menschen nach Schlaganfall durch ein interaktives Lauf- und Orientierungstrainingssystem, im Projekt ›RECUPERA-Reha‹ wird ein Ganzkörper-Exoskelett zur robotischen Oberkörperassistenz entwickelt.

4.1.02 Literaturübersicht zu Autonomen Systemen in der Pflege

Insgesamt konnten über die systematische Recherche 52 Volltextpublikationen zu Autonomen Systemen in der Pflege im engeren Sinne identifiziert werden sowie weitere 164 Publikationen zur Thematik »Autonome Systeme in der Neurorehabilitation«.

Die Systematisierung der Ergebnisse (s. Tabelle 3) erfolgt auch hier deduktiv entlang der projektseitig anvisierten Einsatzfelder und Funktionalitäten (vgl. Kap. 2).

Kategorie	Publikationen (alphabetisch)
Sozio-assistive Systeme	1. Banks et al. (2008)
	2. Bemelmans et al.(2012)
	3. Beran et al. (2015)
	4. Campbell (2011)
	5. Espingardciro (2014)
	6. Eyssel/Kuchenbrandt (2012)
	7. Ferm et al. (2015)
	8. Granata et al. (2013)
	9. Huschilt/Clune (2012)
	10. Iivari et al. (2013)
	11. Inoue et al. (2012)
	12. Kim et al. (2013)
	13. Kristoffersson et al. (2011)
	14. Libin/Cohen-Mansfield (2004)
	15. Louie et al. (2014)
	16. Mordoch et al. (2013)
	17. Moyle et al. (2015)

(Fortsetzung)

Kategorie	Publikationen (alphabetisch)
	18. Moyle et al. (2013)
	19. Nejat et al. (2009)
	20. Prazak et al. (2004)
	21. Rabbitt et al. (2015)
	22. Robinson et al. (2013)
	23. Robinson et al. (2015)
	24. Roger et al. (2012)
	25. Sharts-Hopko (2014)
	26. Sung et al. (2015)
	27. Valenti et al. (2015)
	28. Wu et al. (2012)
	29. Wu et al. (2014a)
Servicerobotik (zur Unterstützung hilfebedürftiger Menschen)	1. Back et al. (2012)
	2. Bedaf et al. (2014)
	3. Bedaf et al. (2015)
	4. Bellotto/Hu (2009)
	5. Carlson et al. (2014)
	6. Faucounau et al. (2009)
	7. Pigini et al. (2012)
Servicerobotik (zur Unterstützung Pflegender)	1. Kirschling et al. (2009)
	2. Nguyen et al. (2013)
	3. Palma/Bufarini (2012)
	4. Summerfield et al. (2011)
	5. van den, Bemt et al. (2009)
Begleitforschung zu Automen Systemen in der Pflege	1. Broadbent et al. (2012)
	2. Göransson et al. (2008)
	3. Nejat, Sun/Nies (2009)
Weiter Publikationen zu Automen Systemen in der Pflege	1. Larin et al. (2012)
	2. Michaud et al. (2007)
	3. Rentschler et al. (2003)
	4. Rentschler et al. (2008)
	5. Sawada et al. (2008)
	6. Spenko et al. (2006)
	7. Wang et al. (2013)
	8. Wang et al. (2014)

Tabelle 2: Volltextpublikationen zu autonomen Systemen in der Pflege

4.1.02.1 Sozio-assistive Systeme in der Pflege

Mit 28 Volltexten konnte der größte Teil der identifizierten Publikationen der Kategorie ›sozio-assistive Systeme‹ zugeordnet werden. Mit 21 Primärstudien verhandelten die meisten Berichte empirische Untersuchungen. Zudem wurden sieben systematische Reviews erfasst. Zielgruppe dieser Entwicklungen sind zumeist ältere Menschen und/oder Menschen mit demenziellen Veränderungen, kognitiven Einschränkungen oder Behinderungen. Vereinzelt gibt es auch Untersuchungen zum Einsatz sozio-assistiver Systeme bei Kindern. Einige Studien lassen sich nicht eindeutig kategorisieren.

Sozio-assistive Systeme für Seniorinnen und Senioren: In einem systematischen Literaturreview suchen Bemelmans et al. (2012) nach Effekten sozioassistiver Systeme für ältere Menschen. Sie identifizierten 41 Publikationen, die überwiegend von positiven Effekten berichten. Allerdings betonen die Autoren die limitierte Aussagekraft ihres Reviews, die sich in der begrenzten methodischen Güte der eingeschlossenen Studien begründet. Humanoide, also Autonome Systeme von menschenähnlicher Gestalt, wie etwa das System ›NAO‹, das in Langzeitpflegeeinrichtungen zum Bewegungstraining verwendet wird, haben mittlerweile einen hohen Bekanntheitsgrad. ›NAO‹ präsentiert Bewegungsübungen und soll ältere menschen zur Nachahmung motivieren. In einer nichtrepräsentativen Studie konnten überwiegend positive Reaktionen auf das System von Seiten der Bewohnerinnen und Bewohner der Pflegeeinrichtungen sowie vom Personal nachgewiesen werden (Ivari et al. 2013). In einer weiteren Untersuchung zur Akzeptanz von humanoiden, sozio-assistiven Systemen wurden am Beispiel des Systems ›Brian 2.1‹ die Aspekte ›Bedienbarkeit‹ und ›sprachliche Interaktion‹ untersucht. Die insgesamt positiven Rückmeldungen erfolgten auch von älteren Menschen, die zuvor noch keinen Kontakt mit Computern hatten (Louie et al. 2014). Neben Humanoiden werden auch tierische Roboter bei Seniorinnen und Senioren eingesetzt. Banks et al. (2008) vergleichen den Einsatz eines echten Hundes mit dem robotischen Hund AIBO in Bezug auf Aspekte der Einsamkeit von Menschen im Langzeitpflegebereich. Über standardisierte Messinstrumente konnten signifikante Verbesserungen in beiden Versuchsgruppen nachgewiesen werden. Interventions- und Kontrollgruppe unterschieden sich dabei in den Ergebnissen kaum, was aus Sicht der Autoren für den Einsatz von animal robots als relevante Alternative zur Tiertherapie spricht.

Sozio-assistive Systeme für Menschen mit kognitiven Beeinträchtigungen: Die systematischen Literaturreviews von Huschilt/Clune (2012) und Mordoch et al. (2013) betonen das Potenzial von robotischen Systemen zur Unterstützung von Menschen mit Demenz. Hervorgehoben wird in diesen Arbeiten das Potenzial einer Substitution von Tiertherapie durch robotische Systeme zur Verbesserung von Kommunikation, zur Förderung von Unabhängigkeit, zur Steigerung von Lebensqualität sowie zur Entlastung von pflegenden Angehörigen. Auch in diesem Zusammenhang wird allerdings auf die begrenzte methodische Güte der untersuchten Studien verwiesen.

Die Vor- und Nachteile des Einsatzes von animal robots in Langzeitpflegeeinrichtungen untersucht Campbell (2011) an zwei Fallbeispielen. Der Einsatz von Robotertieren kann demnach die Kommunikationsfähigkeit von Menschen mit Demenz fördern, während das Allergiepotenzial sowie der Pflegeaufwand für die Systeme deutlich niedriger ausfallen, als bei echten Tieren. Libin/Cohen-Mansfield (2004) untersuchen die Reaktionen demenziell erkrankter Menschen in der Langzeitpflege auf lebende und robotische Katzen und stellen vergleichbare Werte in Bezug auf das affekte Verhalten und das Engagement in der Auseinandersetzung fest. Öffentliche Aufmerksamkeit hat das System ›Paro‹ erfahren, das die Diskussion um den Einsatz von Emotionsrobotik im Umfeld demenziell erkrankter Menschen wesentlich stimuliert hat. Die Chronologie der Entwicklung dieses Systems kann bei Roger et al. (2012) detailliert nachgelesen werden. Der Emotionsroboter ›Paro‹ war Gegenstand mehrerer der für unsere Untersuchung identifizierten Publikationen. Moyle et al. (2015, 2013) untersuchen den Einfluss dieses Systems auf Aspekte von Lebensqualität und Lebensfreude und können diesbezüglich signifikante Verbesserungen durch das System aufzeigen. Robinson et al. (2013) vergleichen das System ›Paro‹ mit dem System ›Guide‹. ›Guide‹ ist ein ca. 1,6 Meter hohes System, das über einen Tochscreen verfügt, mit dem Nachrichten empfangen und versendet werden können. Das System kann akustische Signale empfangen und versenden und ist mit verschieden Applikationen, wie beispielsweise einer Telefonfunktion oder der Möglichkeit Vitalwerte aufzuzeichnen ausgestattet. ›Guide‹ wird demnach von demenziell erkrankten Menschen, Angehörigen und professionell Pflegenden als komplizierter erfahren, als das System ›Paro‹. Videoanalysen zeigten, dass in der ›Paro-Gruppe‹ mehr gelacht wurde als in der ›Guide-Gruppe‹. Die Autoren folgern aus ihren Untersuchungen, dass sich entsprechende Systeme durch ein unkompliziertes Design auszeichnen sollten. Valenti Soler (2015) vergleicht die Effekte des Einsatzes von ›Paro‹ mit den Effekten des humanoiden Systems ›NAO‹ und dem Einsatz eines lebenden Hundes. Die Systeme ›Paro‹ und ›NAO‹ haben demnach einen vergleichbar positiven Einfluss auf das Apathie-Verhalten von Probanden. Die kognitive Leistungsfähigkeit der Probanden aus der ›NAO-Gruppe‹ sank jedoch im Verlauf der Untersuchung signifikant. Robinson (2015) fokussiert die physiologischen Auswirkungen des Einsatztes von ›Paro‹ und stellt bei einer Gruppe von 17 Probanden eine deutliche Senkung der Blutdruck- und Pulswerte fest, dies allerdings in einem Ausmaß, wie es bereits über den Einsatz von Tiertherapie bekannt ist. Sung et al. (2015) zeigen im Rahmen einer standardisierten Studie (mit kleiner Fallzahl, n=12) Verbesserungen im Bereich von Kommunikation und sozialer Interaktion durch den Einsatz von ›Paro‹ auf.

Das 38,5 Zentimeter hohe humanoiden System ›PaReRo‹ soll Menschen mit demenziellen Erkrankungen gezielte Informationen zur Bewältigung des Alltags geben. Der Prototyp des Systems wurde in einem Feldtest erprobt. Dort zeigte sich, dass etwa 90 % der über das System vermittelten Informationen von den Probanden erfaßt werden konnten (Inoue et al. 2012). Fokusgruppeninterviews mit kognitiv leicht beeinträchtigten Menschen geben Hinweise auf eine höhere

Akzeptanz von kleineren und kreativen Geräten, wie dem Humanoid ›NAO‹. Granata et al. (2013) vergleichen die Usability zweier sozio-assistiver robotischer Systeme bei Menschen mit kognitiven Einschränkungen. Der kognitive Status, das Alter und die Erfahrung mit Computern stellten sich als bedeutsame Faktoren in der Usability eines robotischen Systems heraus. Kognitiv beeinträchtigte Menschen zeigten eine höhere Fehlerwahrscheinlichkeit, während jüngere Menschen und Menschen mit Erfahrung im Umgang mit Computern weniger fehleranfällig waren.

Sozio-assistive Systeme für die Arbeit mit Kindern: Beran et al. (2015) berichten über den Einsatz von humanoiden Systemen zur Unterstützung von Impfsituationen bei Kindern, die als Ausnahmesituationen gelten. Mit dem Ziel der Ablenkung der Kinder wurde ein humanoider Roboter während der Impfung von Kindern eingesetzt. Die Kinder in der Gruppe mit Roboter lachten mehr als jene in der Gruppe ohne Roboter, sie weinten allerdings nicht weniger. Beachtlich scheint auch, dass die Eltern berichteten, die Kinder hätten sich im Nachhinein stärker an den Roboter erinnert, als an die Impfinjektion.

Ferm et al. (2015) berichten von Studien mit dem wespenähnlichen System ›LekBot‹. Dieses wurde bei Kindern mit komplexen Kommunikationsstörungen und ihren Bezugspersonen eingesetzt. Dabei konnten vier Interaktionssituationen beobachtet werden: (1) Participatory Asymmetry, (2) Adult Facilitation, (3) Greater Participatory Symmetry and Creativity, and (4) Turn-taking and Enjoyable Play with LekBot. Nähere Erläuterungen zu den Studienergebnissen wurden bislang noch nicht veröffentlicht (Ferm et al. 2015).

Ein weiteres System wird zur Unterstützung von Spielsituationen bei körperlich behinderten Kindern eingesetzt. Dazu wurde ein Roboter entwickelt, der die Kinder beim Spielen mit Legosteinen unterstützen soll. In zwei von drei Fallstudien konnte beobachtet werden, dass die Kinder neue Spielerlebnisse erfahren haben (Prazak 2004).

Kim et al. (2013) erhoben die Effekte des Einsatzes von Tierrobotern (Dinosaurierroboter ›PLEO‹) im Umfeld von Kindern mit Autismus (n=24; Alter: 4–12 Jahre) mit Blick auf Aspekte der Interaktion zwischen Kindern und robotischen Systemen. Im Ergebnis konnten Potenziale zur Verbesserung kommunikativer und sozialer Fähigkeiten durch den Einsatz des Systems aufgezeigt werden.

Weitere sozio-assistive Systeme: Espingardeiro et al. (2014) legen empirisch begründete Kriterien zum Vergleich von Leistungen (Benchmarks) in der Mensch-Roboter-Interaktion entlang der ethischen Prinzipien ›beneficence, non-maleficence, autonomy and justice‹ vor. Das Ziel besteht in der Bereitstellung eines ethischen Bezugssystems, das Forschung und Entwicklung im Bereich sozio-assistiver Systeme unterstützen soll.

Eyssel/Kuchenbrandt (2012) zeigen auf, dass Menschen in Bezug auf robotische Systeme ähnliche soziale Kategorisierungen vornehmen, wie bei
menschlichen Gegenübern. Das Studiendesign unterteilte die Probanden in eine
›in-group‹ und eine ›out-group‹. In der ›in-group‹ wird deutschen Probanden
das Bild eines Roboters gezeigt, den sie sozial bewerten sollen. Der Roboter in
dieser Gruppe trägt einen deutschen Namen. In der ›out-group‹ wird deutschen
Probanden dasselbe Bild des Roboters gezeigt, allerdings unter Angabe eines
türkischen Namens. Die Systeme der ›in-group‹ wurden deutlich positiver bewertet als die Systeme der ›out-group‹.

Kristoffersson et al. (2011) erfassen die Einstellungen von Personen aus der
primären Gesundheitsversorgung (Lehrende und Studierende) zum tele-ge-
steuerten, sozio-assistiven System ›GIRAFF‹, das eine virtuelle Anwesenheit von
Pflegenden z. B. in der häuslichen Umgebung von Hilfeempfängern ermöglicht.
›GIRAFF‹ ist mit einem Interface, einem Mikrofon und einer Kamera ausgestattet. Die Probanden waren Personen aus verschiedenen Gesundheitsberufen.
Sie sahen ein Video in dem ›GIRAFF‹ mit einem alten Menschen interagierte und
bewerteten das Gesehene dann schriftlich. Insbesondere die Probanden aus dem
Bereich Pflege äußerten sich wiederholt kritisch. Ihre Kritik verknüpften sie
häufig mit dem Argument, virtuelle Anwesenheit könne persönliche Anwesenheit keinesfalls ersetzen.

Nejat et al. (2009) präsentieren eine systematische Literaturübersicht zu assistiven Systemen. Die Systeme werden in die Kategorien OP-Roboter, Rehabi-
litationsroboter, Roboter zur Lieferung von Medikamenten sowie interaktive
Roboter (humanoide Roboter oder Roboter die aussehen wie Tiere bzw. andere
Kreaturen) kategorisiert. Insgesamt zeigen sich Hinweise auf positive Effekte
durch den Einsatz von nicht-interaktiven Robotern, wie beispielsweise die
Verbesserung motorischer Beeinträchtigungen und die Optimierung des Medikamentenmanagements. Im Einsatz sozial-interaktiver Roboter wird von
positiven physischen und psychischen Auswirkungen berichtet. Zu Fragen des
angemessenen Designs interaktiver Roboter liegen demnach noch keine belastbaren Ergebnisse vor. Insgesamt urteilen die Autoren, fehlen belastbare
Daten zu Kosten und Outcomes im Einsatz von Robotern im Gesundheitsbe-
reich.

Ein weiteres systematisches Review setzt sich mit der Literatur zu sozio-
assistiven Robotern in der Versorgung von Menschen mit mentalen Gesundheitsproblemen auseinander (Rabbitt 2015). Sozio-assistive Roboter werden
demnach als Begleiter, therapeutische Spielgefährten und zur Anleitung von
Menschen mit mentalen Gesundheitsproblemen eingesetzt. Therapeutische
Kompetenz kann über diese Systeme, so die Autoren, nur teilweise ersetzt werden.

4.1.02.2 Servicerobotik in der Pflege

Servicerobotik für hilfebedürftige Menschen: Zur Unterstützung hilfebedürftiger Menschen mittels Serviceroboter konnten sieben Studien identifiziert werden. Mit Ausnahme eines systematischen Reviews handelt es sich dabei um Primärstudien. Zielgruppe sind ausschließlich Seniorinnen und Senioren.

Bedaf et al. (2015) analysieren internationale Studien zu 107 Autonomen Systemen zur Unterstützung von älteren und hochaltrigen Menschen. Sechs dieser Projekte befinden sich noch in der Phase der Konzeption, 95 Projekte durchlaufen die Entwicklungsphase und lediglich sechs Systeme sind derzeit im Handel erhältlich. Die Systeme unterstützen überwiegend in den Bereichen ›Mobilität‹, ›Selbstpflege‹, ›Interaktion bzw. Beziehungsarbeit‹ und bei weiteren Aktivitäten. Die Autoren stellen fest, dass die derzeitige Entwicklung überwiegend technikgetrieben ist (technology-push) und empfehlen dringend, die physischen Bedürfnisse älterer Menschen zukünftig verstärkt zu berücksichtigen. Autonome Systeme zur Unterstützung älterer Menschen sind demnach derzeit noch unzureichend ausgereift und können noch keinen substanziellen Beitrag zu einem unabhängigen Leben liefern.

In einer weiteren Studie veröffentlichen Bedaf et al. (2014) die Ergebnisse einer Literaturrecherche sowie von Fokusgruppeninterviews zu Aspekten der Servicerobotik in der Pflege im Zusammenhang mit der Weiterentwicklung des Serviceroboters »Care-o-Bot®«. Relevante Bedarfe von älteren Menschen in der häuslichen Umgebung zeigen sich demnach mit Blick auf Aspekte von ›Mobilität‹, ›Selbstpflege‹ und ›interpersonaler Interaktion‹.

Carlson et al. (2014) untersuchen die Entwicklung einfacher sprachlicher Anweisungen für Autonome Assistenzsysteme, die ältere Menschen unterstützen sollen. Im Kontext eines größeren Projektvorhabens wurden Erkenntnisse zu technischen Details erzielt, die der Entwicklung stabiler robotischer Systeme unter Einbezug der Alltagsumgebung und sprachlicher Elemente dienen sollen. Details zu pflegerelevanten Aspekten wurden nicht diskutiert.

Bellotti et al. (2009) testeten die Stabilität eines Indoor-Tracking-Systems über Mobilitätsmonitoring und Gesichtserkennung durch einen Serviceroboter. Die Autoren verweisen auf positive Ergebnisse, mehrere Testpersonen konnten in unterschiedlichen räumlichen Umgebungen zuverlässig identifiziert werden.

Zum Thema Monitoring durch Autonome Systeme haben Back et al. (2012) den Einsatz eines humanoiden Roboters in einer Altenpflegeeinrichtung untersucht. Das getestete System war in der Lage, Notfälle zu lokalisieren, ein erstes Monitoring über Echtzeitaufnahmen vorzunehmen und eine akustische Verbindung zu professionellen Helfern aufzubauen. Die Autoren berichten von einem positiven Feedback bei allen Studienteilnehmern.

Mit Blick auf ältere Menschen und ihre Angehörigen erheben Faucounau et al. (2009) und Pigini et al. (2012) die Anforderungen an und die Einstellungen gegenüber Servicerobotern. Pflegende Angehörige haben demnach eine grundsätzlich positive Einstellung zu Autonomen Systemen dieser Art und sehen viele Möglichkeiten zur Unterstützung der informellen Betreuungssituation. Von Autonomen Systemen erwarten Angehörige demnach primär Unterstützung im Bereich der kognitiven Stimulation sowie der Sicherheit (z. B. automatischer Notruf). Begrüßt werden weiterhin Erinnerungsfunktionen (insbesondere mit Blick auf das Medikamentenmanagement) sowie Möglichkeiten zur Detektion abnormaler Körperpositionen und psychischer Auffälligkeiten bei älteren Menschen. Es zeigt sich eine hohe Akzeptanz gegenüber semiautnonomen, selbstlernenden Systemen, die Hol- und Bringedieste übernehmen und insbesondere schwere oder schwer erreichbare Gegenstände transportieren können. Der unmittelbare physische Kontakt zwischen Hilfeempfängern und Autonomen Assistenzsystemen wird dagegen eher abgelehnt. Die Autoren schlussfolgern, dass Tele-autonome Systeme für Hilfebedürftige und deren Angehörige Unterstützung in einzelnen, wenig komplexen Situationen leisten, die Anwesenheit einer personellen Unterstützung jedoch nicht vollständig ersetzen können.

Servicerobotik für die professionelle Pflege: In die Kategorie »Servicerobotik für Pflegende« konnten fünf Primärstudien eingeschlossen werden. Vier dieser Studien fokussieren auf logistische bzw. organisatorische Aspekte der Beschaffung bzw. Bereitstellung von Medikamenten im Kontext der akutstationären Pflege, zudem wird ein Transportsystem vorgestellt.

Gegenstand der Pilotstudie von Kirschling et al. (2009) ist die Evaluation eines Roboterkuriers zur Medikamentengebarung im Krankenhaus. Das robotische System arbeitet zwar langsamer als dies bei manueller Medikamentengebarung der Fall ist. Über 90 % der Medikamente konnten aber erfolgreich geliefert werden. Es zeigt sich Optimierungsbedarf in der Einschulung der Personen, die mit dem System arbeiten. Die Autoren schlussfolgern, dass der erfolgreiche Einsatz eines Roboterkuriers zur Medikamentenlieferung eine fundierte Schulung jener Personen voraussetzt, die mit dem System arbeiten. Nur so können die Lieferwege frei von Behinderungen gehalten werden (Kirschling et al. 2009). Palma und Bufarini (2012) beschreiben der Entwicklung eines robotischen Systems zur Aufbereitung von Chemotherapeutika. Pflegende und Pharmazeuten hatten wesentlichen Anteil an der Entwicklung und Implementierung diees robotischen Systems. Wesentliche Erkenntnis ist, dass eine enge Zusammenarbeit zwischen Pharmazeuten, Pflegenden und Technikern notwendig ist, um das robotische System weiter zu verbessern, es ergonomisch und benutzerfreundlich zu gestalten. Summerfield et al. (2011) setzten sich mit robotischen Systemen zur Medikamentenlieferung auf Intensivstationen auseinander. Über Dokumentenanalyse, Interviews, schriftliche Befragung und Beobachtung wurden Aspekte zur Roboterverwendung, zur Reliabilität, Zeitschienen, Kosten und Akzeptanz erhoben (schriftliche Befragung: n=23 prä-Implementierung; n=90 post-Implementierung; n=30 nach zwei Jahren). Der Zeitaufwand bei der Medikamentenanforderung sank über den Verlauf der Studie deutlich, während die Lieferzeiten sich nicht veränderten. Die Zufriedenheit der Pflegenden sowie deren Einschätzung zur Reliabilität des Systems verbesserten sich signifikant. Van den Bemt et al. (2009) untersuchten Medikamentenfehler in einem Seniorenheim mit automatisiertem Medikamentendispenssystem. Erhoben wurden die Fehlerraten und potenzielle Risikofaktoren eines robotischen Medikamentendispenssystems (n=180 Personen in 3 Langzeitpflegeeinrichtungen). Die Medikationsfehlerrate lag bei 21,2 %. Die Ursachen für die Fehler lagen überwiegend außerhalb des robotischen Systems und nur zu einem sehr geringen Teil daran, dass das robotische System nicht korrekt geliefert hat. Die Autoren schlussfolgern, dass die Medikationsfehlerrate in den untersuchten Pflegeheimen hoch sei, Ursachen für die Fehler aber überwiegend außerhalb des robotischen Systems zu finden waren.

Nguyen et al. (2013) untersuchen ein Transportsystem im Kontext der Akutversorgung im Krankenhaus. Konkret wurde der Realtest einer technischen Kombination aus Spezialbett und robotischem Transportsystem überprüft. Reliabilität und Praktikabilität des Systems werden als hoch eingeschätzt, was aus Sicht der Autoren für ein großes Potenzial von robotischen Transportsystemen spricht.

4.1.02.3 Begleitforschung zu Autonomen Systemen in der Pflege

Lediglich drei identifizierte Publikationen geben einen Einblick in die einschlägige Begleitforschung zu Autonomen Systemen in der Pflege. Untersucht werden in diesem Zusammenhang die Einstellungen von Pflegenden und weiteren Gesundheitsprofessionen (Broadbent et al. 2012; Görransson et al. 2008), von Bewohnerinnen und Bewohnern sowie von Angehörigen zum Einsatz von Servicerobotern in der Pflege (Broadbent et al. 2012) sowie Fragen der interdisziplinären Zusammenarbeit im Entwicklungsprozess (Nejat et al. 2009). Broadbent et al. (2012) konstatieren, dass die Funktionalität Autonomer Systeme insgesamt höher bewertet wird als Aspekte zum (optischen) Design. Die Befragten heben unter funktionalen Gesichtspunkten die Bedeutung der Aspekte ›Sturzerkennung‹, ›Notruf‹ und ›Heben und Lokalisation von Personen‹ hervor. Fachkräfte im Gesundheits- und Pflegewesen befürchten die Substitution der personellen Unterstützung und entsprechende Rationalisierungen in der Pflege, erwarten aber auch, dass der Einsatz von Autonomen Systemen zeitliche Res-

sourcen für die persönliche Zuwendung und eine bessere Pflegequalität sowie
für die Selbstpflege der professionellen Helfer freisetzt. Die befragten Bewohner
zeigten insgesamt eine positivere Einstellung gegenüber einem Einsatz von
Servicerobotik in der Pflege als die Angehörigen und die professionellen Helfer
(Broadbent et al. 2012). Göransson et al. (2008) kommen zu dem Ergebnis, dass
der Einsatz von künstlicher Intelligenz oder Robotik (insbesondere in Form von
Humanoiden) im Kontext der unmittelbaren Pflegearbeit (›caring activity‹) von
Personen in Gesundheitsberufen abgelehnt wird. Befürwortet wird dagegen der
Einsatz in Servicebereichen, zur Unterstüzung von Monitoring, Telemedizin und
im Bereich der Kommunikation. Führungskräfte in Gesundheitsberufen zeigten
sich weniger positiv eingestellt als ihre Mitarbeiter. Nejat et al. (2009) zeigen die
Herausforderungen und Chancen von Interdisziplinarität im Forschungs- und
Entwicklungsfeld exemplarisch auf. Techniker erhalten einen unmittelbaren
Einblick in die Lebenswelten der potenziellen Nutzer und direkten Kontakt zu
den Usern. Pflegewissenschaftler lernen die Perspektive der Technikentwicklung
kennen, Statistiker befassen sich mit Herausforderungen der Datenerhebung
und -analyse in Kontexten der Langzeitpflege. Der interdisziplinäre Austausch
trägt, so die Autoren, insgesamt zum besseren gegenseitigen Verständnis bei.

4.1.02.4 Weitere Publikationen zu Autonomen Systemen in der Pflege

Insgesamt acht Primärstudien konnten nicht eindeutig einer der benannten
Kategorien zugeordnet werden. Fünf dieser Studien fokussieren Aspekte der
Mobilität bei Erwachsenen.

Rentschler et al. (2003) evaluierten ein robotisches System zur Gangunter-
stützung (VA-PAMAID, Veterans Affairs Personal Adaptive Mobility Aid) mit
Blick auf technische Leistungsfähigkeit und Sicherheitsaspekte (Stabilität,
Engergieverbrauch und Sensorkontrolle). Im Rahmen der Studie hat das System
eine Entfernung von 10,9 km mit einer Geschwindigkeit von bis zu 1,2 m/s
zurückgelegt. Das Gerät ist im Test stabil gelaufen, Probleme zeigten sich allerdings in der Überwindung von Hindernissen sowie bei den Sensorentests. Auf
Basis dieser Erkenntnisse sollen weitere klinische Tests durchgeführt werden.
Rentschler et al. (2008) vergleichen den Gangroboter ›Guido‹ für Menschen mit
Sehbeeinträchtigungen mit einer konventionellen Gehhilfe. Im Ergebnis zeigten
sich vergleichbare Werte für die eingesetzten Systeme. Spenko et al. (2008)
testeten zwei robotische Systeme (›personal aids for mobility and monitoring‹ –
PAMMs) zur Unterstützung der Mobilität für ältere Menschen. Konkret wurden
ein Stock und ein Rollator für ältere Menschen beschrieben und an sechs Personen einer Senioreneinrichtung getestet. Beide PAMMs zeigten eine gute Performance und ähnlich hohe Akzeptanzwerte bei den Bewohnerinnen und Bewohnern. Die Probanden kritisierten allerdings, dass die Systeme nicht vom

einprogrammierten Weg abweichen, auch wenn dadurch keine Gefahr entstanden wäre. Wang et al. (2013) berichten von der Entwicklung eines robotischen Rollstuhls (Personal Mobility and Manipulation Appliance Generation II – PerMMA Gen II robotic wheelchair). Konkret werden technische Details zu PerMMA GenII und Testsimulationen präsentiert. Der Rollstuhl bietet zwei Betriebsmodi: Der ›advanced-Modus‹ kann auf flachem und ebenem Untergrund verwendet werden, während der ›climbing-Modus‹ auf unebenen Böden eingesetzt werden kann. Beide Modi werden in Simulationen getestet. In einem nächsten Schritt soll das Gerät im Echttest überprüft werden. Wang et al. (2014) präsentieren die Ergebnisse eines Stabilitätstests an einem Transfersystem, das an einen elektrischen Rollstuhl angeschlossen wurde. Verschiedene Konfigurationsmodi des Transfersystems wurden getestet. Das Transfersystem konnte Lasten (dummies) mit einem Gewicht von bis zu 83,25 kg stabil transportieren. Die gewonnenen Erkenntnisse sollen der Weiterentwicklung des Systems zugrunde gelegt werden.

Sawada et al. (2008) testen ein robotisches System für ein interaktives Stimmtraining bei Menschen mit Hörbeeinträchtigungen. Der Beitrag konzentriert sich auf die technisch-funktionalen Aspekte des Systems sowie auf entsprechende Evaluationsergebnisse. Die Stimmartikulation der Probanden konnte im Studienverlauf verbessert werden.

Zwei weitere Studien untersuchen Möglichkeiten der Entwicklungsförderung bei Kindern durch den Einsatz von Autonomen Systemen. Larin et al. (2012) präsentieren die Ergebnisse einer Studie zum Einsatz verschiedener Steuerungsgeräte zur Frühförderung der Mobilität von Kindern mit und ohne Behinderung im Alter zwischen fünf Monaten und drei Jahren. Bei den Kindern mit Behinderung konnten keine eindeutigen Ergebnisse gemessen werden. Kinder ohne Behinderung im Alter zwischen fünf und zehn Monaten zeigten eine deutlich bessere Performance in Abhängigkeit vom jeweils verwendeten Steuerungsgerät. Michaud et al. (2007) untersuchen das kugelförmige System ›Roball‹ in Bezug auf Aspekte der Frühförderung bei Kindern mit Entwicklungsverzögerungen. Als zentrales Ergebnis halten die Autoren fest, dass jegliche Interaktion an die Fähigkeiten des Kindes zur Fortbewegung anknüpfen sollte. Die Zusammenarbeit zwischen Technikentwicklern und Pädagogen wird dabei als Schlüssel zum Erfolg bezeichnet.

4.1.02.5 Autonome Systeme in der Neurorehabilitation

Mit 164 identifizierten Publikationen zum Einsatz von Autonomen Systemen in der Neurorehabilitation stellt dieses Einsatzgebiet einen prominenten Entwicklungs- und Forschungsschwerpunkt dar. Anhang 1 listet die Quellen aller 164 Publikationen (Stand Ende 2016) auf.

Da es sich hier um ein Handlungsfeld handelt, das nur sehr begrenzt der Pflege zugeschrieben wird (s. oben), sollen an dieser Stelle lediglich die prominenten Funktionalitäten und Einsatzbereiche dieser Systeme benannt werden (s. Tab. 3).

Autismus	2
Behinderungen (heterogen)	3
Krankheitsbilder	20
Duchenne Muskeldystrophie	1
Hirnschäden	4
Schlaganfall	97
Lähmungen	30
Multiple Sklerose	3
Multiple Sklerose und Parkinson	1
Parkinson	3
(Telepräsenz eines Mediziners via Roboter- Interface)	(1)

Tabelle 3: Autonome Systeme in der Neurorehabilitation – Fokus und Anzahl der Veröffentlichungen

4.2 Systematisierung der Projektlandschaft zu Autonomen Systemen in der Pflege

Eine Systematisierung der Projektlandschaft zu Autonomen Systemen in der Pflege unter pflegewissenschaftlichen Gesichtspunkten liegt derzeit nicht vor. Vor dem Hintergrund der Komplexität der Projektlandschaft einerseits und der Herausforderungen der Pflege andererseits kann auch an dieser Stelle eine abschließende Systematisierung nicht vorgenommen werden. Eine erste heuristische Systematisierung soll aber verdeutlichen, welche Schwerpunktsetzungen in der Entwicklung von Autonomen Systemen unter pflegewissenschaftlichen Gesichtspunkten derzeit erkennbar sind. Die Projektlandschaft wird dazu entlang der Module des Neuen Begutachtungsassessments für die Pflege (NBA)[5] geordnet (s. Tab. 5). Das NBA ist ein pflegefachlich ausgerichtetes, pflegewissenschaftlich begründetes Einschätzungsinstrument, das »Pflegebedürftigkeit« entlang der folgenden acht Modulen ausdifferenziert: (1) Mobilität, (2) Kognitive und kommunikative Fähigkeiten, (3) Verhaltensweisen und psychische Problemlagen, (4) Selbstversorgung, (5) Bewältigung von und selbständiger

---

5 http://www.bundesgesundheitsministerium.de/fileadmin/Dateien/5_Publikationen/Pflege/ Praxisseiten_Pflege/6.1_Begutachtung_Pflegeplanung.pdf (Stand: 07.10.2016).

Umgang mit krankheits- oder therapiebedingten Anforderungen oder Belastungen, (6) Gestaltung des Alltagslebens und sozialer Kontakte, (7) außerhäusliche Aktivitäten und (8) Haushaltsführung (die Module 7 und 8 werden bei der Einstufung der Pflegebedürftigkeit nicht herangezogen, sie sollen individuelle Pflegeberatung und -planung ermöglichen; für Erläuterungen zu den Modulen vgl. Fußnote 1).

Für die hier vorgenommene heuristische Systematisierung der Projektlandschaft wurde davon ausgegangen, dass Projekte zu Autonomen Systemen in der Pflege häufig nicht auf eine einzelne Zielstellung fokussieren, sondern ggf. mehrere pflegerelevante Aspekte adressieren (z. B. Sturzerkennung, Unterstützung der sozialen Inrteraktion und Unterstützung bei der Nahrungsaufnahme). Projekte, die mehrere pflegerelevante Zielstellungen verfolgen, wurden entsprechend mehreren Modulen zugeordnet. Die Zuordnung orientiert sich dabei an den Potenzialen der robotischen Systeme zur Unterstützung im Rahmen der benannten Module. Besteht ein (Teil)Ziel eines Projektes darin, die körperliche Beweglichkeit von (potenziellen) Leistungsempfängerinnen und Leistungsempfängern zu erhalten, zu kompensieren oder wiederherzustellen, wird dieses der Kategorie »Mobilität« zugeordnet. Besteht ein (Teil)Ziel eines Projektes darin, die Kommunikation mit anderen Menschen sowie das Verstehen von Sachverhalten und die zeitliche und räumliche Orientierung zu unterstützen, wird dieses der Kategorie »Kognitive und kommunikative Fähigkeiten« zugeordnet. Besteht ein (Teil)Ziel eines Projektes darin, Ängsten, Aggressionen, Unruhe oder auch die Abwehr von pflegerischen Maßnahmen bei den Hilfeempfängern zu adressieren, wird dieses der Kategorie »Verhaltensweisen und psychische Problemlagen« zugeordnet. Besteht ein (Teil)Ziel eines Projektes darin, die Bewältigung von grundpflegerischen Maßnahmen (z. B. Körperpflege, Positionswechsel, Ankleiden, Toilettengang, Ernährung) zu unterstützen, wird dieses der Kategorie »Selbstversorgung« zugeordnet. Besteht ein (Teil)Ziel eines Projektes darin, die Hilfeempfänger bei krankheits- oder therapiebedingten Anforderungen und Belastungen zu unterstützen (z. B. Medikamentenmanagement, Erhebung von Vitalparametern, Notfallerkennung, Sturzerkennung etc.), wird dieses der Kategorie »Bewältigung von und selbständiger Umgang mit krankheits- oder therapiebedingten Anforderungen oder Belastungen« zugeordnet. Besteht ein (Teil)Ziel eines Projektes darin, die Fähigkeiten eines Hilfeempfängers zur Gestaltung des Tagesablaufes zu unterstützen (Kontakt zu anderen Menschen aufnehmen, Gestaltung der Unterhaltung, z. B. in Form von Gesellschaftsspielen), wird dieses der Kategorie »Gestaltung des Alltagslebens und sozialer Kontakte« zugeordnet. Besteht ein (Teil)Ziel eines Projektes darin, die Fähigkeit von Hilfeempfängern zur selbständigen Bewegung im öffentlichen Raum zu unterstützen (z. B. durch organisatorische Unterstützung und/oder durch Vermittlung entsprechender Strukturen, z. B. Transportmittel), wird

Mobilität	Kognitive und kommunikative Fähigkeiten	Verhaltensweisen und psychische Problemlagen	Selbstversorgung	Bewältigung von und selbständiger Umgang mit krankheits- oder therapiebedingten Anforderungen oder Belastungen	Gestaltung des Alltagslebens und sozialer Kontakte	Außerhäusliche Aktivitäten	Haushaltsführung	Sonstige (Grundlagenforschung, Evaluation)	Ausrichtung auf Pflegende
AuRoRoll (Sensormodul für Elektrorollstuhl)	ALIAS (Soz.-ass. Roboter)	Pilot RCT zur Robbe PARO (Emotionsrobbe)	AuRoRoll (Sensormodul für Elektrorollstuhl)	I-Support (Duschsystem)	SYMPARTNER (Soz.-ass. Roboter und Serviceroboter)	AuRoRoll (Sensormodul für Elektrorollstuhl)	AuRoRoll (Sensormodul für Elektrorollstuhl)	EmoRobot (Emotionsroboter)	CareJack (Orthese)
MAID (Mobilitätsassistent)	Pilot RCT zur Robbe PARO (Emotionsrobbe)		Care-o-bot 4 (Serviceroboter)	MAID (Mobilitätsassistent)	ALIAS (Soz.-ass. Roboter)	REHATHESE (Orthese)	Care-o-bot 4 (Serviceroboter)	ERimAlter (soz.-ass. Roboter)	SafeAssistance (Sensorsystem)
MOBOT (Mobilitätsassistent)	ROREAS (Reha-Assistant)		I-Support (Duschsystem)	MOPASS (Gangrehasystem)	AuRoRoll (Sensormodul für Elektrorollstuhl)		PowerGrasp (Orthese)	Humanoid Robots: Learning and Cooperating Multimodal Robots (Serviceroboter)	
MOPASS (Gangrehasystem)	SYMPARTNER (Soz.-ass. Roboter und Serviceroboter)		MAID (Mobilitätsassistent)	RECUPERA-Reha (Exoskelett)	Care-o-bot 4 (Serviceroboter)		REHATHESE (Orthese)	MTI-engAge (Begleitforschung)	
PowerGrasp (Ortheses)			MOBOT (Mobilitätsassistent)	REHATHESE (Orthese)	Pilot RCT zur Robbe PARO (Emotionsrobbe)		SRS (Serviceroboter+ soz.-ass. Roboter)	Robot-Era (Begleitforschung)	
RECUPERA-Reha (Exoskelett)			MOPASS (Gangrehasystem)	ROREAS (Reha-Assistant)	SRS (Serviceroboter+ soz.-ass. Roboter)		SYMPARTNER (Soz.-ass. Roboter und Serviceroboter)	TAPAS (Begleitforschung)	
REHATHESE (Orthese)			PowerGrasp (Ortheses)	SYMPARTNER (Soz.-ass. Roboter und Serviceroboter)				Tech4P (Begleitforschung)	
ROREAS (Reha-Assistant)			REHATHESE (Orthese)					WiMi-Care (Begleitforschung)	
			SRS (Serviceroboter+ soz.-ass. Roboter)						
			SYMPARTNER (Soz.-ass. Roboter und Serviceroboter)						

Tabelle 4: Systematisierung der Projektlandschaft entlang pflegerelevanter Kategorien

dieses der Kategorie »Außerhäusliche Aktivitäten« zugeordnet. Besteht ein (Teil)Ziel eines Projektes darin, die Aktivitäten wie Einkaufen, Behördengänge oder die Regelung finanzielle Angelegenheiten zu unterstützen, wird dieses der Kategorie »Haushaltsführung« zugeordnet. Diese Zuordnung erfolgte auf Basis der Selbstbeschreibungen der jeweiligen Projektkonsortien.

Die pflegerelevanten Aspekte ›Selbstversorgung‹, ›Mobilität‹ und ›Bewältigung von und selbständiger Umgang mit krankheits- oder therapiebedingten Anforderungen oder Belastungen‹ stellen demnach die führenden Themen der Entwicklung und Erprobung von Autonomen Systemen für die Pflege in Deutschland dar. Aspekte der »Gestaltung des Alltagslebens und sozialer Kontakte«, der »Haushaltsführung« sowie »Kognitive und kommunikative Fähigkeiten« werden weniger häufig in den Blick genommen. Die Aspekte »Verhaltensweisen und psychische Problemlagen« und »Außerhäusliche Aktivitäten« werden derzeit kaum adressiert. Acht von 25 Projekten widmen sich der Erforschung von Grundlagen oder der Evaluation bzw. Begleitung von Autonomen Assistenzsystemen im Handlungsfeld. Lediglich zwei Projekte zielen unmittelbar auf die Unterstützung der professionellen Pflege.

4.3 Sozialrechtliche Rahmungen des Einsatzes von Autonomen Systemen in der Pflege

Mit Blick auf die sozialrechtlichen Rahmenbedingungen zur Erbringung und Inanspruchnahme von Pflegeleistungen wird im Folgenden die Frage untersucht, welche Anschlussstellen auf dieser Regulationsebene für den Einsatz von Autonomen Systemen in der Pflege gegeben sind bzw. in welchen Bereichen Eingriffe vorzunehmen sind, um den Einsatz von Autonomen Assistenzsystemen zu regulieren. Gefragt wird damit nach den Potenzialen und Grenzen für den Einsatz von Autonomen Assistenzsystemen im Kontext der beruferechtlichen Grundlagen (Kap. 4.3.1) sowie der leistungsrechtlichen Bestimmungen des pflegerischen Handelns (4.3.2) mit Blick auf die aktuellen (Stand 2016) normativen Vorgaben sowie in Bezug auf die Weiterentwicklungen der rahmenden Gesetzgebungen.

4.3.01 Beruferechtliche Anschlussstellen und Begrenzungen

Die beruferechtlichen Bestimmungen pflegerischen Handelns werden hier (Stand 2016) aus dem Krankenpflegegesetz und dem aktuell in der politischen Abstimmung befindlichen Pflegeberufereformgesetz abgeleitet. Der aktuell dem

Bundesrat vorliegende Gesetzentwurf der Bundesregierung für ein Pflegeberu-fereformgesetz (Entwurf PflBRefG, mit Stand vom 09.03.2016, vgl. BT-Drs. 18/7823)[6] novelliert die derzeit gültigen beruferechtlichen Grundlagen der Alten-pflege und der Gesundheits- und Krankenpflege bzw. Gesundheits- und Kin-derkrankenpflege. Die mit diesem Entwurf angestoßene Etablierung einer generalistischen beruflichen Pflegeausbildung (Zusammenführung der Alten-pflege, Gesundheits- und Krankenpflege, Gesundheits- und Kinderkranken-pflege über eine gemeinsame, generalistisch ausgerichtete Ausbildung in zwei von drei Ausbildungsjahren) sowie (ergänzend zur beruflichen Pflegeausbil-dung) die Etablierung einer hochschulischen Pflegeausbildung auf Bachelorni-veau soll sicherstellen, dass die berufliche Pflege den heterogenen und vielfach komplexen Pflegebedarfen verschiedener Altersgruppen in diversen Pflege-kontexten (ambulant, stationär) zukünftig gerecht werden kann. Erstmalig hält die Gesetzgebung eine Vorbehaltsregelung hinsichtlich der Tätigkeiten von ausgebildeten Pflegefachpersonen vor. Die Gesetzgebung intendiert darüber explizit eine professionsspezifische Aufwertung der Pflegeberufe (vgl. Entwurf PflBRefG B. Besonderer Teil, Zu Abschnitt 2, Zu § 4). Entlang des Pflegepro-zesses als grundlegende Strukturhilfe werden pflegerische Aufgaben im Bereich von Pflegequalität und Patientenschutz identifiziert, die ausschließlich von ausgebildeten Pflegefachpersonen durchzuführen sind. Gleichzeitig wird über differenzierte Zielsetzungen der beruflichen und der hochschulischen Pflege-ausbildung eine Ausdifferenzierung pflegefachlicher Kompetenzen forciert, wobei die berufliche Pflegeausbildung »entsprechend dem allgemein aner-kannten Stand pflegewissenschaftlicher, medizinischer und weiterer bezugs-wissenschaftlicher Erkenntnisse« (Entwurf PflBRefG §5, Abs. 2) erfolgt und die hochschulische Pflegeausbildung über eine Auseinandersetzung mit wissen-schaftlichen Grundlagen und Methoden stärker wissenschaftsorientiert ausge-richtet ist (Entwurf PflBRefG §37, Abs. 2). Im Folgenden werden insbesondere zwei beruferechtliche Aspekte hervorgehoben, die, bei Verabschiedung der novellierten beruferechtlichen Grundlagen (Entwurf PflBRefG)[7], die hier ver-folgten Fragestellungen betreffen. Einerseits betrifft dies die explizite berufe-rechtliche Grundlegung des pflegerischen Handelns durch den Pflegeprozess, andererseits stellt das Pflegeberufereformgesetz einen expliziten Bezug zum Einsatz von *neuen Technologien* in der Pflege her.

Der Entwurf für das PflBRefG unterteilt in § 4 die vorbehalten Tätigkeiten von Pflegekräften in drei Bereiche: 1. Feststellung des individuellen Pflegebe-

---

6 Das Pflegeberufereformgesetz wurde im Jahr 2017 verabschiedet und mit Beginn des Jahres 2020 in Kraft gesetzt.

7 Die hier diskutierten Aspekte wurden in der verabschiedeten Fassung des Pflegeberufere-form-gesetzes von 2017 beibehalten.

darfs, 2. Organisation des Pflegeprozesses und 3. Analyse, Evaluation, Sicherung und Entwicklung der Qualität in der Pflege. Demnach sind in der Pflegeausbildung Kenntnisse und Kompetenzen zu vermitteln, die es beruflich Pflegenden erlauben, selbstständig präventive, kurative, rehabilitative, palliative und auch sozialpflegerische Maßnahmen zur Erhaltung, Förderung, Wiedererlangung und Verbesserung der physischen und psychischen Situation der zu pflegenden Menschen einzuleiten. Auf der Grundlage einer professionellen Ethik soll das pflegerische Handeln die Selbstständigkeit der zu pflegenden Personen fördern und ihr Recht auf Selbstbestimmung wahren (§5).

Während im Krankenpflegegesetz in der Fassung von 2003 die Ausbildungsziele noch implizit entlang des Pflegeprozesses beschrieben wurden (vgl. KrPflG §2 Abs. 2), sucht das Pflegeberufereformgesetz in der Formulierung der Ausbildungsziele sowie vorbehaltlicher Tätigkeiten explizit den Anschluss an das Pflegeprozessmodell, wie es in Kap. 1 skizziert und diskutiert wurde.

Eine weitere, für den hier besprochenen Zusammenhang bedeutsame Änderung der beruferechtlichen Grundlagen besteht in der expliziten Bezugnahme auf den Einsatz von ›neuen Technologien‹ in der Pflege, die in der Definition der Ausbildungsziele der hochschulischen Pflegeausbildung hergestellt wird. Im Unterschied zum Krankenpflegegesetz in der Fassung von 2003, das die Anwendung von Technologien im Kontext der beruflichen Pflege nicht explizit thematisiert, wird die Fähigkeit »neue Technologien in das berufliche Handeln übertragen zu können« mit dem Pflegeberufereformgesetz von 2017 als neues Ausbildungsziel einer hochschulischen Pflegebildung fixiert (PflBRefG §37, Abs. 3, Satz 3).[8]

Mit der unspezifischen Bezeichnung ›*neue Technologien*‹ wählt der Gesetzgeber im Entwurf für das Pflegeberufereformgesetz eine Formulierung, die auf die Möglichkeit der Verwendung von intelligenten Technologien in der Pflege verweist. Unklar bleibt dabei, auf welche Technologien bzw. Technologietypen (z. B. Telecare/Telemedizin, Assistive Technologien oder auch Autonome Systeme) konkret Bezug genommen wird. Insofern die Verantwortung für die Übertragung von neuen Technologien in das berufliche Handeln der Pflege allerdings bei Absolventinnen und Absolventen einer hochschulischen Pflegeausbildung verortet wird, wird aber deutlich, dass für diese Aufgaben erweiterte Kompetenzen vorzuhalten sind: Entscheidungen für oder gegen den Einsatz von

---

8 Mit der Vorlage der Pflegeberufe-Ausbildungs- und Prüfungsverordnung (PflAPrV) vom 02. 10. 2018 sowie der Rahmenlehrpläne der Fachkommission nach §53 PflBG für den theoretischen und praktischen Unterricht von August 2019 wurden einschlägige Kompetenzziele im Umgang mit neuen Technologien für die berufliche Ausbildung in der Pflege formuliert. Diese adressieren allerdings vorzugsweise technisch-instrumentelle Kompetenzen im Umgang mit neuen Technologien in der Pflege, komplexere Qualifikationsziele sind in diesem Zusammenhang kaum angelegt.

Autonomen Assistenzsystemen in der Pflege erfordern ein detailliertes Wissen über die konkreten Funktionalitäten einer in Frage stehenden Technologie, darüber hinaus aber auch das Wissen um unbeabsichtigte Nebenfolgen, etwa darüber, welche ggf. noch vorhandenen Ressourcen durch den Technologieeinsatz ggf. auch nicht mehr abgerufen werden, wie sich die anvisierte Technologie in die Alltags- und Lebenswelt der Hilfeempfänger einpasst, welche subjektiven Präferenzen oder auch Bedenken oder gar Befürchtungen auf Seiten der Hilfeempfänger dabei zu berücksichtigen sind, welche ethisch-moralischen Problemstellungen im individuellen Einzelfall zu berücksichtigen und wie diese ggf. zu bearbeiten sind u.v.m.[9]

Die beruferechtlichen Grundlagen der Pflege in der Fassung des Pflegeberufereformgesetzes von 2017 bieten damit unmittelbare Anschlussstellen für eine Integration von Autonomen Assistenzsystemen in der Pflege. Die explizite Grundlegung des pflegerischen Handelns über den Pflegeprozess liefert ein theoretisches Fundament zur Einpassung dieser Systeme in die Arbeitsprozesse der Pflege, die beruferechtliche Formulierung von Verantwortlichkeiten entlang qualifikatorischer Voraussetzungen verweist auf erweiterte Kompetenzanforderungen im Umgang mit diesen Systemen sowie auf entsprechende Regulierungserfordernisse im Handlungsfeld (z. B. institutionelle Festlegung konkreter Aufgaben- und Verantwortungsbereiche einschließlich entsprechender Handlungsspielräume für hochschulisch qualifizierte Pflegende).

4.3.02 Leistungsrechtliche Anschlussstellen und Begrenzungen

Pflegerisches Handeln wird im Rahmen leistungsrechtlicher Regulationen stets im Verhältnis zu objektiv einschätzbaren individuellen Pflegebedarfen bestimmt. Die gesetzlichen Grundlagen zur Einschätzung des Pflegebedarfs und eines entsprechenden Leistungsanspruchs sind insbesondere im SGB XI (Gesetzliche Pflegeversicherung) verankert. Diese leistungsrechtlichen Grundlagen der Pflegearbeit im Rahmen der Pflegeversicherung werden vor dem Hintergrund der demografischen Entwicklung in Deutschland und stetig steigender Pflegebedarfe fortlaufend überarbeitet und angepasst. Mit der Verabschiedung des zweiten Pflegestärkungsgesetzes (PSG II) wurde die Einführung eines neuen Pflegebedürftigkeitsbegriffs, eines neuen Begutachtungsinstrumentes zur Feststellung des Pflegebedarfs (NBA) sowie eine Reform der Pflegestufen für das Jahr 2017 beschlossen. Diese Anpassungen sind als Reaktion auf eine Kritik an einer eher verrichtungsbezogenen Beurteilung des individuellen Pflegebedarfs zu verstehen, die Pflegebedürftigkeit vorzugsweise an den körperlichen Fähigkei-

---

9 Vgl. jüngst z. B. Kuhn et al. (2019).

ten eines hilfebedürftigen Menschen zur Bewältigung von Alltagsverrichtungen festmacht. Im Mittelpunkt der Kritik steht dabei der Fokus auf physische Mobilität. Dieser führt zu Fehleinschätzungen des tatsächlichen Pflege- und Unterstützungsbedarfs insbesondere bei demenziell erkrankten Personen, deren Fähigkeit zur Selbstversorgung bei vorliegender körperlicher Mobilität aufgrund kognitiver Einbußen eingeschränkt ist. Zusätzlich wird kritisiert, dass Rehabilitations- sowie Präventionspotentiale nicht berücksichtigt werden und der tatsächliche Pflege- und Unterstützungsbedarf nur unvollständig erfasst werde (Wingenfeld et al. 2011, vgl. zu Rehalbilitations- und Präventionspotentialen Pavlik et al. 2004). Bis zum Jahr 2017 galten nach SGB XI, § 14 Abs. 1 diejenigen Personen als pflegebedürftig im Sinne des Pflegeversicherungsrechtes, »die wegen einer körperlichen, geistigen oder seelischen Krankheit oder Behinderung für die gewöhnlichen und regelmäßig wiederkehrenden Verrichtungen im Ablauf des täglichen Lebens auf Dauer, voraussichtlich für mindestens sechs Monate, in erheblichem oder höherem Maße (§ 15) der Hilfe bedürfen.« Die Einschätzung der Pflegebedürftigkeit sollte nach §15 SGB XI durch den Medizinischen Dienst der Krankenkassen (MDK) vorgenommen werden. Dabei erfolgte eine Einteilung der Aktivitäten des täglichen Lebens in die vier Bereiche ›*Körperpflege und Ausscheidungen*‹ ›*Ernährung*‹, ›*Mobilität*‹ und ›*hauswirtschaftliche Versorgung*‹. Als Maßstab zur Einstufung in eine Pflegestufe wurde die Zeit erhoben, die nicht professionell Pflegende aufwenden, um hilfe- oder pflegebedürftige Menschen bei den Aktivitäten des täglichen Lebens zu unterstützen (vgl. § 15 SGB XI). In Abhängigkeit vom zeitlichen Ausmaß des Hilfe- und Unterstützungsbedarfs wurden Leistungen der Pflegeversicherung (Dienst-, Sach-, Geldleistungen) in drei Stufen gewährt (vgl. § 15 SGB XI).

Mit dem PSG II wurde nun ein Pflegebedürftigkeitsbegriff verankert, der insbesondere Menschen mit kognitiven und psychischen Einschränkungen den Zugang zu Leistungen der Pflegeversicherung erleichtern soll. Demnach ist »eine Person als pflegebedürftig zu bezeichnen, wenn sie:
- infolge fehlender personaler Ressourcen, mit denen körperliche oder psychische Schädigungen, die Beeinträchtigung körperlicher oder kognitiver/ psychischer Funktionen, gesundheitlich bedingte Belastungen oder Anforderungen kompensiert oder bewältigt werden könnten,
- dauerhaft oder vorübergehend
- zu selbstständigen Aktivitäten im Lebensalltag, selbstständiger Krankheitsbewältigung oder selbstständiger Gestaltung von Lebensbereichen und sozialer Teilhabe
- nicht in der Lage und daher auf personelle Hilfe angewiesen ist.« (Wingenfeld et al. 2007, S. 43)

Pflegebedürftigkeit wird damit leistungsrechtlich primär über eine beeinträchtigte Selbstständigkeit definiert. Als selbständig gilt dabei eine Person dann, wenn sie »eine Handlung bzw. Aktivität alleine, d. h. ohne Unterstützung durch andere Personen oder unter Nutzung von Hilfsmitteln, durchführen kann.« (MDS 2016, S. 36)

Damit wird ein Paradigmenwechsel eingeleitet, der auch mit Blick auf die sozialrechtliche Relevanz von Autonomen Systemen in der Pflege weitreichende Folgen haben könnte: »In der Konsequenz ist es vorstellbar, wenn auch moralisch kaum erwünscht, dass immer mehr Aktivitäten des täglichen Lebens von Pflegebedürftigen durch technische Assistenz unterstützt und so das Maß an personaler Hilfe verringert werden. So ließe sich der Grad der Pflegebedürftigkeit niedrig halten, was wiederum die Kosten in der Pflegeversicherung senkt. Der neue Pflegebedürftigkeitsbegriff könnte dann ein starker Impuls werden, um technischen Lösungen den Vorrang vor personalen zu geben.« (Manzeschke 2014, S. 13) Das SGB XI sieht die Erfassung des Hilfsmittelgebrauchs sowie eine Einschätzung des Hilfsmittelbedarfs zur »Verbesserung der Situation« explizit vor, entsprechend sind diese Aspekte auch im neuen Instrument zur Begutachtung der Pflegebedürftigkeit (NBA) sowie in den GKV-Richtlinien zur Begutachtung bzw. Feststellung von Pflegebedürftigkeit (vgl. MDS 2013, 2016) verankert. »Alle Hilfsmittel, Pflegehilfsmittel oder technischen Hilfen der antragstellenden Person, ungeachtet der Kostenträgerschaft« sind demnach unter dem Aspekt aufzuführen, »ob durch den Hilfs- bzw. Pflegehilfsmitteleinsatz die Selbständigkeit erhöht oder die Pflege erleichtert werden kann oder ob er zur Linderung dient« (MDS 2016, S. 31). Weiterhin wurde geregelt, dass Empfehlungen des MDK, die im Rahmen der Begutachtung von Pflegebedürftigkeit zum Hilfsmittelbedarf formuliert werden, als Antrag auf diese Leistungen nach § 40 SGB XI gelten, wenn der oder die Versicherte bzw. Bevollmächtigte dem zustimmen.

Hilfsmittel und Pflegehilfsmittel werden dabei leistungsrechtlich unterschieden in Hilfsmittel der GKV (§ 33 SGB V) und Pflegehilfsmittel der Pflegeversicherung (§ 40 SGB XI). Nach § 33 SGB V haben Versicherte einen »Anspruch auf Versorgung mit Hörhilfen, Körperersatzstücken, orthopädischen und anderen Hilfsmitteln, die im Einzelfall erforderlich sind, um den Erfolg der Krankenbehandlung zu sichern, einer drohenden Behinderung vorzubeugen oder eine Behinderung auszugleichen, soweit die Hilfsmittel nicht als allgemeine Gebrauchsgegenstände des täglichen Lebens anzusehen oder nach § 34 Abs. 4 ausgeschlossen sind.« Pflegebedürftige haben nach § 40 des SGB XI »Anspruch auf Versorgung mit Pflegehilfsmitteln, die zur Erleichterung der Pflege oder zur Linderung der Beschwerden des Pflegebedürftigen beitragen oder ihm eine selbständigere Lebensführung ermöglichen, soweit die Hilfsmittel nicht wegen

Krankheit oder Behinderung von der Krankenversicherung oder anderen zuständigen Leistungsträgern zu leisten sind.«

Der Einsatz von Autonomen Assistenzsystemen als Bestandteil sozialrechtlicher Leistungsansprüche kann erst erfolgen, wenn die technischen Systeme in das Pflegehilfsmittelverzeichnis aufgenommen werden. Die Voraussetzungen für die Aufnahme in die Verzeichnisse bestehen in einem (zumeist durch klinische Studien) nachgewiesenen medizinischen oder pflegerischen Nutzen, Funktionstauglichkeit, Sicherheit und Qualität (vgl. BMG 2013, S. 24)[10].

Eine Studie des Bundesministeriums für Gesundheit (BMG 2013) verfolgt das Ziel, »innovative technische Assistenzsystemen ausfindig zu machen, die sich in besonderer Weise für den Pflegebereich eignen« (ebd., S. 24) und ggf. zukünftig von den Versicherten im Rahmen der leistungsrechtlichen Ansprüche nach § 33 SGB V (Hilfsmittel) und nach § 40 SGB XI (Pflegehilfsmittel) in Anspruch genommen werden könnten. Demnach berücksichtigen die Hilfs- und Pflegehilfsmittelverzeichnisse der gesetzlichen Kranken- und Pflegeversicherung bereits einige innovative Systeme und Produkte, es finden sich aber derzeit noch weit überwiegend ›klassische Geräte‹ (z. B. Hörgeräte, Inhalationsgeräte, Elektrorollstühle, elektrisch verstellbare Betten etc., vgl. ebd., S. 25 f). Im Rahmen der Untersuchung werden darüber hinaus weitere innovative Technologien, auch Autonome Systeme, mit Blick auf eine mögliche Aufnahme in die Hilfs- und Pflegehilfsmittelverzeichnisse der gesetzlichen Kranken- und Pflegeversicherung geprüft. Autonome Assistenzsysteme werden dabei den (NBA-entlehnten) pflegerelevanten Einsatzbereichen »Sicherheit und Haushalt« (»Serviceroboter für die Hausreinigung« und »Assistenzroboter«) sowie »Kommunikation und kognitive Aktivierung« (Emotionale Robotik) zugeordnet (ebd., S. 38). Da methodisch belastbare Nutzen- und Wirksamkeitsnachweise für technische Assistenzsysteme derzeit kaum vorliegen, wurde im Rahmen der BMG-Studie eine semi-quantitative Nutzenabschätzung vorgenommen (ebd., S. 40 ff.), um prospektiv die Relevanz dieser Systeme unter Berücksichtigung pflegerelevanter Dimensionen einzuschätzen. Vor dem Hintergrund dieser Ergebnisse sowie einer ergänzenden Kosten-Nutzen-Betrachtung (ebd., S. 64 ff.) wurden Autonome Systeme zunächst nicht zur Aufnahme in die Verzeichnisse empfohlen.

Die BMG-Studie (2013) verweist schließlich grundsätzlich darauf, dass leistungsrechtlich legitimierte innovative Assistenzsysteme derzeit fast ausschließlich über das Hilfsmittelverzeichnis der Krankenversicherung zugänglich, jedoch kaum im Pflegehilfsmittelverzeichnis der Pflegeversicherung ge-

---

10 Jüngst auch Weiß et al. (2017) sowie aktuelle Impulse über das Digitale-Versorgung-Gesetz (2019) und das E-Health-Gesetz (2015). Mit dem Digitale-Versorgung-Gesetz von 2019 wird der Leistungsanspruch auf Versorgung mit digital gestützten Medizinprodukten niedriger Risikoklasse im Sinne digitaler Gesundheitsanwendungen neu reguliert und ab 2020 in die Regelversorgung übernommen.

listet sind. Die Inanspruchnahme ist damit derzeit an die Diagnose spezifischer Erkrankungen bzw. Behinderungen (oder drohender Behinderung) gebunden, eine Finanzierung über die Pflegeversicherung ist derzeit nicht möglich. Autonome Systeme sind aktuell nicht in den Hilfs- und Pflegehilfsmittelverzeichnissen der gesetzlichen Kranken- und Pflegeversicherung gelistet. Um aktuelle Entwicklungen im Bereich der sozio-assistiven Systeme sowie der Servicerobotik (vgl. Kap. 4.1) für den breiten Nutzerkreis von pflegebedürftigen Menschen im Sinne des SGB XI leistungsrechtlich legitimiert verfügbar zu machen, wären Systeme dieser Art insbesondere auch in das Pflegehilfsmittelverzeichnisse aufzunhemen.

4.3.03 Zwischenfazit zu Autonomen Systemen in der Pflege

Die Ergebnisse der systematischen Literaturrecherche und Projektübersicht zu Autonomen Systemen in der Pflege verweisen einerseits auf zunehmende Entwicklungs- und Forschungsaktivitäten in diesem Feld, andererseits jedoch auf einen sehr begrenzten methodisch belastbaren Erkenntnisstand zu den Einsatzbedingungen und Effekten des Einsatzes dieser Systeme im Handlungsfeld. Insgesamt konnten 26 einschlägige Projekte in Deutschland bzw. mit Beteiligung deutscher Entwicklungs- und Forschungsgruppen identifiziert werden. Der Schwerpunkt der Entwicklung für den engeren Bereich der Pflege liegt im Bereich der Sozio-assistiven Systeme sowie der Servicerobotik. Die dynamische Entwicklung im Bereich der Autonomen Systeme im Kontext der Neurorehabilitation wird in diesem Zusammenhang nicht dem Handlungsfeld der Pflege zugeordnet. Die Studienlage zum Einsatz von Autonomen Systemen in der Pflege ist insgesamt begrenzt und sowohl mit Blick auf funktionale Aspekte der Wirksamkeit als auch in Bezug auf grundlegende Fragen, etwa der Akzeptanz bei den (potenziellen) Nutzern oder übergreifenden Aspekten der Mensch-Technik-Interaktion, durch begrenzte methodische Güte gekennzeichnet. Die vorliegenden Studien bescheinigen der Entwicklung allerdings ein erhebliches Potenzial: *Sozio-assistive Systeme zur Unterstützung sozial-kommunikativer Aspekte der Pflege* im Umgang mit älteren Mensch und (potenziellen) Hilfeempfängern, mit demenziell erkrankten Menschen und ihren Angehörigen sowie mit Kindern erfahren demnach bei den Probanden in der Pflege Aufmerksamkeit und Interesse und können das Interaktionsverhalten der Probanden tendenziell verbessern. Allerdings sind belastbare Erkenntnisse zu übergreifend relevanten Faktoren des Einsatzes sozio-assistiver Robotik in der Pflege (z. B. Design, Mensch-Technik-Schnittstellen, Funktionalitäten etc.) derzeit noch kaum erkennbar. Weiterhin wird eine systematische Einpassung dieser Systeme in die Arbeitsprozesse der Pflege bislang kaum vorgenommen. Mit Blick auf Entwicklungen im Bereich der *Servicerobotik für hilfebedürftige Menschen* verweisen die vorliegenden Studien auf Schwerpunktsetzungen im Bereich der Unterstützung von ›Mobilität‹, ›Selbstpflege‹, ›Interaktion bzw. Beziehungsarbeit‹ sowie ›weitere Aktivitäten‹. In diesem Zusammenhang wird auch auf Potenziale zur Entlastung von pflegenden Angehörigen aufmerksam gemacht. *Servicerobotik für professionell Pflegende* fokussiert derzeit vorzugsweise auf die Unterstützung von logistisch-organisatorischen Aspekten der Pflegearbeit (z. B. im Rahmen des Medikamentenmanagements). Die Studienergebnisse verweisen auf die hohe Relevanz der interdisziplinären Zusammenarbeit zwischen Pflege und Technikwissenschaften bereits im Rahmen der Entwicklung der Systeme, darüber hinaus aber auch in der Phase der Implementierung. Weiterhin wird auf qualifikatorische Voraussetzungen bei den Nutzern der Systeme verwiesen. Systeme zur Unterstützung der direkten, patientennahen Pflegearbeit finden sich derzeit noch kaum. Die Studienlage zu den Rahmenbedingungen des Einsatzes dieser Systeme ist derzeit sehr dünn.

Die Analyse der berufe- und leistungsrechtlichen Grundlagen der Pflege verdeutlicht unmittelbare Anschlussstellen für eine Integration von Autonomen Assistenzsystemen in der Pflege, zeigt aber auch Begrenzungen und potenzielle Gefahren auf. Das Pflegeberufereformgesetz liefert ein theoretisches Fundament zur Einpassung Autonomer Systeme in die Arbeitsprozesse der Pflege (Pflegeprozess) und formuliert Verantwortlichkeiten entlang qualifikatorischer Voraussetzungen, die erweiterte Kompetenzanforderungen im Umgang mit diesen Systemen verdeutlichen. Die leistungsrechtlichen Grundlagen der Kranken- und Pflegeversicherung eröffnen potenziell die Möglichkeit, Autonome Systeme in die Hilfsmittel- bzw. Pflegehilfsmittelverzeichnisse (SGB V und XI) aufzunehmen – aktuelle Untersuchungen stellen diese Perspektive allerdings kurz- bis mittelfristig nicht in Aussicht. Insbesondere wurde in diesem Zusammenhang aber auch darauf hingewiesen, dass mit der Etablierung eines neuen Pflegebedürftigkeitsbegriffs über das PSG II die Möglichkeit besteht, dass der systematische Einsatz von Autonomen Systemen in der Pflege den Zugang zu Leistungen der Pflegeversicherung insgesamt erschwert und personelle Unterstützung für pflegebedürftige Menschen insgesamt verringert wird. Unter Aspekten der Wirtschaftlichkeit im Rahmen der Sozialgesetzgebung wird damit ggf. ein starker Impuls gesetzt, technischen Lösungen den Vorrang vor personalen Unterstützungsleistungen zu geben.

5. Pflegewissenschaftliche Bewertungen

5.1 Pflegetheoretische Bewertungen

Betrachtet man die Entwicklung von Autonomen Assistenzsystemen in der Pflege zunächst unter Gesichtspunkten ihrer prioritären Einsatzfelder und Funktionalitäten, so ist aus pflegewissenschaftlicher Perspektive zunächst und insbesondere der begrenzte empirische Erkenntnisstand sowie die in der Regel unzureichende Güte der vorliegenden internationalen Studien hervorzuheben (vgl. Kap. 4.1).

Studien zur Akzeptanz von Robotern in der Pflege sind zumindest in Deutschland rar (vgl. Claßen et al. 2010; Meyer 2011; Graf et al. 2012; Becker 2013). Diese Erhebungen verweisen darauf, dass Autonome Systeme zur Entlastung bzw. zur Unterstützung von körperlich anspruchsvollen Arbeiten im häuslichen Alltag von Hilfeempfängern bzw. im Berufsalltag von professionell Pflegenden durchaus akzeptiert werden, Systeme, die allerdings Funktionen der Pflege, der Versorgung oder der Kommunikation übernehmen sollen, lediglich geringe Akzeptanz erfahren und schließlich Systeme, die die personelle Arbeit mit dem Hilfeempfänger ersetzen sollen, gänzlich abgelehnt werden. Eine repräsentative Befragung des Bundesministeriums für Bildung und Forschung verweist allerdings darauf, dass immerhin ein Viertel der Bevölkerung den Einsatz von robotischen Systemen in der Pflege grundsätzlich befürwortet (BMBF 2015). Internationale Studien zeigen, dass lebensähnliche, humanoide Roboter als Peers akzeptiert werden (vgl. z. B. Broadbent et al. 2009, Hutson et al. 2011). Argumentiert wird darüber hinaus, dass, wenn ältere Menschen das Verhalten eines Roboters als empathisches Verhalten akzeptieren, ihnen faktisch durch das künstliche Verhalten eines Roboters Empathie entgegengebracht wurde (Ryle 1984; Hinweis in Metzler et al. 2014). Insofern könnte das ethisch bedeutsame Täuschungs-Argument (zusammenfassend: Remmers 2014) entkräftet werden. Beobachtet wurde aber auch, dass religiöse Traditionen Einfluss auf die Akzeptanz technischer Apparate haben (Metzler et al. 2015). Insgesamt wird in Bezug auf diese empirischen Erhebungen kritisiert, dass der Einsatz von

Autonomen Systemen in der Regel unter laborähnlichen Bedingungen stattfindet, mit Blick auf Zielgruppen und konkreter Technologie bisher nur unzureichend differenziert wird und den Studien in der Regel ein Design zugrunde gelegt wird, das vorzugsweise auf die Erzeugung von Zustimmung der in Frage stehenden Technologien ausgerichtet ist (vgl. Krings et al. 2012).

Unter pflegetheoretischen Gesichtspunkten fällt auf, dass der derzeitige deutschsprachige Diskurs den Entwicklungs- und Forschungsstand zum Einsatz Autonomer Systeme in der Pflege empirisch vorzugsweise unter funktionalistischen Aspekten der Kompensation von menschlichen ›Grundbedürfnissen‹ diskutiert, wie sie (im Anschluss an die Pflegetheorien von Orem [1971], Henderson [1955] und Roper/Logan/Thierney [1993]) etwa im »Modell der fördernden Prozesspflege« (Krohwinkel 2013) beschrieben wurden (›Kommunizieren können‹, ›Sich bewegen können‹, ›Vitale Funktionen des Lebens aufrecht erhalten‹, ›Sich pflegen‹, ›Essen und Trinken‹, ›Ausscheiden‹, ›Sich kleiden‹, ›Ruhen und schlafen‹, ›Sich beschäftigen‹, ›Die eigene Sexualität leben können‹, ›Für eine sichere/fördernde Umgebung sorgen können‹, ›Soziale Kontakte, Beziehungen und Bereiche sichern und gestalten‹, ›Mit existentiellen Erfahrungen des Lebens umgehen‹).

Der internationale pflegewissenschaftliche, bzw. im engeren Sinne: der pflegetheoretische wie pflegephilosophische Diskurs diskutiert die Möglichkeiten und Begrenzungen dieser Systeme dagegen weniger unter funktionalen Gesichtspunkten der Pflegearbeit, vielmehr wird im Anschluss an techniktheoretische Auseinandersetzungen der Blick auf mögliche Veränderungen im Handlungsfeld gerichtet, die sich z.B. in Bezug auf das Selbstverhältnis des Menschen, die Mensch-Technik-Interaktion, das Selbstverständnis der Profession oder auch im Zusammenhang mit den rahmenden Bedingungen der Pflegearbeit ergeben können. Die markanten Positionen dieser Debatte werden im Folgenden aufgezeigt und für eine pflegewissenschaftliche Bewertung zusammengeführt.

5.1.01 Mensch-Technik-Interaktion in der Pflege

Der Einsatz von Autonomen Systemen in der Pflege geht, so de Ruiter et al. (2016), mit Rückwirkungen auf das Selbstverhältnis der Hilfeempfänger, das eigene körperlich-leibliche Erleben einher (vgl. i.F. insbesondere Remmers 2019). Am Beispiel automatisierter Informationsverarbeitungssysteme in der Pflege verweisen die Autoren auf Folgen eines *loss of controll*, die sich in Phänomenen einer *depersonalization* bekunden. Auch Metzler/Barnes (2014) betonen, dass der Robotereinsatz in der Pflege zu Transformationen des Selbstverhältnisses – mithin des Verhältnisses zur Natur des Menschen – führt. Almeida Vieira Monteiro (2016) verweist darauf, dass der Körper (*the body*) durch Einschaltung moderner Technologien zu etwas Zwiespältigem geraten kann: das Natürliche und das Künstliche können sich zu prothetischen Körpern bzw. zu hybriden Körper verbinden. Der eigene Körper wird dabei bisweilen als digitales Artefakt erlebt. Auch in Bezügen der Pflegearbeit können sich entsprechende Ambiguitäten auswirken, insofern es zu einer Trennung zwischen technischen Aspekten von Care und den gewissermaßen lebensgeschichtlich »einverleibten« Erfahrungen kommen kann (vgl. Barnard 2016). Perspektivisch wird in dieser Entwicklung die Gefahr eines zunehmenden Spannungsverhältnisses gesehen, insofern Pflege zukünftig in Orientierung an körpernahen Erfahrungen (body care) einerseits oder aber – gegenteilig – in Orientierung an technisch optimierten Körpern (Cyborg body) erfolgen könnte. Die Vorstellung, dass Menschen Maschinen zu gestalten wähnen (Hefner 2003; Turkle 2011), verkehrt sich bei genauerer Betrachtung dahingehend, dass Maschinen gestalterischen Einfluss auf Menschen gewinnen (vgl. Metzler/Barnes 2014). Dabei sollte allerdings unterschieden werden zwischen einer technischen und medialen Durchdringung der Lebenswelt beispielsweise mit neuen Kommunikationstechnologien und der technischen Durchdringung des menschlichen Leibes beispielsweise in einer zunehmend prothetisch ausgerichteten modernen Medizin (vgl. auch Spreen 2010).

Mit Blick auf Fragen der Personalität und Authentizität in der Pflege werden aktuell in der pflegewissenschaftlichen Literatur zunehmend Fragen des Einsatzes humanoider Roboter sowie entsprechende Voraussetzungen und Folgen diskutiert. Dabei geht es vor allem darum, inwieweit Therapie- bzw. Emotionsroboter echte Begleiter (*companions*) sein können, inwieweit sie also authentische Beziehungen herstellen können (vgl. z. B. Metzler et al. 2015). Auf einer rein behaviouralen Ebene steht in Diskussion, ob entsprechende Systeme in der Lage sind, menschliches Verhalten nicht nur nachzuahmen, sondern darauf auch selbständig zu reagieren. Wenn Autonome Systeme in der Lage sind, den Schein einer tatsächlichen Präsenz von Pflegepersonen zu erzeugen, dann wären ihnen ggf. substituierende Funktionen zuzuerkennen. Metzler et al. (2015) gehen allerdings davon aus, dass Irreführungen dieser Art mit erheblichen psychologischen, moralischen und spirituellen Implikationen verbunden wären.

Auf einer komplexeren Ebene steht die Authentizität des Verhaltens Autonomer Systeme in Frage. Am Beispiel von *electronic health record*-Systemen (Systeme, mit denen Gesundheitsdaten eines Patienten zwischen verschiedenen Institutionen und Akteuren im Gesundheitswesen ausgetauscht werden können) habe sich bereits gezeigt, dass Autonome Systeme die personalen Besonderheiten und spezifischen Bedarfe und Bedürfnisse von Hilfeempfängern nur unzureichend, nämlich über den bloßen Abgleich mit statistischen Durchschnittswerten verifizieren können (vgl. de Ruiter 2016).

Ein echter *companion* hätte weiterhin Subjekt konstituierende Funktionen zu erfüllen. Dazu würde bspw. Empfindungs- und Empathievermögen gehören, eine Leistung, die robotische Systeme gegenwärtig (noch) nicht realisieren. Sparrow/Sparrow (2006) gehen allerdings davon aus, dass die Befähigung zum Ausdruck authentischer Gefühle (und nicht nur ihre Imitation) auch bei robotischen Systemen für die Zukunft nicht auszuschließen ist. Ihre Schlussfolgerung lautet: »If robots do become capable of experiencing and expressing these emotions and participating in these social relations then there would presumably be nothing wrong with substituting relationships with robots for human relationships.« (Sparrow/Sparrow 2006, 154) Während die ethischen Implikationen dieser Einschätzung an anderer Stelle zur Diskussion gestellt werden (vgl. Kap. 5.2), lautet ein psychologischer Einwand, dass unklare Abgrenzungen zwischen Mensch und Maschine Tendenzen einer Depersonalisierung auf Seiten der menschlichen Akteure begünstigen können (vgl. Davies 2007, zit. n. Metzler 2015). Über unklare Abgrenzungen zwischen Mensch und Maschine einerseits und Verschmelzungen mit der Maschine andererseits stünden, so heißt es an anderer Stelle, Konzepte der Person und des menschlichen Seins ggf. generell in Frage, womit gleichzeitig »posthumanistische Dimensionen« der Person eröffnet würden (Almeida Vieira Monteiro 2016; vgl. zum Post- bzw. Transhumanismus Coenen 2009). Metzler/Barnes (2014) empfehlen daher, bestimmte Voraussetzungen und Annahmen (was heißt menschlicher Geist, Bewusstsein, Person-Sein?) sowie mögliche Folgen des Einsatzes humanoider Roboter (bspw. für das Selbstverständnis des Menschen) vor einem systematischen Einsatz zu klären. Bis dahin sei insbesondere der instrumentelle Wert des Robotereinsatzes in der Pflege (z. B. Sturz-Detektion) zu würdigen (vgl. Metzler et al. 2015).

Barnard (2016) greift grundlegende Fragen dieser Art in techniktheoretischer Perspektive auf: Demnach gilt es zu prüfen, inwieweit Technik heute noch primär in ihrer Dinglichkeit (also als Entität) zu begreifen ist oder aber als eine Form des Denkens. Barnard (auch 1996, 2005) bezieht sich dabei auf das von Ellul (1964) vorgestellte und von Winner (1977), Mitcham (1994) und Feenberg (1999) weiterentwickelte Konzept der *technique*. Technik als Begriff verweist demnach auf die Präsenz von technischen Artefakten (Werkzeugen und Maschinen), auf ein Wissen um die Herstellung, Verwendung und Wartung von technischen Artefakten (technische Fähigkeiten, Fertigkeiten und technisches Anwendungswissen), steht aber darüber hinaus auch für eine Form des Denkens, die individuelles Leben und kollektives Verhalten (z. B. von Professionen) unter der Perspektive von Rationalität und Effizienz strukturiert. Technik als eine Denkform zu begreifen, ist auch deswegen nicht abwegig, weil damit möglicherweise auch jenes bereits erwähnte Akzeptanzverhalten älterer Menschen gegenüber Robotern als ein Verhalten über subjektive Zuschreibungen erklärt werden kann. Dem technischen Verhalten wird z. B. nicht selten Empathie subjektiv zugeschrieben. Von daher stellte sich pflegewissenschaftlichen Autoren die Frage, inwiefern bestimmte Verhaltensreaktionen von Robotern dann noch als künstliche Empathie bezeichnet werden können. Denn – und hier scheint sich in der Diskussion ein gewisser nominalistischer Interpretationsanspruch geltend zu machen – was als wirklich erscheint, ist letztlich ein Resultat geistiger Konstruktionen, eine Frage definitorischer und damit am Ende konventioneller Festlegungen. Während in einer Aristotelischen Tradition, so das Argument bei Metzler/Barnes (2014), sich die Sinnhaftigkeit der Welt, ihrer Ordnungen und Phänomene als solche ihrer End- oder Zweckursachen erschloss, können diese Fragen aus der Perspektive moderner Wissenschaften mit ihrem Objektivitätsideal nicht entschieden werden. Bezogen auf Assistenzsysteme in der Pflege ist daher zu konstatieren: In wissenschaftlicher Perspektive kann nicht entschieden werden, ob menschenähnliches Verhalten von humanoiden Robotern genügt, um die durch sie geleistete Pflege als ebenso authentisch zu klassifizieren wie personell geleistete Pflege.

Die Technikdiskussion, so scheint es, schreibt hier nominalistische Denktraditionen konsequent fort. Dieser Tradition zufolge könnte das, was wir Bewusstsein nennen, auch das Begleitphänomen eines hirnorganischen Status oder eines körperlichen Verhaltens sein (Metzler/Barnes 2014). Die Gleichsetzung von Mensch und Maschine in der Geschichte der Naturwissenschaften erscheint von daher nicht zufällig. Allerdings werden Einwände erhoben gegenüber einer Gleichsetzung von Personen und Maschinen, und zwar mit dem Hinweis darauf, dass Menschen, welche durch technische Hilfsmittel als nichtbewusst eingestuft werden, gleichwohl auf bestimmte Umweltreize reagieren können. In wie weit diese Reaktionen mit Bewusstsein in Verbindung zu setzen sind, bleibt bislang unklar und hängt weitgehend von der Frage ab, wie Bewusstsein definiert wird, wobei hier heute häufig reduktionistische Vorstellungen leitend sind. Von diesen Beobachtungen ließ sich auch ein international verbreitetes Pflegekonzept der Personalität von Menschen mit Demenz leiten (vgl. Kitwood 2004), das Personalität nicht an individualisierenden Kriterien von Autonomie und Rationalität festmacht, sondern diese an Anerkennung, Respekt und Vertrauen im Kontext von Beziehung und sozialem Sein knüpft. Daran anknüpfend, so wird argumentiert, hat das Gebot des praktischen Respekts diesen Personen gegenüber unabhängig von ihren kognitiven Fähigkeiten zu gelten (Metzler et al. 2014).

Schließlich werden grundlegende Fragen danach erhoben, ob es eine symmetrische Beziehung zwischen Menschen und Robotern gebe (Metzler/Barnes 2014). Entsprechende Antworten müssten Symmetrievoraussetzungen benennen, die in einer Vergleichbarkeit elementarer menschlicher und robotischer

Merkmale auf behaviouralem, kognitivem und affektivem Niveau bestünden. Es würden damit Grundfragen einer (philosophischen) Anthropologie berührt. Damit zusammen hängt eine weitere Frage, inwieweit sich Personen (sic!) in der Interaktion mit Robotern in ihrem Menschsein (es müsste präzise lauten: Personsein) wiedererkennen, spiegeln können (Metzler/Barnes 2014, S. 12). Diese Frage ist auf einer höheren Ebene der Prädikation menschlicher Eigenschaften angesiedelt und müsste der grundlagentheoretisch orientierten, auch philosophisch inspirierten Interaktionsforschung größere Beachtung schenken (Metzler/Barnes 2014 verweisen hier auf Martin Bubers Ich-Du-Philosophie [1965, insbes. S. 7–136]).

5.1.02 Auswirkungen des Technologieeinsatzes auf das Selbstverständnis der Profession

Weite Teile der pflegewissenschaftlichen, der pflegetheoretischen sowie der pflegephilosophischen Diskussion fokussieren auf die Frage, in wie weit sich der (zukünftige) Einsatz Autonomer Systeme in der Pflege auf das Selbstverständnis der Profession auswirken wird. Dabei erhält die Debatte um eine mögliche Veränderung der unmittelbaren Wahrnehmung und Beobachtung in der Pflege – die zu den Kernkompetenzen der professionellen Pflege gezählt werden (vgl. Kap. 1) – eine wachsende Bedeutung. Die Erfahrungen im Zusammenhang mit dem lebenserhaltenden Einsatz von Technik in der Intensivpflege verweisen auf elementare Auswirkungen auf das pflegerische Geschehen, einschließlich der Wahrnehmung von Patienten (vgl. Manzei 2009). Durch den Einsatz von Maschinen mit gleichzeitiger kontinuierlicher Datenerhebung entstehen Probleme von Sichtbarkeit und Unsichtbarkeit, Hörbarkeit und Nichthörbarkeit. Patienten werden zunehmend unsichtbar insofern, als nicht mehr sie selbst, sondern in den Vordergrund tretende Apparate Gegenstand der Beobachtung sind. Durch zwischengeschaltete Maschinen fühlen sich Pflegepersonen gleichsam technisch »belagert«, so gilt es zunehmend anfallende technisch gewonnene Daten zu überprüfen, zu interpretieren und zu dokumentieren, die Patientensicherheit an den Geräten sicherzustellen, aber auch Besorgnisse und Ängste von Seiten der Patienten und ihrer Angehörigen in Bezug auf den zunehmenden Gerätepark aufzufangen (McConnell 1990, 1991, 1995; Barnard/Gerber 1999; Barnard 2000, 2002; Alliex/Irurita 2004; Almerud et al. 2008 unter soziologischen Gesichtspunkten bereits Fagerhaugh et al. 1983). Das in älteren Technikphilosophien konservierte Bild von Technik als »Organverlängerung« kehrt sich, so die Erfahrung, hier um: Beruflich tätite Pflegepersonen empfinden sich häufig als verlängerter Arm (*extensions*) von Maschinen (Almerud et al. 2008). Hinzu kommt ein weiteres, *paradoxes* Phänomen: Durch maschinellen Einsatz in der

Pflege sind Patienten, so die bisherigen Erfahrungen in akutstationären, häufig intensivpflegerischen Kontexten, häufig zum Schweigen, zur Stille verurteilt, dem umgekehrt ein Lärm der Apparate korrespondiert, der seinerseits (als konstant rhythmische Geräuschkulisse) eine gewisse Sicherheit und Vertrauen zu stiften vermag, gleichzeitig aber auch als sinnlich störend und irritierend sowohl von Patienten als auch von den Pflegenden empfunden wird.

Fähigkeiten subtiler Wahrnehmung und Beobachtung verändern sich auch durch raschen Einzug neuer Dokumentationsinstrumente (EHR, *electronic health record*). Dabei findet ein Wechsel statt von der Beobachtung individueller Patienten und ihrer persönlichen Entwicklung hin zu einer fortlaufenden, durch neue technische Messinstrumente und -methoden unterstützten Datenerhebung, und zwar in Abhängigkeit von institutionellen Prioritäten (Budget, Risiko-Management, Qualitätssicherung) und nach Maßgabe politischer Vorgaben (Akkreditierung) (vgl. z.B. Larrabee 2000; Darbyshire 2004; Wagner 2006; Hülsken-Giesler 2008; Manzei 2009, de Ruiter et al., 2016). Dabei werden alte, auf basaler Ebene menschlicher Sinne ausgebildete Fähigkeiten der Wahrnehmung durch technische Instrumente ersetzt, verfeinerte interpretatorische Kunstfertigkeiten als Merkmal einer Pflegeexpertise, die sich letztlich aus dem Kontext lebensweltlich fundierter Erfahrungen nicht herauslösen lassen, geraten zunehmend in den Hintergrund (Almerud et al. 2008; Hülsken-Giesler 2008).

Die hier auf epistemologischer Ebene aufgezeigten paradigmatischen Veränderungen (vgl. Almeida Vieira Monteiro 2016, S. 22) deuten sich auf einer pragmatischen Ebene bereits seit längerem an: Die durch die angloamerikanische Pflegewissenschaft vorbereitete Reformulierung des wissenschaftlichen Selbstverständnisses sowie die Reorganisation der durch praktische Erfahrungen erworbenen Wissensbestände einschließlich der ihnen zugrunde liegenden paradigmatischen Orientierungen (vgl. ebd., vgl. auch Kap. 2) führen dazu, dass die Wissensinhalte der Pflege zunehmend auf moderne Technologien ausgerichtet sind, originäres Pflegewissen wird in wachsendem Maße an den Schnittstellen zu modernen Informationstechnologien erworben und das Wissen der Pflege computerkompatibel rekonfiguriert (vgl. Almeida Vieira Monteiro 2016, vgl. auch Hülsken-Giesler 2008).

Gleichzeitig ist eine Neuentdeckung sogenannten »ästhetischen« Wissens in der Pflege festzustellen (Almeida Vieira Monteiro 2016, auch Hülsken-Giesler 2008), das heißt eines an der situativen, einmaligen Lage und daraus erwachsenen Bedürfnissen orientierten Wissens (»relating to the here and now«, Almeida Vieira Monteiro 2016, 24). Gestärkt werden soll damit eine ästhetische Erfahrung als subjektives, einmaliges Wissen, mit anderen Worten: eine sensorische Dimension der Erfahrung, die es jenseits rein technischer Aspekte erlaubt, eine subjektive Welt der Werte, Gefühle und kulturellen Orientierungen als Basis einer Pflege einzubeziehen, die sich als kreatives Handeln (»poiesis«)

versteht. In handlungstheoretischer Perspektive einer deutschsprachigen Pflegewissenschaft wurde dieser Aspekt bereits über die Betonung der besonderen
Relevanz von sinnlich-körperlich-leiblichen Erfahrungen in der Pflege hervorgehoben (vgl. Kap. 2). Nimmt man diese Argumentationen in Bezug auf die
Charakterisierung einer professionellen Pflegeexpertise ernst, so hätten stark
technisch aufgerüstete Umweltbedingungen der Pflege einem multiparadigma-
tisch ausgerichteten professionellen Wissen (technisch orientiertes Problemlö-
sungswissen und ästhetisches Wissen) zu genügen, das etwa ein Erfahrungswissen in Form expliziter wie impliziter Wissensbestände der Pflege zu unterstützen vermag. Barnard (2016) zeigt dagegen auf, dass Zugänge zur Technik in
der Pflegewissenschaft derzeit rein instrumentalistisch geschaffen werden (vgl.
auch Kap. 2). Die Implementierung technischer Apparate erzwingt gleichsam
den Erwerb des dazu gehörenden Wissens und dafür erforderlicher Fertigkeiten.
Ambivalenzen entstehen dann, wenn dieses instrumentelle, auf Machbarkeit
ausgerichtete Wissen einerseits mit einem durch praktischen Umgang mit
Pflegebedürftigen erworbenen Erfahrungswissen andererseits nicht mehr ohne
weiteres harmonisiert werden kann. So legt, um nur ein Beispiel zu nennen, ein
praktisch erworbenes sensibles Wissen um Vulnerabilität im Alter eher Zurückhaltung bei diagnostischen bzw. therapeutischen Interventionen nahe in
Anbetracht ungewisser, problematischer Folgen, die sich auch durch automatisierte Informationsverarbeitungssysteme nicht sicher berechnen lassen (vgl.
de Ruiter et al. 2016; Remmers 2020).

5.1.03 Institutionelle Prägungen des Technologieeinsatzes

Die Einführung technischer Unterstützungssysteme im Berufsfeld Pflege re-
sultiert in erster Linie aus Fremdvorgaben der Institutionen im Gesundheits-
und Pflegewesen, deren Priorisierung vielfach ökonomische Erwägungen zugrunde liegen. Dies gilt bspw. bei der Einführung computergestützter Pflege-
planungs- und -dokumentationssysteme (vgl. Manzei 2009; de Ruiter et al.
2016). Zunächst kann gesagt werden, dass dadurch nicht nur ein Beitrag zur
Rationalisierung der Informationsflüsse und damit auch der Arbeitsorganisation geleistet wird. Es hat sich gezeigt, dass durch Technifizierungen auch die
Anerkennung des Pflegeberufs steigt. Empirisch – allerdings nicht einheitlich –
nachweisbar ist, dass die Höhe des professionellen Status abhängt von bestimmten klinischen Settings, vom Grad der Komplexität dort eingesetzter
Gesundheitstechnologien und der unterstellten Wissenschaftlichkeit geleisteter
Arbeit (Almeida Vieira Monteiro 2016). Pflegefachpersonen scheinen sich unter
diesen strukturellen Bedingungen in einem Geflecht multiparadigmatischer
Orientierungen mit verschiedenen Perspektiven und Gegenstandsbezügen zu

bewegen (ebd., S. 20). Welche Einflüsse bspw. elektronische Pflegeberichte und Übergabesysteme auf die Organisation und den Umfang der klinischen Arbeit, die administrative Ebene sowie vor allem die Patienten-Pflege-Beziehung haben, ist erst wenig erforscht (de Ruiter et al. 2016; siehe auch Flemming 2015).

Die skizzierten divergierenden Interessen und Orientierungen als Rahmungen des Pflegehandelns haben dazu geführt, dass beruflich Pflegende eine fragmentierte Berufsidentität ausbilden, die in der Regel als belastend erlebt wird (vgl. für den deutschsprachigen Raum Hülsken-Giesler 2014, 2015). Unter einer sich ausweitenden Technifizierung und Maschinisierung der Arbeit stellt sich die Frage, wie sich ein heterogenes Ensemble von Biotechnologien, Robotik sowie Informations- und Kommunikationstechnologie konsistent in die Pflegearbeit integrieren lässt (Almeida Vieira Monteiro 2016). Jüngere Studien betonen auch unter pragmatischen Gesichtspunkten, dass die Frage der Arbeitsverteilung zwischen Mensch und Maschine von entscheidender Bedeutung im Zusammenhang mit dem Einsatz von Autonomen Systemen in Gesundheit und Pflege ist (Becker et al. 2013, S. 47). Es wird nicht bezweifelt, dass technische Umwelten und Interventionen unverzichtbare Voraussetzungen auch einer humanen Pflege sind. Dabei sind beruflich Pflegende allerdings mit Herausforderungen konfrontiert, als Mediatoren verschiedener Erfahrungswelten zu fungieren, das heißt fortwährend zwischen Technologien auf der einen und menschlich gestalteten pflegerischen und therapeutischen Umwelten auf der anderen Seite zu vermitteln. Mit steigender Technifizierung empfinden sich beruflich Pflegende aber nicht mehr als jene Mediatoren, sondern als Struktur- bzw. Funktionselemente angewendeter Technologien. Dabei lässt der Einsatz von Pflegerobotern nicht nur Beziehungen zu Personen in den Hintergrund treten. Im Falle bspw. von Emotionsrobotern wird die Gefahr einer Substitution lebendiger Pflege gesehen (Almeida Vieira Monteiro 2016, S. 21). Trends einer Fragmentierung der Pflegearbeit (im Sinne einer technisch orientierten Problemlösung) und letztlich einer »Kolonialisierung« (Habermas 1981, S. 489 ff.) von Pflegebeziehungen (im Sinne der Überformung lebensweltlich orientierter Pflegebeziehungen durch (gesundheits)systemische Anforderungen) werden aber nicht allein beim Einsatz von Robotern beklagt. Phänomene der Fragmentierung werden erkennbar auch bei Personen, insoweit sie durch den Einsatz neuester Datenverarbeitungssysteme zwangsläufig Informationen mit dem Status typisierter diagnostischer Fälle zugewiesen bekommen. Die hierbei zur Anwendung kommenden standardisierten Klassifikationen sind eine Voraussetzung dafür, dass Daten in eine Computersprache transformiert und für weitere statistische Verfahren brauchbar gemacht werden können (vgl. auch Kap. 2). Es sind letztlich aber bestimmte biomedizinische Modelle, durch welche nicht allein die Sprache der Informationssysteme festgelegt wird. Sie wirken sich ebenso konzeptionell auf bestimmte Aufgabendefinitionen aus mit dem strukturbildenden Effekt einer zunehmend »tayloristischen« Arbeitsorganisation (Almeida Vieira Monteiro 2016, S. 23). Auch damit sind klassische Entfremdungserscheinungen verbunden (de Ruiter et al. 2016).

Vor dem Hintergrund eines beruflichen Selbstverständnisses der Pflege im Sinne des ›Caring‹ ist die pflegewissenschaftliche Auseinandersetzung mit neuen Technologien entlang folgender Prämissen zu führen (Barnard, insbes. 2016): Pflege hat vor allem angesichts der starken Vulnerabilität von Patienten und der Achtung ihrer Autonomie auch einen advokatorischen Auftrag, das professionelle Pflegehandeln ist also ein stellvertretendes Handeln, das an den Belangen der Hilfeempfänger auszurichten ist (vgl. Kap. 2.3, ausführlich Remmers 2000). Datengenerierende computergestützte Systeme in der Pflege verdichten die institutionelle Kontrolle über das pflegerische Handeln mit Blick auf die institutionellen Interessen (vgl. Manzei 2009, Wagner 2006). Der advokatorische Auftrag der Pflege verweist (in einem »radikalen« Sinne) dagegen darauf, dass gegenüber verschiedenen Varianten der Kontrolle (z. B. über ein sensorgestütztes Monitoring in der häuslichen Umgebung von Hilfeempfängern oder auch im Zusammenhang mit Verfahren der Qualitätssicherung über eine computergestützte Pflegedokumentation) alternative Praktiken geboten sind. Pflege (wie auch Medizin) ist von bestimmten stukturellen Merkmalen her durch Ungewissheit gekennzeichnet. Zufällige Entwicklungen sind stets zu gewärtigen. Sie zu minimieren bzw. zu kontrollieren kann ein Ziel technischer Einrichtungen sein. Barnard (2016) sieht in dieser Zielstellung allerdings (in Abhängigkeit vom Design und den konkreten Merkmalen einer Technologie) tendenziell die Gefahr einer graduellen Abschaffung von Autonomie in der Pflege zugunsten von Kontrolle, die sich auf das Verhalten der Hilfeempfänger und der Pflegenden richten kann. Ausgehend von diesen normativen Annahmen ist Skepsis geboten, die sich auf problematisierbare Nebeneffekte verschiedener, im Namen der Effizienzsteigerung etablierter Technologien richtet. De Ruiter et al. (2016) kritisieren zum Beispiel beabsichtigte oder nicht-beabsichtigte Nebeneffekte von automatisierten *electronic health record*-*Systemen*, die in zunehmender Standardisierung der Pflegehandlungen und permanenter Beobachtung und durchgehender Kontrolle der Pflegenden bestehen. Ein auch ethisch schwerwiegender Einwand lautet, dass die subjektiven Präferenzen der Hilfeempfänger oder auch die im Arbeitsbündnis zwischen Hilfeempfänger und Pflegenden vereinbarten Ziele mit institutionalisierten Ziele (etwa der Effektivitäts- und Effizienzsteigerung) nicht unbedingt zur Deckung zu bringen sind (de Ruiter et al. 2016, auch Wagner 2006). Der hohe Grad an technologischer Standardisierung führt nicht nur zur Fragmentierung beruflichen Handelns, sondern auch zu problematischen Normierungen im Sinne einer geforderten, vorgeschriebenen Compliance des Pflegepersonals. Elektronische Dokumentationssysteme werden daher nicht selten als Mittel innerberuflicher Kontrolle empfunden (vgl. Wagner 2006, Hülsken-Giesler 2008, Barnard 2016, de Ruiter et al. 2016).

Der pflegewissenschaftliche Diskurs ist also einerseits durch kritische Einwände charakterisiert gegenüber einem ökonomischen Rationalismus der Technik-Nutzung, einer stark formalisierten Kommunikation, schließlich gegenüber Vorstellungen, das Zufällige kontrollieren zu können und dabei traditionelle Aspekte der Pflege (im Sinne des Caring und der Ausbildung von Fähigkeiten der Intuition) zu vernachlässigen bzw. auszuhöhlen. Andererseits wird dabei der Versuch unternommen, einseitige Polarisierungen (etwa im Sinne einer determinierten Unvereinbarkeit von Nursing und Technik) zu vermeiden. Vielmehr wird in der Regel in sozialkonstruktivistischer Perspektive darauf verwiesen, dass sich Technik und Gesellschaft gegenseitig bedingen und Fragen der Technikentwicklung, der Techniknutzung und der Technikbewertung in der Pflege daher auch – unter Berücksichtigung der je konkreten Bedingungen – durch die Pflege selbst beeinflussbar sind.

Wir hatten bereits darauf hingewiesen, dass die Einführung technischer Unterstützungssysteme im Berufsfeld Pflege stark von ökonomischen Erwägungen geleitet ist (vgl. de Ruiter et al. 2016). Dazu gehören – ggf. in der Hoffnung auf technische Rationalisierungseffekte – Erwartungen, dass sich die finanzielle Einnahmesituation verbessert, Erwartungen einer finanziell ebenso relevanten Risiko-Minimierung oder der Erfüllbarkeit rechtlicher Vorgaben etwa im Rahmen der Akkreditierung einer Einrichtung (wie Qualitätsverbesserung durch höhere Sicherheit und durch nachgewiesene Ergebnisse einer evidenzbasierten Pflegepraxis) (vgl. de Ruiter et al. 2016). Diesen Zielsetzungen liegen sehr häufig Zweck-Mittel-Relationen zugrunde, bei denen fälschlicherweise von einer Mittel-Neutralität eingesetzter Technologien ausgegangen wird (Barnard 1997; Winner 1980). Demgegenüber wird argumentiert, dass von den technischen Mitteln selbst stets ein Einfluss auf die Art ihrer praktischen Verwendung ausgeht (vgl. auch Kap. 3). Über diesen Einwand gehen de Ruiter et al. (2016) insofern hinaus, als sie die Wirkungen bestimmter technischer Artefakte stets von der konkreten Verfasstheit historischer, sozialer, ökonomischer und politischer Kontexte, in die technische Innovationen eingebettet sind, abhängig machen. Die Wirkungen von Technologien und deren Reichweite sind demzufolge abhängig davon, was ihnen bspw. an persönlichen Dispositionen auf Seiten der Anwender oder auch an strukturellen Gegebenheiten entgegenkommt: etwa von subjektiven Zuschreibungen und Erfahrungen mit dem eigenen Körper, mit Technologien (sei es im Kontext der Gesundheitsversorgung oder auch in gänzlich anderen Kontexten, im Sinne von Technikbiografien) und einem dadurch geprägten Selbstverhältnis bzw. auch den dadurch kontituierten Beziehungen zur sozialen Umwelt (Idhe 2010; Verweis bei: de Ruiter et al. 2016). Auch sind Wirkungen neuer Technologien abhängig davon, auf welches Wertesystem sie bspw. in der Pflege treffen (vgl. Metzler/Barnes et al. 2014).

5.1.04 Perspektiven des Einsatzes von Autonomen Systemen

Metzler et al. (2015) schlagen vor, den Einsatz von Autonomen Systemen in der Pflege vor dem Hintergrund von zwei, gewissermaßen paradigmatisch inkommensurablen Aufgaben der Pflege zu diskutieren: einer eher instrumentell *aufgabenbezogenen* und einer eher empathisch ausgerichteten, *empfindungsbezogenen* Pflege. Tätigkeiten, die in jene aufgabenbezogene Pflege fallen, könnten demnach ggf. technisch ersetzt werden. Die technische Unterstützung in den instrumentell verstandenen Aufgabenbereichen der Pflege dürfte dabei allerdings keinen persönlich substituierenden Charakter haben, weil dadurch der empfindungsbezogene Anteil der Pflege Einbußen erleiden würde (Metzler et al. 2015). Insoweit kann von *zwei Kulturen* in der Pflege gesprochen werden. Im deutschsprachigen Raum stehen diese beiden Kulturen aktuell in Bezug auf die Traditionen einer eher instrumentell orientierten Gesundheits- und Krankenpflege (bzw. auch Gesundheits- und Kinderkrankenpflege) und einer historisch eher sozialpflegerisch orientierten Altenpflege in Diskussion, bzw. im Zuge der Bemühungen um eine generalistische Pflege ggf. sogar in Konkurrenz (vgl. Kap. 2). Eine besondere Gefahr besteht darin, dass mit Blick auf diese Kulturen und entsprechende Aufgabenbereiche vorschnell eindeutige Zuschreibungen vorgenommen und komplexe Anforderungen (im Sinne der Verbindung von instrumentell aufgabenbezogenen und empfindungsbezogenen Tätigkeiten) unreflektiert und unzulässig einseitig reduziert werden: So wird etwa die Mobilisation beeinträchtigter Menschen vom Bett in den Rollstuhl oder das Nahrungsanreichen bei schwer demenziell erkrankten Menschen in institutionellen Bezügen der Pflege häufig als instrumentell verstandene Aufgabe interpretiert und – ggf. mit erheblichen Folgeschäden für die Hilfeempfänger – von ihren emotionsbezogenen Anteilen entkleidet (vgl. Heinlein 2003, Schwerdt 2005). Folgerichtig fokussieren etliche Initiativen zur Entwicklung von Autonomen Systemen in der Pflege genau auf diese Aspekte des Pflegehandelns (vgl. die Ausführungen zur Servicerobotik im Kap. 4.1 und 4.2). Die Gefahr der technischen Substitution instrumentell missverstandener bzw. reduzierter pflegerischer Aufgaben besteht dann darin, dass die derzeit bereits auseinanderdriftenden Kulturen der Pflege zukünftig weiter fragmentieren und die Kultur einer empfindungsbezogenen Pflege dabei zunehmen marginalisiert und schließlich verdrängt wird.

Mit Blick auf die Perspektiven des Einsatzes von Autonomen Systemen verweisen die Untersuchungen von Turkle (2011) darauf, dass human-robot inter-

actions auf rein behaviouraler Ebene bis zu bestimmten Grenzen zwischen-
menschlichen Verhaltensweisen gleichen, letztlich aber nicht-authentische
Beziehungen darstellen, insofern die eine authentische Beziehung charakterisierende Dimension des subjektiven Erlebens auf Seiten des robotischen In-
teraktionspartners nicht zur Geltung gebracht werden kann. Der Einsatz entsprechender Systeme im Kontext einer *empfindungsbezogenen* Pflege wird daher
derzeit erheblich limitiert sein. Vor diesem Hintergrund empfiehlt Turkle (ebd.),
den Wert und die Bedeutung von Technik in der Pflege jeweils kontextuell zu
beurteilen. Einigkeit scheint im pflegewissenschaftlichen Diskurs darin zu bestehen, dass Maschinen letztlich kein Substitut für Pflegepersonen sein können,
bzw. ihr geplanter Einsatz mit einem »Vetorecht« der potentiellen Nutzer zu
versehen ist (vgl. für den deutschsprachigen Diskurs Christaller et al. 2001).
Indessen werden polarisierende Sichtweisen, die den Technikeinsatz in der
Pflege vorbehaltlos zustimmen oder ablehnen, als sachlich ungenügend zurückgewiesen, vielmehr wird eine Möglichkeit darin gesehen, dass Pflegende
zwischen technologischen Anforderungen und den Bedürfnissen und Belangen
eines Patienten vermitteln (Almerud et al. 2008, Whelton 2016, Barnard 2016).
Das Plädoyer lautet: »It is a question of balancing state-of-the-art technology
with integrative and comprehensive care, of harmonizing the demands of sub-
jectivity with objective signs« (Almerud et al. 2008, S. 60).

5.2   Zwischenfazit pflegetheoretischer Bewertungen

Techniktheoretische Überlegungen in der Pflegewissenschaft haben noch nicht
zu klaren Positionen geführt. Sie sind momentan eher durch skeptische Zurückhaltung oder auch kritische Bedenken gekennzeichnet. Besorgnisse bestehen gegenüber möglichen Tendenzen, die sich als eine Transformation des
menschlichen Selbstverständnisses durch Interaktion mit ›relationalen Artefakten‹ beschreiben lassen. Damit könne sich auch das kulturelle Verständnis
von Care bzw. Caring verändern. Besonders dichte Mensch-Technik-Interak-
tionen können es mit sich bringen, dass Technik nicht nur einseitig gebraucht
wird, sondern die Nutzer selbst von Technik instrumentalisiert werden – in der
Pflege etwa dadurch, dass sich bei starkem Technik-Einsatz die Aufmerksamkeit
der Pflegenden vom Patienten auf die Maschine verschiebt. Weitgehend über-
einstimmend skizziert der pflegewissenschaftliche Diskurs Ambivalenzen in
Bezug auf den Technologieeinsatz in der Pflege, zeigt dabei aber auch ein klares
Bemühen um Ausgewogenheit. Was aber vor allem zu fehlen scheint, sind Anschlüsse insbesondere an psychologische Untersuchungen zu Mensch-Technik-
Interaktionen (vgl. Kap. 4.1.2). Sie finden nur spärlich Beachtung. Die theoretische Diskussion stützt sich stark auf Beobachtungen, deren Erkenntniswert

damit nicht bestritten werden soll. Aber die Tatsache weniger und dazu auch methodisch unzureichender Studien bspw. zu sogenannten *Socially Assistive Robots* ist unverkennbar. Zahlreiche Studien berichten zwar über positive psychosoziale und physiologische Effekte von Therapie- oder Emotionsrobotern (vgl. Kap. 4). Ihre methodische Qualität ist aber gering und der wissenschaftliche Wert an Evidenz begrenzt (Bemelmans et al. 2012). Für den Fall, dass positive Effekte hinsichtlich Gesundheit und psychischem Wohlbefinden bei älteren Menschen berichtet werden, ist solide Evidenz sehr beschränkt. Es ist bisher weitgehend unklar, mithilfe welcher Forschungsmethoden tatsächliche Effekte ermittelt werden können. In der Zukunft werden daher angemessene, auf spezifische Merkmale sensitiv zugeschnittene Methoden zu entwickeln sein und es werden vor allem vom Umfang der einbezogenen Studienpopulation her weitaus robustere Untersuchungen vorzunehmen sein (Broekens et al. 2009).

Schließt man diese internationalen pflegewissenschaftlichen Reflexionen an die handlungs- und professionstheoretischen Bestimmungen zur Begründung eines professionellen Handelns in der Pflege (siehe Kap. 2) an, so steht insbesondere in Frage, welchen Einfluss Autonome Systeme auf die *Professionalität* des pflegerischen Handelns nehmen. Diese wurde im Kern über eine doppelte Handlungslogik begründet, in der Befähigung der konkret pflegenden Akteure also, systematisch generiertes Regelwissen auf der Binnenebene des Handelns mit einem methodisch geleiteten Fallverstehen (in der Sprache des Falls) unter Berücksichtigung elementarer, d.h. körperlich-leiblich begründeter Erfahrungs- und Wissensbestände zu verknüpfen. Im Kern geht es damit um die Frage, inwieweit Autonome Systeme in der Pflege zur Situationsdefinition und Entscheidungsfindung im Arbeitsbündnis zwischen Hilfeempfänger und professionellem Helfer, zwischen individuellen, lebensgeschichtlich und lebensweltlich begründeten Normen, Werten und Präferenzen und erfahrungsgestütztem Wissen und evidenzgestützten Erkenntnissen beitragen können, oder diese ggf. auch erschweren oder gar verhindern.

Die Frage nach der Relevanz von Autonomen Systemen in der Pflege, oder gar nach einer möglichen Substitution professioneller Helfer durch Autonome Systeme, ist unter diesen pflegewissenschaftlichen Gesichtspunkten nicht primär darüber zu entscheiden, ob Mensch oder Maschine die Pflegearbeit ggf. besser, akkurater oder effektiver erledigen kann. Es geht darum, dass Situationsdefinition und Entscheidungsfindung als Voraussetzung aller weiteren Aktivitäten in der Pflege konstitutiv mit einem hermeneutischen Fallverstehen verbunden sind – und damit ein *Sinnverstehen* voraussetzen, das kognitiv-rationale ebenso wie affektiv-emotionale Bezüge berücksichtigt. Ein entsprechendes Empfindungs- und Empathievermögen bleibt dabei bislang dem Menschen vorbehalten, insbesondere wenn dies eng an Aspekte der sinnlich-körperlich-leiblichen Erfahrungen gekoppelt wird und dabei auch auf berufliches Erfahrungswissen im Sinne impliziter Wissensbestände zurückgreift (vgl. Kap. 2). Der Einsatz von Autonomen Systemen in der Pflege ist vor diesem Hintergrund immer dann zu legitimieren, wenn über diese Systeme kontextrelevante Informationen (z. B. im Sinne evidenzbasierter Empfehlungen) bereitgestellt werden können oder Freiräume für die personengebundenen Kernprozesse der Pflege geschaffen werden (z. B. durch die Übernahme von Service- und Logistikleistungen). Der Einsatz von Autonomen Systemen in der Pflege ist aber eben auch in Frage zu stellen, wenn sie diese Kernprozesse behindern (z. B. dadurch, dass sich die Interaktionsanlässe in der Pflege durch den Einsatz der Systeme verringern), die Kernprozesse verzerren (z. B. dadurch, dass sie zu einer Marginalisierung einer beziehungs- und empfindungsbezogenen Pflege beitragen) oder wenn sie diese Kernprozesse – etwa durch Substitution der personellen Pflege – gänzlich unterbinden.

5.3   Ethische Perspektiven des Robotereinsatzes in Kontexten der Pflegearbeit

5.3.01 Post hoc-Analyse der Roboternutzung in der Pflege

Zunächst soll eine begriffliche Präzision vorgenommen werden. Denn der Begriff einer Post hoc-Analyse könnte insofern irreführend sein, als er eine mathematische Vergleichsanalyse erwarten lässt, die hier aber nicht beabsichtigt ist. Beabsichtigt ist vielmehr, eine analytische Perspektive einzunehmen, in welcher die möglicherweise zu erwartenden Folgen des Einsatzes von Assistenz- bzw. robotischen Systemen in der Pflege einer ethischen Bewertung unterzogen werden. Die vorzunehmende Analyse und Bewertung ist also eine post-festum. Sie ist darauf gerichtet, in welcher Weise bspw. die Lebenswelt pflegebedürftiger Menschen, ihr Selbstverständnis, aber auch die soziale Arbeitswelt beteiligter professioneller Akteure durch die Einführung spezifischer (Pflege-)Roboter beeinflusst wird und was dies für die ethische Beurteilung solcher Sachverhalte bedeutet. Kurzum, die Frage lautet: Welche ethisch relevanten Situationen und möglichen Entwicklungen sind nach Einführung Autonomer Assistenzsysteme potentiell zu beobachten bzw. zu erwarten?

Daraus ergibt sich wiederum das Abgrenzungsmerkmal gegenüber Fragestellungen, die ex ante auf normative Konstruktionsbedingungen und Zielstellungen im Sinne sogenannter designethischer Fragestellungen ausgerichtet sind, mit denen wir uns in einem weiteren Abschnitt (5.3.2) beschäftigen werden.

5.3.01.1 Für die ethische Beurteilung maßgebende Prinzipien

Für die ethische Beurteilung der durch Roboter bewirkten Veränderungen sind die für diese Beurteilung relevanten und maßgebenden Prinzipien und Begründungslinien, die auch miteinander konfligieren können, zu identifizieren und zu klären. Dies wird uns im Folgenden mit der hier gebotenen Kürze beschäftigen.

Bei der ethischen Bewertung von Chancen und Potenzialen assistierender Technologien spielen in verschiedenen moralphilosophischen Traditionen verankerte normative Beurteilungskriterien eine entscheidende Rolle. Das können zum Beispiel im Utilitarismus vertretene Erwägungen des Nutzens, etwa des Erhalts oder der Steigerung von Wohlbefinden oder auch Sicherheit sein. In einer eher deontologischen Tradition werden normative Beurteilungskriterien wie beispielsweise: Selbstbestimmung, personale Integrität, Unabhängigkeit akzentuiert (Sorell/Draper 2014). In beiden Traditionen geht es darum, wie sich Normen menschlichen Handelns ethisch begründen lassen. Anders verhält es sich, wenn die hypothetischen Folgen konkreten menschlichen Handelns, in unserem Falle: die Folgen technischer Entwicklungen und Anwendungen für den Menschen und seine Alltagspraxis zu beurteilen sind. Bei der Beurteilung hypothetischer Folgen etwa eines technologischen Systems ist es durchaus möglich, dass verschiedene normative Bewertungskriterien miteinander konfligieren. Wir haben es dabei mit klassischen Fällen eines ethischen Konsequenzialismus zu tun, der sich durch bestenfalls methodisch gut abgesicherte Verfahren der beurteilenden Abwägung auszeichnet: zum Beispiel zwischen persönlichem Wohlbefinden und personaler Integrität. So kann etwa mit guten, empirisch geprüften Gründen bestritten werden, dass, wenn durch assistierende Technologen häusliche Unabhängigkeit erzielt werden kann, dies automatisch auch persönliches Wohlbefinden zur Folge haben wird (Palm 2014, mit Verweis auf Grenier 2003, Leece/Peace 2010, Secker et al. 2003). Denn es könnte ja sein, dass technisch unterstützte häusliche Unabhängigkeit zu einem Sicherheitsgefühl, auch bei betreuenden Angehörigen, führt, während gleichzeitig eine Verminderung sozialer Kontakte und damit vermehrte Einsamkeit des älteren Menschen zu verzeichnen ist. In einem auf zu erwartende Folgen ausgerichteten ethischen Konsequenzialismus müssen begründete Argumente dafür entwickelt werden, warum in konkreten Fällen die einen ethisch legitimen Ansprüche (z. B. personale Integrität, Autonomie) durch andere ethisch ebenso legitime Ansprüche (Versorgungsqualität) übertrumpft werden.

Da in unserer folgenden Diskussion ethisch kontroverser Bewertungen Autonomer Assistenzsysteme, ihres erwünschten Nutzens auf der einen sowie ihrer unerwünschten Folgen und Risiken auf der anderen Seite, zwei unterschiedliche moralphilosophische Traditionen (Utilitarismus, Deontologie) maßgebend sind, sollen diese kurz in ihren wichtigsten Positionen erläutert werden.

Utilitarismus

Grundpositionen des ethischen Utilitarismus wurden zuerst von Jeremy Bentham (1996) und John Stuart Mill (2006) ausformuliert. Für Rachels/Rachels (2007) leuchtet der utilitaristische Grundsatz, menschliches Handeln am Zweck eines größtmöglichen Glücks für die größtmögliche Menge auszurichten, zwar intuitiv ein, schließt aber andere, etwa religiös motivierte Grundsätze aus. Inzwischen haben sich verschiedene Ausprägungen herausgebildet, die von ursprünglichen hedonistischen (am persönlichen Lustgewinn orientierten) Versionen über pluralistische bis hin zu präferenzutilitaristischen Versionen reichen, bei denen vorrangig die Interessen Betroffener Berücksichtigung finden (Singer 1984).

Deontologie

Deontologisch begründete moralische Normen führen den Anspruch unbedingten Sollens mit sich und gelten daher nicht nur unabhängig von bestimmten Handlungszwecken, sondern sind ihnen auch entgegengesetzt. »Deontological theories [...] assert that there are other considerations that may make an action or rule right or obligatory besides the goodness or badness of its consequences.« (Frankena 1973, S. 15). Ein klassisches Beispiel deontologisch begründeter Moralprinzipien ist Kants kategorischer Imperativ. Er bezeichnet ein moralisches Regulativ, das auf einer prinzipiellen Verallgemeinerungsfähigkeit der ihm zugrundeliegenden Handlungsmaxime beruht. Als transzendental kann der Begründungsanspruch einer von empirischen Erwägungen (z. B. Konsequenzen) unabhängigen, auf denknotwendigen, widerspruchsfreien Prinzipien beruhenden Moral verstanden werden. Anthropologisch voraussetzungsvoll ist dabei die Annahme eines Menschen als freie, also moralisch zurechenbar handelnde Person (Irrgang 1998).

Folgerungen für ethisch konsequenzialistische Beurteilungen

Mit dem ethischen Konsequenzialismus wird ein methodisch auf die Beurteilung möglicher Folgen gerichtetes Prinzip angewandter Ethik eingeführt, wobei das Beurteilungsprinzip selbst sich gleichermaßen einem utilitaristisch oder deontologisch begründeten normativen Kontext verdanken kann. Obwohl konsequenzialistische Bewertungsansätze in unserer Gesellschaft stark verankert sind (Swierstra/Rip 2007), wird in der neueren technikethischen Diskussion die Frage aufgeworfen, ob sie den komplexen, analytisch schwer fassbaren Verbindungen von Menschen mit Technologien bzw. technologischen Umwelten evaluativ zureichend gewachsen sind (Verbeek 2011). Unsicherheiten etwa sind nie restlos auszuräumen. Werden beispielsweise die Folgen neuer Technologien als mehr oder weniger wünschenswert eingeschätzt, so bleiben diese Einschätzungen häufig spekulativ, und zwar in der Form von (interessengeleiteten) Versprechen. Dies gilt ebenso, wenn sie die Form von Warnungen oder Bedenken annehmen. Normalerweise geht der erste Impuls von den Entwicklern der Technologien aus. Ihre Versprechen reflektieren einerseits den Enthusiasmus und das Vertrauen in neue Technologien, sie dienen andererseits dazu, Aufmerksamkeit und letztlich finanzielle, politische und moralische Unterstützung zu finden.[11]

Generell sind Technikfolgenabschätzungen abhängig von jeweils eingenommenen Standpunkten. Technikoptimistische ebenso wie technikpessimistische Sichtweisen bergen das Risiko, Unklarheiten und Unsicherheiten auszublenden. Beide Positionen können verstärkt werden, wenn diese in Kombination mit technologischem Determinismus auftreten, also der Ansicht, man könne technische Entwicklung nicht aufhalten oder lenken.

Konsequenzialistische Versprechen sind in dreierlei Weise anfechtbar (vgl. Swierstra/Rip 2007). (1) Plausibilität der Versprechen: Die spekulative Natur der Voraussagen ist kritisierbar, ihre Wahrscheinlichkeit problematisierbar. (2) Kosten-/Nutzen-Rechnung: den versprochenen positiven Konsequenzen werden zu befürchtende negative Konsequenzen gegenübergestellt. (3) Bewertungskonflikte: Es stellt sich die Frage, ob die versprochenen Vorteile wirklich vorteilhaft sind.

In konsequentialistischen Beurteilungsperspektiven spielen häufig klassisch-hedonistische Bewertungsaspekte wie Leid und Glück eine maßgebende Rolle. Gesellschaftlich wird vermiedenes Leid als wertvoller erachtet als geschaffenes Glück (Swierstra/Rip 2007). Leid wird als ein Übel mit größerer Dringlichkeit im Vergleich mit suboptimalem Glück gesehen. Nur wenige würden Leidensgründe wie Hunger, Schmerz oder Krankheit anzweifeln. Die Reduzierung von Leid wird daher oft als positives Ziel formuliert. Leid kann aber auch als ein negatives Bewertungskriterium fungieren; dann nämlich, wenn eine Technologie als ethisch bedenkenlos eingestuft wird, solange sie kein Leid verursacht. Dabei wird die Beweislast auf die Kritiker verschoben. Sie werden dazu gedrängt, negative Konsequenzen aufzuzeigen, auch wenn dies nicht den Gründen für ihre Bedenken entspricht.

Zusammenfassend lässt sich sagen, dass die konsequentialistische Beurteilungsperspektive zwar als charakteristisch für Fragen der angewandten Ethik (im Gegensatz zu ethischen Begründungsfragen) anzusehen ist, dass sie aber einer Differenzierung bedarf im Kontext der Post-Hoc-Analyse und Bewertung

---

11 Vgl. dazu jüngst Remmers 2020.

von neuen Mensch-Maschine-Interaktionen. Die Analyse soziotechnischer Arrangements, bei welcher Autonomen Assistenzsystemen eine potentiell moralische Handlungsträgerschaft (*agency*) zugeschrieben werden kann (Latour), erfordert eine diesen vielschichtigen, häufig ambivalenten Phänomenen angemessene strukturbezogene ethische Beurteilungsperspektive. Der Fokus der Analyse liegt demzufolge auf einer Abschätzung von Chancen und Nutzenpotentialen gemäß etablierten Kriterien wie: Förderung von Selbstbestimmung (Autonomie), Selbständigkeit und Wohlbefinden. Dabei werden alle drei Kriterien als ethisch relevante Komponenten von Lebensqualität verstanden. Aber auch ethisch begründete Einwände mit Hinweisen auf unerwünschte Folgen und Risiken werden mit Bezugnahme auf jene drei Kriterien im Folgenden vorgetragen. Bevor wir uns daher einer vertieften Diskussion von Chancen und Nutzen-Potenzialen sowie unerwünschter Folgen und Risiken zuwenden, scheint uns eine Erläuterung mindestens zweier zentraler ethischer Bewertungskriterien (Autonomie und Wohlbefinden) zwingend zu sein.

5.3.01.1.1 Autonomie

Vieldeutigkeit des Begriffs
Autonomie gehört in der westlichen Welt zu den zentralen ethischen Prinzipien, weist aber eine Vieldeutigkeit auf in ihren normativen Bezügen und in ihrer definitorischen Breite. Individuelle Autonomie wird allgemein als die Fähigkeit einer Person verstanden, sie selbst zu sein. Eine Person ist autonom, wenn sie ihr Leben nach Gründen und Motiven führen kann, wobei diese Gründe und Motive ihre eigenen Gründe und Motive und nicht das Produkt manipulativer oder verzerrender externer Zwänge sein sollen (Christman 2008). In der ethischen Diskussion geht es aber auch um konkrete Bedingungen von Autonomie, die als kontrovers gelten.

Grundlegende Unterscheidungen
Herkömmlich wird zwischen moralischer Autonomie (›*moral autonomy*‹) und persönlicher/individueller Autonomie (›*personal autonomy*‹) unterschieden (Christman 2008). *Moralische Autonomie* bezieht sich auf die Fähigkeit, sich selbst ein (objektives) moralisches Gesetz aufzuerlegen. Hier findet sich der Anschluss bspw. an eine Kantische, deontologische Tradition (näheres siehe unten). Unter *individueller Autonomie* wird dagegen eine Eigenschaft verstanden, welche Individuen in unterschiedlichen Bereichen ihres Lebens zeigen können, und zwar ohne dass diese Eigenschaft auf Fragen von moralischen Pflichten beschränkt ist (Dworkin 1988, S. 34–47).

Empfohlen wird ferner, den Begriff der individuellen *Autonomie* von dem Begriff der *Freiheit* abzugrenzen. *Freiheit* bezieht sich auf die Fähigkeit, ohne externe oder interne Beschränkungen zu handeln. Bei einigen Konzeptionen soll eine solche Handlungfähigkeit die Erfüllung eigener Wünsche ermöglichen. (vgl. Berlin 1969; Crocker 1980; MacCallum 1967). *Autonomie* dagegen bezieht sich auf die Unabhängigkeit und die Authentizität von Wünschen (Werten, Emotionen usw.), die uns zu unseren Handlungen bewegen. Autonomie stellt insoweit das umfassendere Konzept dar, da es sich auf Zustände von Personen bezieht (vgl. Dworkin 1988). Dieser Bezugsrahmen ist keineswegs unumstritten.

Offenbar wird dies bereits an der Frage, wie weit das Autonomie-Konzept, z. B. als moralische und gesetzliche Verantwortlichkeit, gefasst werden soll. In der neueren biomedizinischen Diskussion stellt es eine Schranke für *unkontrollierten Paternalismus* dar, und zwar sowohl in der persönlichen, informellen Sphäre als auch im gesetzlichen Bereich (Feinberg 1986). Unter bestimmten Umständen können paternalistische Eingriffe, auch auf Grundlage gesetzlicher Regelungen, gerechtfertigt sein: etwa in lebensbedrohlichen Situationen unter strengen restriktiven Vorschriften. Entscheidend ist die Rechtfertigungsfähigkeit dieser Eingriffe in Ansehung dessen, dass der Respekt vor der Autonomie einer Person kategorisch gilt und nur durch ein anspruchsvolles Verfahren der Abwägung von Grundgütern (Lebensschutz vs. Würdeprinzip) relativiert werden kann. Ob dies bereits dann der Fall ist, wenn eine Person nicht fähig ist, selbst zu entscheiden, wie sie ihr eigenes Wohl (was mehr sein kann als reines Wohlbefinden) am besten verfolgen soll, ist kontrovers. Autonomie von graduellen Wahrnehmungs- und Exekutionsfähigkeiten abhängig zu machen, ist höchst problematisch in Anbetracht eines damit assoziierten gradualistischen Verständnisses der Person als Handlungs- und Rechtssubjekt.

Autonomie in der Moralphilosophie

Herkömmlichen Vorstellungen gemäß hat das Konzept der Autonomie zentrale Bedeutung hinsichtlich unserer wechselseitigen Ansprüche an eine moralische Person. Gemäß Kants Konzeption praktischer Vernunft zeichnet sich eine moralische Person durch Selbst-Auferlegung eines universalen moralischen Gesetzes aus. Allein ein universal gültiges Gesetz ist der Grund sowohl für moralische Verpflichtungen im Allgemeinen als auch für jenen Respekt, den Menschen sich gegenseitig schulden (siehe auch nachstehende Ausführungen zur deontologisch Ethik). Auf einer anderen Begründungsebene moralische Handelns bewegen wir uns, wenn es um *Möglichkeiten* geht, Handlungen zu begründen und zu wählen, welche eine Verfügung über praktische Freiheitsspielräume voraussetzen. Unter Gesichtspunkten einer generalisierbaren Pflicht schulden Personen sich gegenseitigen Respekt aufgrund der ihnen unterstellten Autonomie. Faktisch kann dieser Anspruch allerdings mit Schwierigkeiten konfrontiert sein: »[...] We value ourselves and others as passionate reasoners not merely reasoners per se.« (Christman 2008).

Relationale Autonomie

Herkömmliche moralphilosophische Begründungen einer Autonomie der Person verdanken sich möglicherweise einer Überstrapazierung liberalistischer, insoweit legitimer, jedoch konzeptionell erweiterungsbedürftiger Konzeptionen der Person. Laut Sandel (1982) leben Menschen nicht in einer ›Robinsonade‹, sondern sind tief in soziale Beziehungen und Kulturmuster ›verstrickt‹. Als Menschen definieren sie sich auch durch solche Beziehungen. Der daraus ableitbare *relationale Ansatz* von Autonomie beruht auf zwei Begründungsstrategien: (1) Das Konzept einer Person kann nicht als ein individualistisches Konzept gefasst werden. Wenn Autonomie Selbst-Bestimmung ist und sich das Selbst aus Beziehungen zu anderen bildet, dann ist Autonomie relational zu verstehen. (2) Autonomie schließt soziale Beziehungen notwendigerweise mit ein, kann sich daher nicht auf individuelle Charaktereigenschaften und Fähigkeiten beschränken lassen, und zwar unabhängig davon, was ›das Selbst‹ einer Person überhaupt ist (Oshana 2006).

Bei einigen konzeptionellen Ansätzen relational verstandener Autonomie wird soziale Unterstützung und Anerkennung einer Person in Verbindung gebracht mit der Fähigkeit dieser Person zu Selbstvertrauen, Selbstachtung und Selbstrespekt. Es ist zu vermuten, dass dabei einseitig ursächliche Abhängigkeitsverhältnisse (z. B. Eltern-Kind-Beziehung) keine Rolle spielen. Denn wer andere unterstützt, kann aus diesem sozialen Verhalten seinerseits Selbstvertrauen und Selbstachtung ziehen – ein für Helferberufe durchaus charakteristischer motivationaler Zusammenhang, welcher im Horizont eines liberalistisch überstrapazierten Autonomieverständnisses eher zu ambivalenten Einschätzungen dieser Berufe führt.

Es wurde bereits problematisiert, dass nur derjenige als autonom zu behandeln ist, der als Person die Fähigkeit besitzt, gemäß eigener Präferenzen und moralischer Erwägungen auch tatsächlich zu handeln. Moralisch akzeptables Handeln bewegt sich im *Geflecht sozialer Beziehungen* auf der Basis unverzichtbarer *gegenseitiger Rücksichtnahmen*. In dieser Hinsicht, und damit im Kontrast zur Moralphilosophie Kants, erweist sich der moralphilosophische *Sensualismus* Humes als ein ergänzendes Element. Denn ohne das *Konstituens wechselseitigen Einfühlens* kann das moralische *Regulativ einer Solidarität* mit den Anliegen, Bedürfnissen und Erwartungen hilfesuchender Personen schwerlich umgesetzt werden. Nicht zu leugnen ist, dass durch soziale Deprivationen (bspw. in der Selbstorganisation des Lebensalltags) Fähigkeiten der Selbstvertretung und Selbstbestimmung eingeschränkt und bedroht sind.

5.3.01.1.2 Wohlergehen

Wohlergehen etwa im Sinne von Wohlbefinden ist ein Bewertungskriterium der konkreten Verfasstheit menschlichen Lebens, dessen Maßstäbe nicht allein ins subjektive Belieben gestellt werden können. Vorsicht ist allerdings auch gegenüber objektivistischen Zuschreibungsmerkmalen geboten, insofern dabei die höchst persönlichen, durch Autonomieansprüche gerechtfertigten Deutungen vernachlässigt werden. Es scheint daher unvermeidbar zu sein, nach einem Kriterium zu suchen, welches potenziell die Zustimmung auch derer fände, die sich in die Diskussion nicht mit rein rational geltend zu machenden Begründungsansprüchen einzubringen vermögen, deren Präferenzen jedoch respektieren würde. Die Rede ist hier von jenen in ihren rationalen, möglicherweise auch physischen Kapazitäten eingeschränkten, beispielsweise von einer dementiellen Erkrankung betroffenen Menschen, die gleichwohl über Fähigkeiten verfügen, Wünsche und Bedürfnisse ebenso wie Aversionen und Ablehnungen auf nonverbalem, über Ausdrucksmedien wie Blick, Gestik, Mimik vermitteltem Wege zu signalisieren. Ein sichtbar zustimmendes oder ablehnendes Verhalten lässt sich gewissermaßen als Resonanzboden lebensgeschichtlicher Prägungen der Person, ihrer Vorlieben, persönlichen Anliegen und Präferenzen verstehen. Diese wiederum lassen sich in der Regel gezielt durch diagnostische explorative Verfahren individuell erschließen (Becker, Kaspar & Kruse 2010a; 2010b). In jenen Fällen freilich, in denen explorative Verfahren aufgrund eines vollständigen Versiegens persönlicher Artikulations- und Darstellungsfähigkeit scheitern, bedarf es einer advokatorischen Vertretung beispielsweise jener biografisch essentiellen Anliegen, Bedürfnisse und Wünsche von Menschen, von denen anzunehmen ist, dass durch ihre Erfüllung subjektives Wohlbefinden erzeugt werden kann. Es bestehen diesbezüglich zahlreiche Forschungslücken. Es ist aber auch auf Forschungsansätze im Bereich der sozialpflegerischen Versorgung von demenziell Erkrankten hinzuweisen (vgl. Weinberger & Decker 2015; ebenso 7. Jahrestagung des DZNE Witten-Herdecke »Vom Stigma zur Inklusion. Methodische Werkzeuge in Forschung und Praxis«).

Einige Unklarheiten gilt es zu beseitigen: In der Regel sprechen wir vom Wohlergehen konkreter Menschen als Personen und begreifen sie dabei zugleich als ein Ensemble ganz bestimmter Lebensverhältnisse. Die Analyse dieser Lebensverhältnisse gibt wiederum Auskunft darüber, inwieweit Übereinstimmungen oder Nichtübereinstimmungen mit höchst subjektiven Vorstellungen eines guten Lebens bestehen. Gemäß neuerer philosophischer Konzepte der Person (z. B. Parfit 1986) und des guten Lebens (Nussbaum/Sen 1997) kann Wohlergehen in drei unterschiedlichen Dimensionen klassifiziert werden: Wohlergehen (1) als Erfüllung objektiver Bedürfnisse (*objective list theories*); (2) als das Erlangen von Freude und das Vermindern von Leid (*ethischer Hedonismus*); (3) als Befriedigung subjektiver Präferenzen (*desire theories*).

(1) Befassen wir uns zunächst mit sogenannten *objective list theories*. Shermer (2003) postuliert diesbezüglich: »[...] Some things are good for people whether

they recognize this or agree with this or not, and whether they desire or enjoy them or not« (Shermer 2003). In *objective list theories* wird es für möglich gehalten, eine Liste von menschlichen Bedürfnissen zu erstellen, deren Erfüllung das Wohlergehen fördern. Den meisten Vertretern zufolge fußen objektive Theorien auf Vorstellungen von einem typischen menschlichen Leben und diesem Leben innewohnenden Zwecken oder auch der menschlichen Natur. Hier besteht eine starke Affinität bspw. mit der Aristotelischen Philosophie, wie wir sie in neueren theoretischen Entwürfen eines *Right to a Decent Minimum of Health Care* bei Allan Buchanan[12] oder eines Minimums an Ermöglichungsbedingen bei Martha Nussbaum (1992) finden (vgl. dazu auch unsere Ausführungen zur »Befähigungsgerechtigkeit« in Abschn. 5.3.1.2.2 [c]). Darüber hinaus gelten auch bestimmte mentale Zustände als objektiv gut.

(2) Anders verhält es sich, wenn Vorstellungen eines guten Lebens auf *hedonistischer* Grundlage begründet werden sollen. In der philosophischen Klassik galten (sinnlicher) Genuss oder Vergnügen als einzig vernünftige und wertvolle Güter, die um ihrer selbst willen erstrebt werden und auf die insoweit ein eigener Rechtsanspruch besteht (Silverstein 2000). In der Nachfolge Benthams and Mills sind die einzigen Komponenten eines hedonistisch begründeten Wohlergehens Freude und das Nicht-Vorhandensein von Leid. Empirisch konnte nachgewiesen werden, dass Menschen, die ihr Leben auf kurzfristiges Vergnügen ausrichten und andere Bereiche vernachlässigen, regelmäßig niedrigere Resultate in Tests zur Lebenszufriedenheit als mehr ganzheitlich ausgerichtete Testpersonen erzielen (vgl. z. B. Seligman 2011; Ryff/Singer 2008). Wenn dabei Wohlergehen abhängig gemacht wird von subjektiven Erfahrungen, so stellt sich im Hinblick auf den biografischen Zyklus menschlichen Lebens und speziell auf die Lebenswirklichkeit älterer Menschen die Frage, inwieweit auch Erfahrungen des Leids *und* seiner Verarbeitung zu einem das personale Selbst stabilisierenden Gefühl des Wohlergehens beitragen.

(3) In *Subjektiven Präferenztheorien* wird davon ausgegangen, dass das Wohlergehen einer Person – zumindest teilweise – abhängig ist von ihren Meinungen, Gefühlen oder Verhaltensweisen, die sich in bestimmten Wünschen oder Präferenzen manifestieren können. Nicht auszuschließen ist aber, dass sich Personen in ihrem Glauben, bestimmte Dinge oder Erlebnisse würden zu ihrem Wohlergehen beitragen, irren können. Personen sollten deshalb über ihre wahren Präferenzen informiert sein (Feldman 2004), die auch als authentische Zufriedenheit beschrieben werden können (Sumner 1996) und die möglicherweise auch eine hierarchische Ordnung bilden (Shermer 2003). Das Authentizitätskonzept lässt sich allerdings problematisieren in Hinsicht auf pharmakologische oder technische Möglichkeiten der Herstellung von Gefühlszuständen;

---

12 In: Philosophy & Public Affairs 13(1):55–78.

ein Problem, das bspw. Søraker (2010) dadurch zu lösen hofft, dass er Authentizität an das Vertrauen eines Subjekts in den Wahrheitsgehalt seiner Erfahrung koppelt.

Geht man davon aus, dass Wohlergehen verschiedene Komponenten besitzt wie: Freude, Erlebnisfähigkeit, kognitive Leistungsfähigkeit, Nicht-Vorhandensein von Schmerzen und weiterem physischem Leid, so ist auf deren mangelnde Spezifität kritisch hinzuweisen (Shermer 2003). Die meisten Theorien sind nicht in der Lage, für verschiedene Komponenten bestimmte Prioritäten zu begründen. Schwerer wiegt, dass Unklarheiten bestehen, wie mit Konflikten zwischen verschiedenen Komponenten umgegangen werden soll. Auch sind die Komponenten von Wohlergehen so allgemein und abstrakt, dass sie wenig dazu beitragen können, wie das Wohlergehen einer konkreten Person zu beurteilen oder zu verbessern ist. So sehr Menschen auch ein technisch vermitteltes Wohlergehen unter Authentizitätsgesichtspunkten damit verbundener Gefühlszustände problematisieren mögen: diese Künstlichkeit scheint zu den Tatsachen eines Lebens in der ›technischen Zivilisation‹ zu gehören.

Zu berücksichtigende Besonderheiten kognitiv veränderter Personen
Von Beginn eines bestimmten Schweregrades an ergeben sich bei Personen mit kognitiven Einschränkungen Probleme der Identifizierung von Wohlergehen. Es fällt ihnen bspw. schwer, Präferenzen zu kommunizieren. Es ist unklar, unter welchen Bedingungen die Präferenzen einer demenzbetroffenen Person als ›informiert‹ gelten. Was zum Beispiel kann als Wohlergehen einer Person definiert werden, wenn ihre lebensgeschichtlich (durch verlässliche Quellen) erschließbaren Präferenzen möglicherweise mit neuen, aber nicht klar erkennbaren Vorlieben nicht mehr übereinstimmen? Ist es zulässig, ab einer bestimmten Demenzstufe frühere Präferenzen aktuellen, nur mehr vage erkennbaren Präferenzen vorzuziehen? Welche ›Qualität‹ müssen aktuelle Präferenzen haben, damit sie noch als gültig betrachtet werden können? Sollten frühere Präferenzen überhaupt für das aktuelle Wohlergehen berücksichtigt werden? Was soll geschehen, wenn frühere Präferenzen mit aktuellen in Konflikt stehen?
    Inzwischen ist erwiesen, dass objektive Komponenten von Wohlergehen vernunftgeleitet nicht nur schwer zu identifizieren, zu beschreiben und festzulegen sind, sondern dass sie auch einer Spezifität im Hinblick auf sehr verschiedene Szenarien und individuelle Besonderheiten ihrer Anwendung ermangeln. Vor diesem Hintergrund ist der Verlust kognitiver Leistungsfähigkeit eines Menschen nicht gleichzusetzen mit einem Unvermögen, persönliches Wohlergehen für sich identifizieren und vor allem zum Ausdruck bringen zu können (vgl. Shermer 2003). Aus kognitiven Verlusten folgt nicht, dass subjektive, vor allem im emotionalen Erleben dieser Menschen verankerte Bewer-

tungsmaßstäbe von Wohlergehen in Frage zu stellen sind. Diesen wächst viel-mehr größere Bedeutung zu, insofern sie in einer sublimen pflegerischen Kommunikation und Interaktion validiert werden können. Anders scheint es sich mit Emotionen als Korrelat subjektiven Wohlbefindens bspw. bei Menschen mit einer vollausgeprägten Demenz zu verhalten. Zu berücksichtigen ist hier der inzwischen erreichte Entwicklungsstand valider und verlässlicher Instrumente ihres Nachweises (*facial expression analysis*). In dieser Hinsicht weisen Ergeb-nisse der Interventionsforschung bei Menschen mit Demenz auch im fortge-schrittenen Stadium ihrer Erkrankung darauf hin, dass durch Förderung von Erlebnisfähigkeit und Expressivität das Wohlbefinden dieser Personen verbes-sert werden kann. Dies kann in unterschiedlichen thematischen Bereichen ge-schehen: durch gezielte Ansprache und Kommunikation, vor allem aber auch auf nonverbale Weise durch visuelle und auditive Aktivierung emotional anre-gender Erinnerungen, gegebenenfalls auch, bei noch ausreichend vorhandener Aufnahmefähigkeit, durch Darreichung bevorzugter Genuss- und Nahrungs-mittel. Auch im fortgeschrittenen Stadium der Erkrankung können – oft auf verschlungenen Wegen – lebensgeschichtlich aufgebaute emotionale Ressourcen erschlossen sowie psychosoziale Vereinsamung und Isolation vermieden, zu-mindest verringert werden, d. h. genau jene elementaren Komponenten *man-gelnder* Lebensqualität.

Viel spricht insoweit dafür, dass sich auch bei aller Zurückhaltung objektive Komponenten des Wohlergehens von demenziell Erkrankten entwickeln lassen. Dabei empfiehlt es sich, zunächst auf ein vom Arbeitskreis um Lawton et al. (1996) entwickeltes vierdimensionales Lebensqualitätsmodell bei Demenz-kranken zurückzugreifen (vgl. im Folgenden auch: Remmers 2010); des Wei-teren, im Anschluss an Vorarbeiten Lawtons, auf Befunde einer Heidelberger Forschergruppe des H.I.L.DE-Projekts (vgl. Becker et al. 2005). Das Lebens-qualitätsmodell umfasst acht Dimensionen und konnte mittels verschiedener Instrumente erfolgreich getestet werden. Es setzt sich im Einzelnen aus fol-genden Dimensionen zusammen: (1) räumliche Umwelt, (2) soziale Umwelt, (3) Betreuungsqualität, (4) Verhaltenskompetenz, (5) medizinisch-funktionaler Status, (6) kognitiver Status, (7) Psychopathologie und Verhaltensauffälligkei-ten, (8) subjektives Erleben und emotionale Befindlichkeit.

Für ein Wohlergehenskonzept demenziell Erkrankter sind Erkenntnisse von zentraler Bedeutung, welche besagen, dass »die Fähigkeit zum Erleben und zum Ausdruck von Emotionen […] eine zentrale Ressource demenzkranker Men-schen« darstellt und auch noch »in fortgeschrittenen Stadien der Erkrankung erhalten bleibt« (Bär et al. 2006, S. 173). Die Lebensqualität demenzkranker Menschen kann bis in fortgeschrittene Stadien durch Schaffung *individuell* anregender, emotional bedeutsamer Situationen gefördert werden.

Diese Erkenntnisse sind hoch bedeutsam zum einen für die Beurteilung epistemischer Voraussetzungen hedonistischer Klassifikations- und Bewertungsmerkmale dessen, was Freude und Leid demenziell Erkrankter bedeuten (vgl. im Folgenden: Remmers 2010). Insofern sollten Annahmen, dass erhalten gebliebene Lebensgüter den Verlust anderer Güter zu kompensieren vermögen, problematisiert werden. Diesen Annahmen liegen Vorstellungen einer Verrechenbarkeit lebenswichtiger Güter unter Symmetriebedingungen zugrunde. Den Veränderungen des kognitiven Status von Personen und den damit einhergehenden Veränderungen eines von gewandelten, emotional stärker besetzten Präferenzsystemen beeinflussten Bewertungsmaßstabes wird dabei zu wenig Beachtung geschenkt.

Hoch bedeutsam sind jene empirisch gestützten Erkenntnisse zum anderen für die ethische Beurteilung Autonomer Assistenzsysteme wie beispielsweise der auf Demenzkranke zugeschnittenen Emotionsroboter. Emotionsroboter wie etwa die PARO-Robbe sind ihren algorithmischen Basisfunktionen nach auf reproduzierbare Verhaltensschemata orientiert und programmiert. Es ist ihnen aber überhaupt nicht möglich, im Rahmen mehrdimensional aufgefächerter Lebensqualitätsindikatoren und ihrer momentanen Bewertung eine situativ differenzierte Antwort im Sinne eines Verhaltensangebots zu generieren.

Insoweit scheint es nahe zu liegen, bei der Entscheidung über bestimmte Behandlungsoptionen einer demenziell erkrankten Person ihre im emotionalen Verhalten sich manifestierenden Präferenzen zu würdigen unter Einschluss weiterer objektiver Einflussfaktoren (siehe oben: Becker et al. 2005). Bestimmte Behandlungsoptionen könnten dann inopportun sein, wenn sie sich mit emotional und behavioral zum Ausdruck gebrachten Präferenzen nicht vereinbaren lassen. Bei demenziell veränderten Menschen, die zu einer sehr vulnerablen Gruppe gehören, stellt sich überdies das Problem einer informierten Zustimmung zum Einsatz eines für diese Personen therapeutisch eingesetzten Roboters.[13]

---

13 Unter welchen Bedingungen kann eine Person, die durch eine psychische Störung kognitiv eingeschränkt ist, überhaupt einer bestimmten Behandlungsweise, bspw. auf der Grundlage eines Emotionsroboters, von der andere Personen annehmen, dass sie zu dem Wohlergehen der Person beitragen, zustimmen? Van Staden und Krüger (2003) legen für eine solche informierte Zustimmung vier Bedingungen fest: Die psychische Störung darf den Patienten nicht davon abhalten, (1) zu verstehen, zu was er zustimmt, (2) zweitens zu wählen, ob er einer bestimmten Behandlungsweise zustimmt, (3) drittens seine Zustimmung zu kommunizieren und (4) viertens die Notwendigkeit einer medizinischen Intervention zu akzeptieren.

5.3.01.2 Erwünschter Nutzen – unerwünschte Folgen und Risiken

Der Einsatz erster automatisierter Assistenzsysteme in der Pflege hat inzwischen eine Diskussion nach sich gezogen, in der es vor allem auch um die ethische Vertretbarkeit ihrer Nutzung geht. In dieser post-hoc-Perspektive sind zwei diametral entgegengesetzte Positionen erkennbar: Bei der Befürwortung werden vor allem Nutzenargumente ins Feld geführt (Entlastung von ständiger Sorge, Optimierung von Sicherheit, Verbesserung der Kommunikation und des Sprachvermögens, Wohlergehenseffekte, Förderung neuronaler Aktivität). Dagegen erheben ablehnende Vertreter mehrere ethische Einwände (Substitutionseinwand, Selbstachtungseinwand, Zustimmungseinwand, Täuschungseinwand). Wir werden uns zunächst mit Argumenten befassen, welche Chancen und Nutzen-Potenziale akzentuieren, darauf folgend mit verschiedenen ethischen Einwänden.

5.3.01.2.1 Chancen und Nutzen-Potenziale

Wie bereits erwähnt, werden Entwicklung und Einsatz assistierender Technologien vor allem aus einer klassisch-utilitaristischen Bewertungsperspektive als Möglichkeiten bspw. der Aufrechterhaltung bzw. der Steigerung von Wohlbefinden befürwortet. Das hochrangige, verallgemeinerbare ethische Bewertungskriterium bezieht sich auf die Lebensdienlichkeit dieser Technologien, insofern sie insbesondere zum Erhalt eines sicheren, nach Möglichkeit auch selbständigen Lebens etwa bei gesundheitlichen Einschränkungen oder im fortgeschrittenen Alter in vertrauter Umgebung beitragen. Dabei wird (in einer post-hoc-Perspektive) der Nachweis zu führen sein, dass Hilfeempfänger bspw. im häuslichen Bereich, aber auch professionelle Dienstleister von verschiedenen Entwicklungen tatsächlich profitieren.

(a) Gesichtspunkte der Akzeptanz

Auf empirischer Ebene hat sich zunächst gezeigt, dass ein etwaig zu erwartender Nutzen von der *Akzeptanz* neuer Technologien abhängig ist. Studien stützen die Annahme, dass ie Chancen des Einsatzes Autonomer Assistenzsysteme umso größer sind, je mehr sie den Anforderungen an ein nutzerorientiertes Design als *user-centered assistive technology* genügen (vgl. Sorell/Draper 2014, dazu vor allem auch die späteren Ausführungen in Abschn. 5.3.2). Bereits bei e-Health-Technologien im Bereich der Pflege war erkennbar, dass ganz unabhängig vom subjektiv erkennbaren oder vermuteten Nutzen die Akzeptanz einer Anwendung bei potenziellen Nutzern eine entscheidende Rolle spielt (Remmers/ Hülsken-Giesler 2011; vgl. Chan 2007; Dillon et al. 2005; Calnan et al. 2005; Roback/Herzog 2003). Das technische Design sollte deshalb immer die Möglichkeit individueller Problemlösungen durch dafür zu schaffende Module mit

Komponenten, die je nach Wunsch des Nutzers kombinierbar sind, besitzen (vgl. Mollenkopf et al. 2001).

Laut Davis (1989, 1993) ist davon auszugehen, dass die Nutzer-Akzeptanz abhängig ist vom erwarteten persönlichen Vorteil der Technologie, der wiederum zusammenhängt mit ihrer Brauchbarkeit und leichten Bedienbarkeit. Auch dabei spielen verschiedene Faktoren eine entscheidende Rolle: Besonderheiten des technischen Systems, des Nutzers selbst, Charakteristika der Aufgaben und bestimmte Umgebungsfaktoren. In einem speziell auf Bewegungssensorik ausgerichteten AAL-Forschungsprojekt fanden Remmers/Hülsken-Giesler (2011) heraus, dass persönliche Sicherheit in Notfällen, Früherkennung von Beeinträchtigungen (etwa der Gangsicherheit), die Möglichkeit der Benachrichtigung von Angehörigen oder auch von professionellen Helfern in Notfällen Faktoren sind, die vor allem bei allein lebenden Personen zu einer Reduzierung von Angst beitragen können. Skeptisch äußern sich die Befragten hinsichtlich einer ungewissen Lebensdauer der technischen Installationen, ausreichender kontinuierlicher Energieversorgung und ungewisser persönlicher bzw. öffentlicher Finanzierung. Es vermindert sich die Akzeptanz durch Gefühle, dauernd beobachtet zu werden; durch Besorgnisse eines Datenmissbrauchs, mobile Sensoren ständig tragen zu müssen oder auch Privatheit einzubüßen. Es gibt ernst zu nehmende Hinweise (repräsentativ v. a. Meyer 2011) darauf, dass Ältere große Erwartungen bzgl. automatisierter, Sensor basierter Aktivitätsbestimmung hegen. Die Akzeptanz bei Angehörigen und professionellen Helfern ist dagegen geringer. Diese Befunde werden unterstützt durch Sorell/Draper (2014), die davon ausgehen, dass sich die Chancen von Assistenztechnologien bei bestimmten Einstellungs- und Verhaltensmerkmalen von Nutzern verringern. Assistive Technologien können zwar, worauf wir noch ausführlicher eingehen werden, die physische und psychische Belastung bspw. von Helfern reduzieren. Aber das muss nicht in jedem Falle so sein; vor allem dann nicht, wenn Nutzer bestimmte Verhaltensmerkmale aufweisen, die riskant sind, oder einen Lebensstil pflegen, der von Familienangehörigen oder von beruflich Pflegenden missbilligt wird. »For example, if user-centered telecare facilitates private communication or visits to an older person from someone whom he or she, but not their familiy approves of, say a younger member of the opposite sex, whom the family suspects is only interested in obtaining the older person's money, then it might add to the worries and burdens of the carers.« (Draper and Sorell 2012; vgl. Draper and Sorell 2014, 186). Es geht um Fragen der Toleranzbereitschaft von Angehörigen bzw. beruflich Pflegenden gegenüber Freiheitsspielräumen, die mit Hilfe von Assistiven Technologien gewonnen werden, aber möglicherweise zu Zwecken genutzt werden, die mit Wertesystemen von Angehörigen bzw. Pflegekräften nur schwer vereinbar sein können: z. B. sehr starke Nutzung elektronischer Medien zu Lasten direkter persönlicher

Kontakte, die von Angehörigen erwünscht, von Betroffenen aber gemieden werden; Nutzung höherer Selbstversorgungsmöglichkeiten zu Zwecken etwa eines die Gesundheit gefährdenden Ernährungsverhaltens und Konsums.

(b)   Potenziale auf der Mikroebene pflegerisch-therapeutischer Beziehungen
Durch verschiedene technische Assistenzsysteme können bspw. Routinehandlungen des Alltags unterstützt werden: zum einen in Form einfacher Systeme mit Erinnerungs- oder Nachfragefunktion, zum anderen auf der technisch weit fortgeschrittenen Ebene der Servicerobotik (Anreichen von Speisen, Getränken sowie korrekte und stetige Medikamenteneinnahme). Über verschiedene sensorische Installationen (angefangen vom am Körper getragenen Sensoren bis hin zu einem Verbund von in (Teppich-)Böden eingelassenen Lokalisationssensoren und Kamera-Installationen) kann die Aufrechterhaltung körperlicher Funktionen einschließlich sicherer Fortbewegungen im Wohnbereich kontrolliert werden. Es lassen sich möglicherweise kritische Abweichungen im Ernährungsverhalten sowie Beeinträchtigungen im Bereich der Mobilität frühzeitig erkennen, um darauf akut oder präventiv reagieren zu können. Die kontinuierliche Detektion erlaubt es, Normabweichungen anhand standardisierter Einschätzungsinstrumente automatisch zu bestimmen und jeweils notwendige Interventionen abzuleiten, ggf. in akuten Notfällen Angehörige, Pflegedienste und Ärzte zu alarmieren. Die automatische Detektion kann auch auf kognitive Funktionen Betroffener ausgeweitet werden. Dies könnte vor allem für den Bereich der Sozial- oder Therapieroboter zukunftsweisend sein durch Kombination mit Kommunikationsangeboten, welche nicht allein sensorische, sondern auch kognitive Fähigkeiten anregen. Zu denken wäre dabei an eine regelmäßige Abfrage routinierter Aktivitäten des Alltags zur Unterstützung des Gedächtnisses oder an eine standardisierte Abfrage von Bedürfnissen und Wünschen mit vorgeplanten Informations-, Organisations- sowie Animationsangeboten. Zu den kognitiven Animationsangeboten können Spiele zur Aktivierung und Unterstützung von Gedächtnisleistungen gehören ebenso wie Musik-, Film- und Literaturangebote mit interaktiven Elementen. Eine Erweiterungsmöglichkeit bestünde darin, dass diese Angebote interaktiv auch mit außenstehenden Personen wahrzunehmen sind, wie dies etwa die Care-O-Bot Plattform bietet (vgl. Sorel/Draper 2014).

Es bestehen also auf einer *Mikro-Ebene* pflegerisch-therapeutischer Beziehungen durch Einführung von automatisierten Unterstützungstechnologien (v.a. aus dem AAL-Bereich) Chancen, soziale Interaktion durch Digitalisierung aufrechtzuerhalten und auf diese Weise das Wohlergehen von Personen zu sichern oder sogar zu steigern. Da der bisherige Untersuchungsstand im Unklaren lässt, ob soziales Wohlbefinden von Probanden möglicherweise auf intensive Kontakte zu Technikexperten bei der persönlichen Instruktion im Zuge der

Einführung dieser Technologie zurückzuführen ist (vgl. Schülke et al. 2010), empfehlen sich für die Zukunft differenziert auf ursächliche Erklärungen von Effekten ausgerichtete Studien. Eine besondere Beachtung verdienen Hinweise darauf, dass technische Assistenzsysteme zu einer Reduzierung menschlicher Kontakte führen können, die möglicherweise eine soziale Isolation älterer Menschen nach sich zögen (Sharkey and Sharkey 2012a; Sharkey and Sharkey 2012b; Sparrow/Sparrow 2006; Sparrow 2002). Diesem kritischen Einwand wird in *Abschnitt 5.3.1.2.2* genauer nachgegangen.

Allerdings kann an dieser Stelle festgehalten werden, dass Familienmitglieder sich durch den häuslichen Einsatz von Assistenztechnologien von gewissen Verpflichtungen entlastet fühlen. Technisch gestützte virtuelle Visiten professioneller Helfer scheinen nämlich auf Seiten von Familienmitgliedern bestehende Schuldgefühle ihren Anbefohlenen gegenüber zu mildern. Familienmitglieder können sich versichert fühlen, dass ihre Angehörigen nicht nur am Leben, sondern auch aktionsfähig sind (Sharkey and Sharkey 2012b). Dies muss allerdings nicht nur auf der medialen Ebene virtueller professioneller Visiten geschehen, sondern kann bereits auf vorprofessioneller Ebene der technischen Haushaltsüberwachung durch eine private Person (Familienmitglied) am entfernten Arbeitsplatz erfolgen. Über etwaige heilende Effekte dieses virtuellen Versorgungssystems liegen jedoch keine substantiellen Informationen vor.

Insofern ist die Einführung Autonomer Assistenzsysteme im Kontext der pflegerischen Versorgung darauf hin zu prüfen, inwieweit sie realistische Aussichten auf eine *Verringerung von Unsicherheit und Angst* bergen, welche mit einem Leben im Alter häufig assoziiert sind. Dies ist ethisch deswegen hoch bedeutsam, weil »in der Befreiung von Angst (von unberechenbaren Mächten der Natur) eine der stärksten Legitimationen neuzeitlicher Technikentwicklung gesehen werden« kann (Remmers 2016, o. S.). Ohne die Mühen einer ärztlichen oder pflegetherapeutischen Konsultation auf sich nehmen zu müssen, kann durch kontinuierliches Monitoring von Vitaldaten ein Gefühl der Sicherheit und des Behagens erzeugt werden. Dies gilt vor allem auch deswegen, weil im Bedarfs- oder akuten Notfall entsprechende Dienste der Beratung, Anleitung oder auch der unmittelbaren Hilfe über größere Distanzen hinweg erreichbar sind.

Jenseits jener in letzter Instanz lebenssichernden Anforderungen an Assistenzsysteme gilt es ebenso vorgelagerte Aspekte ihrer Lebensdienlichkeit bspw. in Gestalt von *social robots* (Unterhaltung) oder von *service robots* (z. B. Reinigung, Erleichterung von Haushaltstätigkeiten) zu beachten. Zur Klasse der *Haushaltsroboter* für ältere Menschen zählen wir jene wie z. B.: automatisierte, ferngesteuerte Toaster, in ein logistisches System integrierte Kühlschränke, additiv eingesetzte Lifter für Patienten. Eingang finden inzwischen vermehrt sogenannte Therapieroboter, deren Funktion bspw. in der Überwachung oder Verbesserung der Stimmungslage von Klienten bestehen soll, wobei die therapeutischen Effekte sich auf einer psychologischen, physiologischen und sozialen Dimension verifizieren lassen müssten (Wagner 2010, S. 146). Im Falle des Einsatzes eines Therapie-Roboters wie bspw. der PARO-Robbe entstünde die Frage, inwieweit vergleichbare Effekte auch durch lebende Tiere erreicht werden können. In diesem Zusammenhang dürfte der Hygiene-Standard ein entscheidendes Kriterium sein. In mancherlei Hinsichten scheinen Aspekte der Akzeptanz, vor allem aber des Nutzens von soziokulturellen Variablen abhängig zu sein. Als Beispiel sei auf Entwicklungen in Japan verwiesen. Dort genießen Roboter erwiesenermaßen ein positiveres Image, während Probleme bspw. der Datensicherheit eher vernachlässigt oder gar nicht als solche zur Kenntnis genommen werden (Wagner 2010, S. 142).

Kritisch geprüft werden sollte dabei aber auch im Anschluss etwa an Remmers (2016), ob die vorstehende Bewertungsperspektive (teilweise) zu stark auf Sicherheit und Angstfreiheit als ethische Bilanz der Technikentwicklung ausgerichtet ist. In den Hintergrund gedrängt werden dabei Aspekte der Selbständigkeit und Selbstverantwortlichkeit im Alter, welche an die Entfaltung eines Kreativitätspotenzials auch bei Einschränkungen gekoppelt sind (Kruse 1992; Remmers/Hülsken-Giesler 2012b). Es wird inzwischen davon ausgegangen, dass Kreativität ein Resultat auch der Verarbeitung lebensgeschichtlicher Erfahrungen ist, also aus Prozessen sozialen Lernens und der Speicherung von Lernresultaten in Form eines Individualgedächtnisses hervorgeht. »Besondere Gedächtnisleistungen scheinen darin zu bestehen, kulturelles Wissen auf der einen und individuelle Erfahrung auf der anderen Seite zusammenzuführen. Diese Leistungen spielen wahrscheinlich auch bei der produktiven Verarbeitung altersspezifischer Einschränkungen und Belastungen eine wichtige Rolle.« (Remmers/Hülsken-Giesler 2012b, S. 148).

Für die Bewertung von Assistenztechnologien bedeutet dies, sie darauf hin zu prüfen, inwieweit sie komplexe soziale Vernetzungen im Alter unterstützen. Denn solche Vernetzungen sind eine Voraussetzung dafür, »eigene Erfahrungen auch im Möglichkeitshorizont Anderer kritisch zu reflektieren und auf diese Weise Kreativität selbst unter Bedingungen gesundheitlicher Einbußen zu entfalten.« (Remmers/Hülsken-Giesler 2012, S. 149). Als ein weiteres Prüfkriterium stellt sich daher die Frage, inwieweit der Nutzen der Technologie darin besteht, die komplexe Erfahrung eines alternden Individuums zu verlebendigen, d.h. die kreativen Potentiale im oben genannten Sinne zu fördern. Zu prüfen wäre in diesem Zusammenhang, welche Potentiale des sozialen Lernens Autonome Assistenzsysteme entfalten können, wenn sie im Kontext pflegerischer Versorgung zur Aufrechterhaltung von Selbstversorgung und -verantwortung eingesetzt werden. Fraglich ist hier, ob bspw. Telepräsenzfunktionen zur Gewährleistung sozialer Kontakte, wie sie etwa der Care-O-Bot bietet, eine soziale Vernetzung ermöglichen, die der Verarbeitung von alterspezifischen Erfah-

rungen nützlich ist. Unter dem Stichwort *Presence* werden von Sorel/Draper
(2014, S. 184) über Telepräsenz hinaus weitere Funktionen des Care-O-Bots
beschrieben, die eine reflexive Alltagsbewältigung unterstützen:»Care-O-bot®
has sophisticated presence, since it not only acts against the feeling of being
alone, but does so by moving around with the older person, appearing to take
interest in activities in which the older person is engaged, prompting him or her
undertake beneficial behaviours, communicating through a touch screen and
reacting to the older person's commands.« Die Frage, ob auf diesem Entwicklungsstand bereits eine Unterstützung von sozialen Vernetzungsprozessen als
Grundlage für soziales Lernen zur Entfaltung kreativer Potentiale ermöglicht
werden kann, lässt sich auch vor dem Hintergrund der vorliegenden Literaturübersicht (vgl. Kapitel 4) nicht abschließend positiv beantworten.

(c)   Potenziale auf einer mittleren und auf einer Makro-Ebene des
         Versorgungssystems

Angesichts demografischer Veränderungen werden in Zukunft aufgrund eines
gewandelten Generationenverhältnisses Selbstverantwortlichkeiten eine größere ethisch-normative Bedeutung gewinnen. Insoweit ergeben sich Fragen
einer intergenerationellen Verteilungsgerechtigkeit lebenswichtiger Güter, u. a.
als Fragen ihrer Priorisierung bei sich verengenden ökonomischen Vertei-
lungsspielräumen. Unter Gesichtspunkten einer *Generationengerechtigkeit* sind
Probleme etwa der öffentlichen Förderungswürdigkeit sozialer und instrumenteller Voraussetzungen zur Aufrechterhaltung selbständiger Lebensführung
im Alter zu lösen (Remmers 2016). Unter klassisch-utilitaristischen Erwägungen
wird folgende Maxime einer distributiven Gerechtigkeit formuliert: »*maximi-
zing good(s)* through differential provision of limited ressources to a greater
number of potential recipients« (Schülke et al. 2010).

   Auf einer mittleren und auf einer Makro-Ebene des Versorgungssystems ergeben sich besondere Herausforderungen einer unabwendbar erscheinenden
ökonomischen *Rationalisierung*. Autonome Assistenzsysteme lassen sich als
ethisch gut vertretbare Mittel einer solchen *Rationalisierung* einsetzen, die allerdings besonders in Deutschland Ängste erzeugt (Wagner 2010). Der Einsatz
von Assistenzsystemen kann nicht nur als gerechtfertigt, sondern auch als
willkommen gelten, wenn damit beispielsweise größere Zeitreserven des Pflegepersonals für besonders versorgungsbedürftige Menschen oder Patienten
gewonnen werden, wenn dadurch größere Freiheitsspielräume für die persönliche Ansprache und Zuwendung, kurzum: für individualisierte Pflegehandlungen erzielt werden könnten. Zu den ebenso erwünschten Rationalisie-
rungseffekten durch Service-Roboter gehören physische Entlastungen des
Pflegepersonals (Heben, Lagern). Zu den Aufgaben digitalisierter Unterstützungssysteme könnten aber auch die sowohl auf individuelle Bedarfe als auch

auf Kompetenzen des Pflegepersonals ausgerichteten Personalplanungssysteme gehören, die je nach Bedarfs- und Versorgungslage von Klienten/Patienten einen ebenso zielgenauen wie flexiblen Personaleinsatz erlauben. (Siehe das an der Fachhochschule Bielefeld angesiedelte Projekt »FiliP – Flexible und intelligente Pflegepersonalplanung für ein demografiefestes Krankenhaus«. BMBF-Förderlinie SILQUA-FH *Soziale Innovationen für Lebensqualität im Alter*).

Darüber hinaus ist in einem größeren Bezugsrahmen zu prüfen, inwieweit durch aggregierte Daten von Autonomen Assistenzsystemen ein systematischer Beitrag zu einem institutionenübergreifenden Datenaustausch geleistet werden kann, auf Grundlage dessen professionelle Dienste engmaschig in das System der Gesundheitsversorgung eingebunden werden könnten. So argumentiert bspw. Remmers (2016), es könnten aus dem Bereich der häuslichen Versorgung einzelfallbezogene Gesundheits- und Pflegedaten in steuerungsrelevante Daten für das operative Management überführt werden. Es würden sich möglicherweise Chancen eröffnen, »in (besonders ländlichen) Regionen mit geringer Versorgungsdichte gesundheitliche Dienstleistungen über große Entfernungen hinweg [...] anzubieten. Auf diese Weise können Voraussetzungen geschaffen werden, Mobilitätseinbußen rückgängig zu machen, mehr Autarkie und mehr gesellschaftliche Teilhabe zu ermöglichen.« (Remmers 2016, S. 8) Zu prüfen wäre ebenso, inwieweit durch Autonome Assistenzsysteme gewonnene Daten umfassend zu Zwecken einer Gesundheitssystemanalyse verwendet und damit neue Möglichkeiten geschaffen werden können, »auf demographische und epidemiologische Umwälzungen in den westlichen Industrienationen differenzierter und flexibler zu reagieren« (Remmers 2016, S. 9).

Zusammenfassend kann gesagt werden, dass das Nutzen-Potenzial von Assistenz-Technologien sehr vielgestaltig ist. Dabei sollte nicht allein der individuelle Nutzen in der Kompensation von Fähigkeits- und Fertigkeitseinbußen gesehen werden. Da bspw. Alternsprozesse sehr heterogen verlaufen und stets auch Potenziale (insbesondere auf sozialer und psychischer Ebene) bergen, sollte ein Bewertungskriterium darin bestehen zu prüfen, inwieweit die assistiven Funktionen die Stärkung vorhandener und den Erwerb neuer Kompetenzen ermöglichen. Darüber hinaus ist der über-individuelle Nutzen dahingehend zu prüfen, inwieweit und unter welchen sozialen und kulturellen Bedingungen autonome Assistenztechnologien zu einer Verbesserung von Sorgestrukturen beitragen können. Zur Verbesserung von Sorgestrukturen tragen technisch hoch entwickelte Instrumente der physischen ebenso wie der kognitiv-emotionalen Entlastung von Pflegefachkräften ganz entscheidend bei. Dabei ist grundsätzlich der Hinweis zu beachten, dass das Potenzial bspw. von Pflegerobotern sowohl in einer Verbesserung als auch in einer Verminderung von individuellen Fähigkeiten (*capabilities*), von persönlichen Freiheitsspielräumen,

Autonomie und damit auch von Würde bestehen kann (vgl. Sorell und Draper 2014, vgl. dazu etwa Decker 2008, Sharkey/Sharkey 2010a).

5.3.01.2.2 Unerwünschte Folgen und Risiken

Während für die Befürworter assistiver Technologien deren Nutzen (bspw. in den Dimensionen von Sicherheit, Wohlergehen, Kommunikation) das entscheidende Bewertungskriterium ist, werden von den Skeptikern oder Kritikern verschiedene ethische Einwände erhoben, mit denen wir uns im Folgenden beschäftigen werden.

(a) Autonomieeinwand

Verschiedene Assistenztechnologien können die ihnen zugeschriebenen Funktionen nur dann optimal erfüllen, wenn sie möglichst nicht wahrnehmbar sind. So wird bspw. bei AAL-Technologien von der Annahme ausgegangen, dass ein hoher Grad der Effektivität mit der Unauffälligkeit dieser auf bestmögliche Überwachung und Kontrolle ausgerichteten Systeme zusammenhängt. Als ein Beispiel wären hier die in einer Wohnung unauffällig installierten Sensoren, aber auch bestimmte Tracking-Systeme etwa bei kognitiv beeinträchtigten Personen zu nennen. Der Überwachungscharakter der Technologie stellt einen Eingriff in die grundrechtlich geschützte Privatsphäre von Personen dar. Diese rechtlich als ein Eingriff in die freie Entfaltung der Persönlichkeit zu bewertende Überwachung, die auch als Verletzung eines korrespondierenden Anspruchs auf Schutz von Intimität gilt, kann allerdings in eingrenzbaren Fällen dadurch gerechtfertigt werden, dass die entsprechende Person der Installation freiverantwortlich und informiert zugestimmt hat. Im Falle von Tracking-Systemen müsste diese Zustimmung allerdings auch den damit einhergehenden Verlust an Selbstkontrolle im Sinne der Selbstverfügung einschließen; das heißt Einschränkungen einer die menschliche Kreativität ermöglichenden persönlichen Gestaltungs- und Bewegungsfreiheit. Bei kognitiv verminderter Leistungsfähigkeit bestimmter Personen würde dies eine bewusste Anerkennung faktisch eingeschränkter Fähigkeiten der Wahrnehmung ethisch wie grundrechtlich garantierter Selbstbestimmungsansprüche bedeuten. Eine Lösung dieser zumeist die Gestalt ethischer Dilemmata annehmenden Probleme (Freiheit persönlicher Entfaltung versus Schutz von Leib und Leben) fällt in den Bereich der angewandten, hier speziell der klinischen Ethik, für die prozedurale Regelungen zu schaffen bzw. geschaffen sind. So besteht etwa für Schülke et al. (2010) eine der wichtigsten Fragen darin, inwieweit ältere, möglicherweise bereits kognitive Einschränkungen erleidende Menschen der Installation von Überwachungssystemen durch verschiedene Sensoren ausdrücklich zustimmen können bzw. inwieweit für sie diese Entscheidung stellvertretend vorgenommen werden darf. Hier bedarf es einer Abwägung zwischen den Gütern ›Privatheit‹ und ›Schutz/

Fürsoge«. Es kann möglicherweise zu Konflikten mit den von der Generalversammlung der UN verabschiedeten Allgemeinen Menschenrechten kommen, die da lauten: »Niemand darf willkürlichen Eingriffen in sein Privatleben, seine Familie, seine Wohnung und seinen Schriftverkehr oder Beeinträchtigungen seiner Ehre und seines Rufes ausgesetzt werden. Jeder hat Anspruch auf rechtlichen Schutz gegen solche Eingriffe oder Beeinträchtigungen« (Art. 12 AEMR).

Ein weiterer, mit Problemen des Kontrollverlusts zusammenhängender kritischer Einwand richtet sich auf die Tatsache, dass Menschen im Falle nicht ausdrücklicher Zustimmung, also im ausschließlich fürsorglichen Interesse Dritter, zu einem Objekt elektronischer Messungen und Kontrollen herabzusinken drohen (vgl. Sorell/Draper 2014; Sharkey/Sharkey 2012a; Sharkey/Sharkey 2010a; Sparrow/Sparrow 2006). Als ein Beispiel sei der Einsatz sogenannter Tracking-Systeme genannt, der sich vor allem bei kognitiv veränderten alten Menschen zu empfehlen scheint, jedoch besondere ethische Probleme aufwirft (vgl. Remmers 2016)[14]. Zweifellos besteht ein Nutzen von Tracking-Systemen darin, dass sie Menschen mit eingeschränkter Alltagskompetenz, insbesondere mit Orientierungsproblemen bei gewünschter außerhäuslicher Mobilität als Navigations- und Notfallhilfen dienen können, wenn eine ihrer Kompetenz entsprechende Bedienbarkeit gegeben ist (vgl. Wahl et al. 2010). Darüber hinaus gibt es einen weiteren Nutzen von Tracking-Systemen, insofern sie in der Funktion von Ortungssystemen auch eine Hilfe für Angehörige und beruflich Pflegende sind. Schließlich können sie auch in ihrer diagnostisch-therapeutischen Verwendbarkeit insofern von großem Wert sein, als sie durch Analyse bestimmter Bewegungsmuster ggf. Rückschlüsse nicht nur auf den Grad kognitiver Beeinträchtigungen erlauben, sondern auch auf das Wohlbefinden der betroffenen Person.

Ethische Probleme ergeben sich allerdings bei diesen Systemen in verschiedener Hinsicht (vgl. Remmers 2016)[15]. Zum einen kann problematisiert werden, ob der erreichte Zugewinn an Mobilität mit Hilfe assistiver Technologie objektiv zu einem Zugewinn an Unabhängigkeit geführt hat. Dabei darf natürlich nicht übersehen werden, dass in hochmodernen Gesellschaften Unabhängigkeit ein zumeist auch technisch hervorgebrachtes Gut ist. Bei dem ethisch positiv zu würdigenden Zugewinn an Mobilität etwa durch Tracking-Systeme (s. o.) handelt es sich wegen der dauerhaften externen Bewegungskontrolle im legitimen Interesse des Schutzes stark verletzlicher Personen nur mehr um einen Scheingewinn an Bewegungsfreiheit. Deswegen auch wird man die durch das Überwachungssystem vorgegebenen Einschränkungen als solche der Persönlichkeitsentfaltung und damit eines der höchsten Rechtsgüter: der persönlichen

---

14 Jüngst dazu auch das Literaturreview bei Hülsken-Giesler/Peters/Müller (2019).
15 Jüngst auch Remmers (2018).

Selbstbestimmung, zu berücksichtigen haben. Demgegenüber wird man auf Grund der hier unterstellten kognitiven Einbußen eine Relativierung normativer Ansprüche auf ein Persönlichkeitsrecht, nämlich der Achtung freier Entfaltungsmöglichkeiten, im Schutzinteresse der betroffenen Person vornehmen dürfen. Nicht vernachlässigt werden sollten schließlich legitime Entlastungsinteressen von Betreuern oder Angehörigen, die mit dem Ortungs- und Überwachungssystem erfüllt werden können. Dabei stellt sich allerdings die Frage, inwieweit diese Interessen Priorität beanspruchen können.

Der Einsatz von Tracking-Systemen vor allem bei Menschen mit eingeschränkter Alltagskompetenz bedarf ethisch behutsamer Abwägungen von legitimen Interessen (z. B. subjektives Wohlbefinden) und schwer verhandelbaren Persönlichkeitsansprüchen (z. B. Selbstbestimmung). Ethische Bewertungen verlangen eine besondere Sensibilität gegenüber der jeweiligen Eingriffstiefe in ein Persönlichkeitsrecht, welches allerdings auch ein spätestens seit Thomas Hobbes allen Menschen von Natur aus (*status naturalis*) zuerkanntes Recht auf Bewegungs- und Handlungsfreiheit (vgl. Hobbes 1651, S. 99ff.) einschließt.

(b) Substitutionseinwand
Autonome Assistenzsysteme werden als ein probates Mittel der Rationalisierung, bspw. der Zeitersparnisse, betrachtet. Ethisch relevante Probleme ergeben sich dann, wenn Pflegebeziehungen in ganz elementaren Bereichen (Zuwendung, körperliche Nähe, sublime, komprehensive Wahrnehmung, therapeutisch bedeutsame Berührung) technisch substituiert werden sollen. Einen grundsätzlichen ethischen Vorbehalt hat Whitby (2012, S. 238) wie folgt formuliert: »[…] It clearly can be argued that peaceful, even loving, interaction among humans is a moral good in itself. […], we should probably distrust the motives of those who wish to introduce technology in a way that tends to substitute for interaction between humans. […] for a social mammal such as a human, companionship and social interaction are of crucial psychological importance.«

Die ethisch relevante Frage lautet, ob die durch technische Rationalisierungen (z. B. autonome Vitaldaten-Detektion) gewonnenen Zeitreserven ausschließlich zu betriebswirtschaftlichen Rationalisierungszwecken für Personaleinsparungen genutzt werden oder für eine Ausdehnung und Intensivierung menschlicher Kontakte.[16] Die gegenwärtige Studienlage gibt Hinweise darauf, dass Assistenzsysteme zu einer Reduzierung menschlicher Kontakte führen (Sharkey/Sharkey 2012a; Sparrow/Sparrow 2006), die eine soziale Isolation hilfebedürftiger Menschen nach sich ziehen kann (vgl. Sharkey/Sharkey 2012b, Sparrow/Sparrow 2006, Sparrow 2002). In gewisser Weise wird damit aber auch ein Teufelskreis in Gang gesetzt, insofern soziale Isolation und Vereinzelung stär-

---

16 Dazu jüngst auch Remmers (2019).

kere Kontrollen dieser Personen erlauben und sogar erzwingen: »User control can sometimes be the other side of the coin of user isolation.« (Sorell und Draper 2014) Die Frage, ob durch den Einsatz von assistiven Technologien soziale Isolation zwangsläufig ansteigen muss, kann generell nicht beantwortet werden und ist auch im Einzelfall schwierig zu bestimmen (vgl. Sorell/Draper 2012; Murray et al. 2011; Pols 2010).

Argumentiert wird ferner, dass eine Substitution menschlicher Hilfe durch Technik eine Verletzung des ethischen Anspruchs eines Menschen auf Anerkennung und Zuwendung darstellt (vgl. etwa Borenstein/Pearson 2012). Darüber hinaus sind bei AAL-gestützter Überwachung Tendenzen festzustellen, die im Falle einer auf Gruppen mit *Mild Cognitive Impairment* (leichte bis mittlere kognitive Beeinträchtigungen) ausgedehnten Mobilitätskontrolle (man denke an das Beispiel der bereits genannten Tracking-Systeme) den ethisch nicht zu hintergehenden Anspruch eines strikten Bezugs auf das Individuum und seiner Würdigung als Person konterkarieren (vgl. Sävenstedt et al. 2006).

In diesem Zusammenhang gilt es ebenso einen techniksoziologischen Sachverhalt zu beachten: Sozio-technische Arrangements können weitreichende Auswirkungen auf das Verhältnis von Individuum und Gesellschaft haben. Mit der Einführung neuer Technologien kann ein Einstellungswandel verbunden sein. Wie wir am Beispiel von Angehörigen pflegebedürftiger Personen sahen, können sich im Vertrauen auf physische Sicherheit kontrollierende Instrumente Vorstellungen von Verantwortung und Verpflichtung im Sinne ihrer technischen Delegierbarkeit ändern (vgl. Hinman 2009; Sparrow/Sparrow 2006). Gleichzeitig können sich Erwartungen hilfebedürftiger Personen gegenüber ihren Mitmenschen im Bewusstsein technischer Sicherheitsgarantieen oder durch die Erfahrung, dass sich bestimmte Serviceleistungen (Essens- und Getränkeanreichung) durch Roboter substituieren lassen, wandeln (vgl. Hinman 2009). Solche Trends sind vor dem Hintergrund sich wandelnder Familienstrukturen (Singularisierung, zunehmende Berufstätigkeit von Frauen) zu betrachten, die schon von sich aus zu veränderten affektiven Bindungen und subjektiv zugeschriebenen Verantwortlichkeiten erwachsener Kinder gegenüber ihren Eltern führen (vgl. Backes 2004).

Für die ethische Bewertung eines technischen Substitutionseffekts menschlicher Beziehungen sind vor allem Studien von Berkman und Syme (1979) zur Relevanz sozialer Interaktionen für ältere Menschen zu Kenntnis zu nehmen. Sie geben Hinweise darauf, dass Personen, denen soziale Beziehungen fehlen, eine höhere Wahrscheinlichkeit vorzeitigen Versterbens aufweisen. Zunzunegui et al. (2003) zeigen, dass wenige soziale Beziehungen, seltene Teilnahme an sozialen Aktivitäten und sozialer Rückzug Risikofaktoren für die Abnahme kognitiver Fähigkeiten älterer Personen sind. Umgekehrt scheinen soziale Interaktionen das Risiko, an Demenz zu erkranken, zu reduzieren (Saczynski et al. 2006).

Überdies ist aus einer ethischen Bewertungsperspektive der intrinsische Wert
sozialer Interaktionen zu würdigen: »Social networks are said to imply (1) ap-
preciation, recognition and a feeling of belonging, (2) intimacy and friendship
and (3) emotional and practical support [...].« (Palm 2014 mit Verweis auf Fine/
Spencer 2009).

Ein besonderes Augenmerk verdient in diesem Zusammenhang der Einsatz
von Therapie-Robotern bei besonders vulnerablen Personen wie denen mit
einer Demenz. Prominentes Beispiel ist die PARO-Robbe. Zwar gibt es, als
Messergebnis auf rein behavioraler Ebene und mit methodischen Einschränkungen, Hinweise auf vermehrtes kommunikatives Verhalten, Entspannung,
verminderte Einsamkeitsgefühle, vermehrte neuronale Aktivität, verminderten
Stress beim Einsatz von PARO bei Betroffenen sowie auf Entlastungseffekte beim
Pflegepersonal (vgl. Wada et al. 2008; Saito et al. 2003). Diese Effekte sind zeitlich
sehr begrenzt. Auf struktureller Ebene erheben sich jedoch prinzipielle Einwände gegenüber einer artifiziellen Substitution menschlich unverzichtbarer
Nähe bei demenziell Erkrankten, die auf elementare Formen emotionaler,
leiblicher Zuwendung angewiesen sind. Bei PARO wird leibliche Präsenz nur
mehr vorgetäuscht, sie bleibt auf reaktive Oberflächenphänomene beschränkt.
Analogien mit dem Gebrauch von Stofftieren bei Kindern sind psychologisch
deswegen völlig abwegig, weil sie für die kognitiv-emotionale Entwicklung des
Kindes wichtige »*transitional objects*« (Winnicott 1953) darstellen mit einer
spezifischen Intentionalität (als erste phantasiereiche Akte der Kreativität). Der
künstlichen Erzeugung bestimmter Gefühlszustände wohnt insofern ein Täu-
schungscharakter inne. Damit erheben sich ethische Fragen von Wahrheit und
Wahrhaftigkeit, die mit dem Hinweis darauf, dass Hilfeempfänger und helfende
Person in zwei verschiedenen Welten des Bewusstseins leben, nicht entkräftet
werden können (vgl. Hertogh et al. 2004; vgl. auch Remmers 2016). Stattdessen
sollte der Einsicht Raum gegeben werden, dass menschliche Hilfe gerade bei
Menschen mit kognitiven Einbußen mit moralischen Dilemmata konfrontiert
sein kann, weshalb sich empfiehlt, den Einsatz autonomer Assistenztechnologien wie in diesem Falle die PARO-Robbe möglichst zu begrenzen.

Zusammenfassend lässt sich sagen: Der bzgl. zahlreicher technischer Systeme
und ihrer Anwendungskontexte erhobene Substitutionseinwand erfordert wei-
terführende Untersuchungen, v. a. darauf ausgerichtet, wie sich beim jeweils
konkreten Einsatz Autonomer Assistenzsystemen in der pflegerischen Versorgung vulnerabler Personengruppen Muster sozialer Interaktionen verändern.

(c)   Gerechtigkeitseinwand
Angesichts demografischer Veränderungen werden in Zukunft Selbstverantwortlichkeiten eine größere normative Bedeutung gewinnen. Dies könnte auch
bei bereits oben (5.3.1.2.1) angesprochenen Fragen intergenerationeller Ver-

teilungsgerechtigkeit lebenswichtiger Güter gelten. Ein Thema der Generationengerechtigkeit wäre bspw. die öffentliche Förderung sozialer und instrumenteller Voraussetzungen zur Aufrechterhaltung selbständiger Lebensführung im Alter oder zur Verbesserung der gesundheitlichen Lage. Von einer solchen distributiven Gerechtigkeit zu unterscheiden wäre eine aus dem sozialrechtlich verbrieften Humanitätsgebot ableitbare Bedarfsgerechtigkeit, die bezüglich der Krankenversorgung definiert ist als »medizinisch notwendig, ausreichend und zweckmäßig« (§ 70 SGB V). Bei der Konkretisierung eines individuellen Bedarfs können gesellschaftlich übergeordnete Wertvorstellungen (z. B. ›gutes Leben‹) ebenso eine legitimierende Rolle spielen (vgl. Jaeggi 2014). Dabei geht es auch um eine ausgleichende Gerechtigkeit (*commutative justice*) in dem Sinne, dass ungleiche Bedürfnisse im Sinne objektiver Bedarfe als Ausgangslage eine ungleiche Versorgung mit prinzipiell knappen Ressourcen zur Folge haben können: »unequal provison of ressources based upon unequal need.« (Schülke et al. 2010.).

Neuerdings werden Fragen der zuletzt genannten Bedarfsgerechtigkeit unter Gesichtspunkten einer Befähigungsgerechtigkeit diskutiert (vgl. Remmers 2009 mit Bezug auf Nussbaum und Sen 1997; Dabrock 2001; Heinrichs 2005). Dabei geht es um »Grundbefähigungen«, verstanden als diejenigen Eigenschaften, welche es ermöglichen, bestimmte Zustände zu erreichen, die gesellschaftlich als ein »zivilisatorisches Minimum« anerkannt und im Übrigen auch grundrechtlich im Rekurs auf das Menschenwürdeprinzip garantiert sind. Die ethische Forderung lautet, Bedingungen zu ermöglichen, unter denen ein wünschenswertes, gutes Leben geführt werden kann. Demzufolge ist auch auf Strukturen und Institutionen zur Gewährleistung entsprechender Lebensumstände Einfluss zu nehmen. Dem Befähigungsansatz zufolge sind Menschen als voll kooperationsfähigen Bürgern Bedingung zu garantieren, die es ihnen erlauben, am gesellschaftlichen, wirtschaftlichen und kulturellen Leben teilzuhaben. Ausgegangen wird dabei von einer gewissen Uniformität von Befähigungsbedingungen. Unter diesen ethischen Prämissen sind Befähigungen darauf gerichtet, Personen in die Lage zu versetzen, je eigene Lebenspläne verfolgen zu können (Heinrichs 2005, S. 93). Dieser *Capability-Approach* weist über das ethische relevante Konzept des Wohlbefindens, welches Täuschungen oder Selbsttäuschungen nie vollständig ausschließt, hinaus. Er besagt, dass Personen bspw. bei Behinderungen oder gesundheitlichen Einbußen nicht nur einen besonderen Fürsorgeanspruch, sondern auch einen Anspruch auf Befähigung zu einer möglichst selbständigen Lebensführung unter Einschluss technisch-assistiver Systeme haben. Bei der ethischen Bewertung eines möglichen Einsatzes alternativer assistierender Technologien sollte demgemäß nicht allein die akute individuelle Bedarfslage entscheidend sein. Ziel ist vielmehr zu einer individuell selbstbestimmten Lebensform zu befähigen. Solche Befähigungen gehen über die Erfüllung rein physiologischer Grundbedürfnisse hinaus. Es sind vielmehr auch Fähigkeiten zu erwerben, menschliche Beziehungen gestalten, auf diese Weise sich mitteilen, sich selbst und seine Welt emotional erleben und dieses Erleben auch zum Ausdruck bringen zu können.

Der Gerechtigkeitseinwand ist zum einen vor dem Hintergrund der zunehmenden Bedeutung der Selbstversorgungsfähigkeit in der sozialen Gesetzgebung (vgl. Kapitel 4) zu konkretisieren. In Verbindung mit dem Substitutionseinwand ist zunächst festzustellen: Auch wenn individuelle Selbstversorgungsfähigkeit als Freiheitsgewinn im Sinne eines selbstbestimmten Lebens durch den Einsatz autonomer technischer Systeme erzielt werden kann und als solcher auch subjektiv empfunden und erlebt wird, so sind dennoch konkrete Fälle denkbar, in denen auf den Einsatz dieser Systeme bewusst zugunsten persönlich zu erbringender Hilfe- und Unterstützungsleistungen verzichtet wird. Diese Ablehnung muss nicht allein durch mangende individuelle Technikkompetenz begründet sein. Es kann ebenso gewichtige, etwa mit dem Persönlichkeitsprofil (Ängstlichkeit, Neurotizismus usw.) Betroffener zusammenhängende Gründe dafür geben, dass die persönliche Präsenz von Pflegefachpersonen als sicherer und als höherwertig in Bezug auf individuelle Lebensqualitätsmerkmale erachtet wird. In solchen Fällen ist auch aus ethischen Gründen den Leistungsberechtigten in Analogie zu § 9 SGB IX ein Wahlrecht zuzugestehen. In bestimmten Fällen könnten Aspekte einer Bedarfsgerechtigkeit gegen den substituierenden, kostenökonomisch möglicherweise mit Einspareffekten verbundenen Einsatz dieser Systeme sprechen.[17]

Der Gerechtigkeitseinwand ist zum anderen vor dem Hintergrund einer weiterhin hohen sozialen Ungleichheit mit steigendem Armutsrisiko im Alter (Goebel et al. 2015) zu konkretisieren. Die Entwicklungskosten einsatzfähiger Autonomer Systeme in der Pflege (Beispiel Care-o-bot in verschiedenen Versionen) waren bislang sehr hoch, ihre Amortisation könnte mittelfristig auch zu hohen Beschaffungskosten führen. Noch fehlen Studien, die unter kostenökonomischen Gesichtspunkten den tatsächlichen Substitutionseffekt hinsichtlich Einsparungen von Personal (immer unterstellt, dass diese Substitution auch individuell erwünscht ist) methodisch solide messen. Sollte sich in Zukunft ein zuverlässig messbarer ökonomischer Rationalisierungseffekt herausstellen, so wäre nach geltender Systematik nicht auszuschließen, dass die Finanzierung bestimmter Unterstützungsleistungen gemäß leistungsrechtlicher Anforderungen (SGB V, SGB XI) an den Einsatz entsprechend verfügbarer Autonomer Assistenzsysteme gebunden wird, sich also darauf beschränkt. Dies hätte be-

---

17 Misselhorn (2018, S. 148) verweist ganz in diesem Sinne jüngst darauf, dass grundsätzlich in jedem Einzelfall der »Unterschiedlichkeit der verschiedenen Wertsphären und Personen« hinreichend Rechnung zu tragen ist.

denkliche Folgen: Gemäß des vor allem der Sozialen Pflegeversicherung zugrundeliegenden Subsidiaritätsprinzips wäre zu erwarten, dass ein Teil der Kosten durch den Versicherten zu übernehmen ist. Nach geltender Rechtslage werden technische Hilfsmittel zur Ermöglichung einer selbständigen Lebensführung (§40, Abs. 4, SGB XI) ausdrücklich »subsidiär« finanziell bezuschusst. Bei sich weiter verschärfender sozialer, insbesondere auch gesundheitlicher Ungleichheit im Alter (vgl. Richter-Kornweitz 2012) würde dies für eine wachsende Zahl älterer pflegebedürftiger Menschen zu kaum mehr verkraftbaren finanziellen Belastungen führen. Zum gegenwärtigen Zeitpunkt bestehende Regelungen zur »Vermeidung von Härten« müssten vor allem hinsichtlich der Bezifferung einer maximalen Höhe von Zuschüssen je Maßnahme geändert werden (vgl. § 40, Abs. 3 und 4, SGB XI). Mit dem hier erhobenen Gerechtigkeitseinwand werden die vorstehend in Kap. 4.4 formulierten Bedenken unterstrichen, denen zufolge bei geltender Rechtslage (einschl. PSG II) der systematische Einsatz Autonomer Systeme in der Pflege den Zugang zu Leistungen der Pflegeversicherung insgesamt zu erschweren droht.

(d)   Verantwortungseinwand
Die ethische Bewertung bestimmter Assistenztechnologien schließt ebenso Fragen ein, wer bei Fehlfunktionen oder Funktionsausfällen Autonomer Systeme Verantwortung im Sinne einer moralisch zurechenbaren Verantwortung sowie im Sinne einer (schuld- oder haftungs)rechtlichen Verantwortung zu übernehmen hat. Fragen einer moralischen Verantwortung stellen sich für Sharkey und Sharkey (2012b) wie folgt: »[...] who or what should be held responsible and accountable if something goes wrong, resulting in injury or damage? If a senior citizen in an exoskeleton suit were to kick and injure a nurse, should they, or the suit be blamed?« Bekanntermaßen hängen Verantwortlichkeiten von bestimmten Zuschreibungen ab, die unter Bedingungen informationstechnisch hochgradig vernetzter Apparate sowie hochkomplexer Interdependenzen von Zuständigkeiten kaum mehr Eindeutigkeit und Verbindlichkeit beanspruchen können. Zu prüfen ist daher, welchen Mindeststandards der Sicherheit im Sinne der meist über verschiedene Stationen verstreuten Funktionssicherheit und nicht zuletzt auch der Verlässlichkeit in Bezug auf die Einhaltung datenschutzrechtlicher Vorschriften entsprochen wird.

In den Radius von Verantwortung fällt auch die Tatsache, dass durch Autonome Assistenzsysteme ebenso ermöglichte neue pflegerische Versorgungsformen eine starke *Datenfusion extra muros* voraussetzen (vgl. dazu auch vorstehende Ausführungen in Abschn. 5.3.1.2.1 [c]). Effektivität der pflegerischen Versorgung kann dadurch verbessert werden, dass über längere Zeiträume messbare Daten (Vitalparameter, Daten zur Bewegung und Ortsbestimmung usw.) einzelner Personen zugänglich gemacht werden (vgl. auch Remmers 2016;

2010b). Bedacht werden sollte, dass daraus ganz erhebliche Risiken der Nutzung von Datenverarbeitungssystemen und der anonymisierten Datenspeicherung erwachsen, denen auch auf dem Wege des Rechts noch nicht vollumfänglich entsprochen werden konnte (ULD 2010). Es ist nicht auszuschließen, dass sich durch das zunehmende Komfort- und Sicherheitsverlangen in der breiten Bevölkerung unsere Datenschutzkultur wandeln wird. Remmers und Hülsken-Giesler (2011) hatten herausgefunden, dass ältere Menschen Fragen des Schutzes der Privatsphäre geringeren Stellenwert beizumessen scheinen als Fragen ihrer physischen Sicherheit (vgl. auch Beach et al. 2009).

Ein illustrierendes Beispiel: Die ALIAS Roboterplattform
Zusammenfassend sollen unerwünschte Folgen und Risiken an einem konkreten Beispiel: der ALIAS Roboterplattform, erläutert werden, ohne dabei im Sinne eines dialektischen Beurteilungsprozesses die Potenziale zu verkennen. Die mobile Roboterplattform ALIAS fällt unter die Kategorie der sozio-assistiven Systeme und ist das technische Produkt des Verbundprojekts ALIAS. Sie ist als ergänzendes Element in einem AAL-Umfeld konzipiert (vgl. Rehrl et al. 2011).

Zu den wesentlichen baulichen Komponenten der Roboterplattform gehört ein Roboterkopf, versehen mit einer Kamera, LED-Leuchten sowie ein Augenpaar zur Anzeige bzw. Wiederspiegelung von emotionalen Zuständen. Der Kopf ist auf einer fahrbaren Säule montiert, an der sich ein 15-Zoll-Touch-Display befindet. Dieses Display übernimmt wesentliche Funktionen hinsichtlich der Kommunikation, Aktivierung und Assistenz. Die Entwicklerinnen und Entwickler haben sich dabei bewusst gegen die Montage von Greifarmen entschieden. Sie begründeten ihre Entscheidung mit der Zielsetzung dieser Roboterplattform: Anstatt direkte menschliche Kontakte vis-à-vis zu ersetzen, sollte die Plattform die Aufrechterhaltung sozialer Kontakte unterstützen. Zu einem wichtigen konzeptionellen Bestandteil der technischen Entwicklung gehörte die Einbindung zukünftiger bzw. potentieller Nutzerinnen und Nutzer aus dem Bereich des sogenannten »Silver Market«.

Drei Kernfunktionen beinhaltet die Roboterplattform: Die *erste Funktion* bezieht sich auf die Kommunikation. Durch die Plattform soll nicht die Kommunikation mit Partnern ersetzt, sondern die Unterhaltung und Aufrechterhaltung von Kontakten unterstützt werden. Dies erfolgt über die Nutzung von modernen Kommunikationstechnologien und von Ressourcen des Web 2.0, die einen Zugriff auf soziale Netzwerke ermöglichen sollen. Die *zweite Funktion* bezieht sich auf die Aktivität: Der Roboter bietet Möglichkeiten physischer und kognitiver Aktivitäten. Zu diesem Zweck steht eine Vielfalt an Spielen zur Verfügung, die auf dem Display genutzt werden können. Falls eine Nutzerin oder ein Nutzer diese Funktionen in nicht ausreichendem Maße selbstständig nutzen kann, wird die Roboterplattform proaktiv deren Nutzung anregen. Die *dritte*

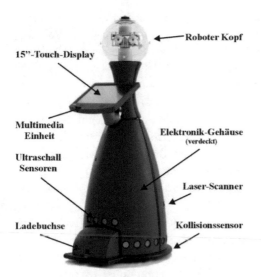

15"-Touch-Display

Roboter Kopf

Multimedia Einheit

Elektronik-Gehäuse (verdeckt)

Ultraschall Sensoren

Laser-Scanner

Ladebuchse

Kollisionssensor

Abbildung 1: Roboterplattform ALIAS (aus Rehrl et al. 2011)

Funktion ist die der Assistenz. Diese Funktion kann an verschiedene Nutzergruppen mit unterschiedlichen Unterstützungsbedarfen adaptiert werden. Beispielsweise erinnert die Roboterplattform Nutzerinnen und Nutzer an fällige Medikamenteneinnahmen oder an geplante Termine. Über einen Fernzugriff können Angehörige diese Funktionen steuern bzw. selbst nutzen.

Auf den ersten Blick scheint bei der Entwicklung der Roboterplattform ethische Sensibilität bspw. im Hinblick auf Wohlergehensinteressen maßgebend gewesen und auch eine Nutzerorientierung berücksichtigt worden zu sein. Bei näherem Hinsehen lassen sich jedoch Einwände formulieren.

(a) *Autonomieeinwand* im Hinblick auf die Assistenzfunktion: Sowohl durch die Kamera als auch durch Möglichkeiten eines Fernzugriffs durch Angehörige können Spielräume selbstbestimmter Lebensgestaltung als auch das hohe Gut der Privatheit eingeschränkt werden. Dabei sollte auf der anderen Seite nicht verkannt werden, dass durch die Assistenzfunktion der Roboterplattform ein Zugewinn an Unabhängigkeit erreicht werden kann. Wird die Roboterplattform konzeptionell als Element einer AAL-Umgebung verstanden, so drängen sich Bedenken auf, dass damit Möglichkeiten einer stets im Einzelfall zu überprüfenden und individuell zu bejahenden Fernüberwachung geschaffen werden. Zu überprüfen wäre ebenso, inwieweit der proaktive Modus der Plattform, d. h. ihre Aktivierungsfunktion mit Selbstbestimmungsansprüchen von Personen, in bestimmten Situationen nicht angesprochen, d. h. in Ruhe gelassen zu werden, konfligiert.

(b) *Substitutionseinwand:* In Bezug auf die Kernfunktion der Kommunikation machen die Entwicklerinnen und Entwickler geltend, dass die Roboterplattform nicht die direkte Kommunikation vis-à-vis ersetzen soll. Allerdings legt die bauliche und technische Ausgestaltung der Plattform – genauer gesagt: das Display – nahe, dass *tendenziell* nicht anders als mittels moderner Kommunikationstechniken und/oder sozialer Netzwerke des Web 2.0 kommuniziert werden kann. Daraus ergeben sich mögliche Ungleichgewichte zu Ungunsten authentischer, d. h. technisch nicht einsinnig kanalisierter (der Vielfalt symbolischer, physiologisch unterstützter Ausdrucksmedien beraubter) Kommunikation. Kommunikation ist kein Akt purer Informationsvermittlung. Zumindest die bauliche bzw. morphologische Ausgestaltung der Plattform legt diese Tendenz nahe.

(c) *Gerechtigkeitseinwand:* In dieser Hinsicht sind die dem technischen Entwicklungszusammenhang zugrundeliegenden wirtschaftlichen Anforderungen und Erwartungen kritisch einzubeziehen. Das Projekt ALIAS und damit auch dessen Ergebnis zielte auf die Herstellung eines verkaufsfähigen Produkts für ein bestimmtes Segment des »Silver Market« (Rehrl et al. 2012). Dabei stellt sich die Frage, inwieweit das Prädikat Marktfähigkeit einer Plattform gleichgesetzt werden kann mit dem Prädikat Nutzerfreundlichkeit. Überdies besagt das Prädikat Marktfähigkeit, die durch suggestive Mittel etwa der Werbung erkauft werden kann, noch gar nichts im Hinblick auf das durch hohe Qualität, überprüfte Nützlichkeit und Bedienbarkeit ausgezeichnete Kriterium einer wünschenswerten allgemeinen Verfügbarkeit.

(d) *Verantwortungseinwand:* Es bestehen Unklarheiten im Hinblick auf den proaktiven Modus der Plattform; d. h. im Hinblick auf das Wohl von Personen, die zum Zwecke des Erhalts von Gesundheit in Bewegung gehalten werden sollen. Inwieweit deckt sich solches (möglicherweise technisch aufdringliches) Ansinnen mit den Intuitionen von Nutzerinnen und Nutzern? Welche Garantien werden gegeben, damit autonom funktionierende Aktivierungsprogramme nicht unerwünschte Ereignisse (wie etwa Stürze, Kollisionen etc.) zeitigen und diese nicht als solche identifizieren?

Zusammenfassend lässt sich sagen, dass die Roboterplattform ALIAS sich durch eine gewisse Janusköpfigkeit auszeichnet. Unzweifelhaft zielt sie auf die Aufrechterhaltung eines eigenständigen Lebens auf der Basis sozialer Verbundenheiten und Verbindlichkeiten. Nicht zu leugnen ist dabei, dass bestimmte technologische Arrangements das Ziel dadurch konterkarieren, dass sie erwünschte soziale Verbundenheit – häufig unmerklich – mit möglicherweise unerwünschter Überwachung verschmelzen.

5.3.01.3 Entwicklungsstand ethischer Leitlinien

Vor dem Hintergrund gegenwärtiger ethischer Diskussionen um Nutzenpotenziale bzw. unerwünschte Folgen und Risiken Autonomer Assistenzsysteme in der Pflege stellt sich die Frage nach dem etwaigen Stand ethischer Leitlinien-Entwicklung und ihrer Konsentierung. Je nach Befund würde sich die Frage anschließen, inwieweit durch neue Erkenntnisse Modifizierungen bzw. Weiterentwicklungen erforderlich seien. Wir legen im Folgenden einen knappen Recherche- und Literaturbericht vor.

5.3.01.3.1 Mögliche Adaption der Leitlinie »Good Clinical Practice«

Ausgehend von der kritischen Bewertung der Studienergebnisse im Zusammenhang mit »companion robots« (Sharkey und Sharkey 2012, S. 285) wurde eine Recherche zum Thema: ethische Bewertungsrichtlinien für die Durchführung pflegerischer Studien zum Einsatz robotischer Systeme vorgenommen. Obwohl Pflegepersonen in verschiedenen Settings arbeiten (Krankenhäuser, außerklinische stationäre Einrichtungen, ambulante Dienste), kann dabei von klinischen Prüfungen gesprochen werden. Mittels einer Internetrecherche (Pubmed, Livivo d. ZB Med) konnten *keine* explizit pflegerischen Bewertungsrichtlinien zu diesem Thema gefunden werden.

Zusätzlich wurde in mehreren Studienregistern (Deutschen Register Klinischer Studien [DRKS], EU Clinical Trials Register, ClinicalTrials.gov) nach klinischen Studien mit Bezug zur Thematik: Pflege und Robotik gesucht. Bis auf *einen Eintrag* im deutschen Studienregister konnten keine Studien mit dem thematischen Bezug gefunden werden. Diese im Juli 2016 abgeschlossene Studie untersuchte die Effekte der PARO-Robbe bei Menschen nach einem Schlaganfall. Sie fand unter der Federführung der Fachhochschule Frankfurt statt. Es handelte sich um eine monozentrische, randomisierte und verblindete Studie. Das die Studie befürwortende Votum erfolgte durch die Ethikkommission der medizinischen Fakultät der Martin-Luther-Universität Halle-Wittenberg.

Das unbefriedigende Ergebnis war Anlass, mit einer weiteren Recherche zu untersuchen, inwieweit die Leitlinie zur guten klinischen Praxis in klinischen Studien am Menschen (ICH-GCP E6[1]) – kurz GCP – auch im Kontext der Entwicklung von Robotern Anwendung findet. Diese Leitlinie stellt einen internationalen ethischen und wissenschaftlichen Qualitätsstandard für pharmazeutische Studien am Menschen dar, welcher auf der Deklaration von Helsinki des Weltärztebundes zu *Ethischen Grundsätzen für die medizinische Forschung am Menschen* basiert (ICH 1996, S. 1). Ausdrücklich wird in der Leitlinie darauf hingewiesen, dass die darin etablierten Prinzipien auch für andere klinische Studienprojekte verwendet werden können (ebd.).

Explizit pflegewissenschaftliche Abhandlungen konnten hierzu *nicht* identifiziert werden. Lediglich eine pflegewissenschaftliche Dissertation (vgl. König 2014), welche die Anwendbarkeit der GCP auf Pflegeforschungsprojekte untersuchte, ließ sich identifizieren. Stattdessen konnten ingenieurwissenschaftliche Konferenzbeiträge (vgl. Hasebe et al. 2011 u. 2010) und ein umfassendes Buchkapitel (vgl. Hasebe et al. 2014) gefunden werden. Diese zielen auf die Etablierung von Richtlinien für klinische Studien in der Entwicklung von Assistenzrobotern: Die o.g. Autoren stellen eine mangelhafte Qualität von Entwicklungsstudien in diesem Feld fest, die ausschließlich einen explorativen Charakter aufweisen würden (vgl. Hasebe et al. 2014, S. 307). Es fehlen in der Entwicklung von Assistenzrobotern zusätzlich etablierte Standards, welche die Sicherheit der Studienteilnehmer gewährleisten und ebenso für die ethische Bewertung der Entwicklungsmaßnahmen geeignet sind (vgl. ebd., S. 299). Sie weisen darauf hin, dass diese bereits in der Entwicklung und Anwendung von Arzneimitteln und Medizinprodukten existieren (ebd.). Unter Berufung auf diese Standards (zu denen die ICH-GCP gehört) übertragen sie die Phasenlogik klinischer Studien auf die Entwicklung von Assistenzrobotern (vgl. ebd., S. 310).

Die Anwendbarkeit der GCP-Leitlinie auf Pflegeforschungsprojekte wird in der bereits genannten Dissertation ausdrücklich bejaht (vgl. König 2014, S. 294). Sie bildet ein Rahmenkonzept zur Gewährleistung von ethisch und methodisch hochwertigen Studien (vgl. ebd., S. 296). Zugleich wird die Verantwortlichkeit der Prüferinnen und Prüfer als auch des Leiters einer solchen pflegerischen Studie deutlich herausgestellt (vgl. ebd.). Unser Ergebnis verschiedener Recherchen lautet jedoch, dass explizite pflegerische bzw. pflegewissenschaftliche Leitlinien für die Durchführung von (klinischen) Studien zum Einsatz bspw. von Robotern in der Pflege nicht gefunden werden konnten. Die Ergebnisse legen indessen nahe, auf die GCP-Leitlinie und auf das Phasenmodell klinischer Studien als etablierte Standards vor allem in der pharmazeutischen Forschung zurückzugreifen.

5.3.01.3.2 Mögliche Anschlüsse an eine Roboterethik

Dem gegenwärtigen Diskussionsstand zufolge scheint es erforderlich zu sein, für die Entwicklung ethischer Leitlinien zur Bewertung eines potentiellen oder auch erfolgten Einsatzes von Autonomen Assistenzsystemen in der pflegerischen Versorgung auf eine Unterscheidung zwischen den – teilweise sich überschneidenden – Bereichen der Roboterethik und denen der Maschinenethik zurückzugreifen (vgl. Verrugio/Operto 2008; COMEST 2016[18]). Die Un-

---

18 COMEST 2016 ist als wichtige Quelle einzuschätzen, allerdings als *preliminary* markiert und mit dem Hinweis versehen, dass das Dokument nicht zitierfähig ist. Unter diesem Vorbehalt

terscheidung zwischen Roboterethik und Maschinenethik bezieht sich auf ethische Prinzipien, welche einerseits im Entwicklungsprozess und auch in der Anwendung zum Tragen kommen (Technikethik im Allgemeinen, aber auch Informations-, Computer- und eben Roboterethik) und das Handeln von Entwicklern und Anwendern leiten sollen. Davon zu unterschieden seien andererseits jene moralischen Handlungskonzepte, die der Programmierung bspw. auch Autonomer Assistenzsysteme zugrunde gelegt werden können (vgl. Bendel 2015).

Während für Roboter, die im Kontext *industrieller Fertigungsprozesse* eingesetzt werden, mittlerweile differenzierte ethische Leitlinien vorliegen (vgl. für einen Überblick VDMA 2016), bestehen insbesondere für den Einsatz Autonomer Assistenzsysteme in der pflegerischen Versorgung große Lücken hinsichtlich universeller ethischer Leitlinien (vgl. Stahl und Coeckelbergh 2016). Als wesentliche Ursachen für diesen Rückstand werden (unzureichende) Methoden der ethisch-konzeptuellen Arbeit und fehlende Ressourcen und Strukturen für interdisziplinäre Forschung verantwortlich gemacht (vgl. Stahl und Coeckelbergh 2016).

Trotz der Entwicklung und Anerkennung des Paradigmas der partizipativen Technologieentwicklung, seien entsprechende Methoden bisher nicht ausreichend verbreitet (vgl. ebd.). Es fehle an der Partizipation eines erweiterten Kreises von Stakeholdern, um ethische Probleme rechtzeitig und umfassend erkennen und lösen zu können. Insbesondere die bisherigen Methoden, wie etwa szenarienbasierte Fallstudien, Value-Sensitive Design, d. h. Methoden der theoretisch-konzeptuellen Bewertung auf der Grundlage von Richtlinien, seien nicht ausreichend, um die Entwicklung und Anwendung sowie die gesellschaftlichen Folgen des Einsatzes von Robotik in der gesundheitlichen Versorgung kritisch zu begleiten bzw. ethisch zu beraten. Narrative Ansätze der ethischen Bewertung geraten insbesondere angesichts der Komplexität involvierter Akteure an Grenzen, weil dialogische Formen der Problemanalyse und -lösung nötig seien.

Komplexität charakterisiert generell die Entwicklungs-, Anwendungs- und Funktionslogiken von Autonomen Systemen. Gepaart mit einer extremen Ausdifferenzierung beruflicher Rollen in gegenwärtigen entwickelten Gesellschaften lägen die Herausforderungen darin, institutionell-strukturelle Einschränkungen zu überwinden, um insbesondere ethische Verantwortlichkeiten identifizieren zu können (vgl. von Schomberg 2008). »Individuals may find themselves, in accordance with which role they identify themselves with, (partly) responsible for particular consequences but not for the whole overall-process.« (ebd., S. 334).

---

beziehen wir uns auf diese Quelle. Vgl. zur Thematik jüngst auch Misselhorn 2018; Bendel 2018a.

Es finden zwar Diskussionen zu sozialen und ethischen Aspekten von Robotik, aber überwiegend voneinander losgelöst in den jeweiligen Forschungsgemeinschaften und Disziplinen statt. Trotz bündelnder Programme wie etwa *Horizon 2020* auf europäischer Ebene fehle es, so Stahl/Coeckelbergh (2016), an Ressourcen und Strukturen, diese Diskussionen zusammenzuführen. Diesen Einsichten verleihen die Autoren dadurch Ausdruck, dass sie ein Rahmenkonzept für eine integrative Forschung, in der ethische Fragestellungen im Zentrum stehen, entwickeln. Im Folgenden soll die von Stahl/Coeckelbergh (2016) jüngst vorgebrachte Konzeptualisierung einer Matrix für die ethische Bewertung von Robotiksystemen in der gesundheitlichen Versorgung, die im Rahmen des *Responsible Research and Innovation* (RRI) Paradigmas zu verorten ist, genauer dargelegt werden. Ihr Vorschlag bildet den Stand der Forschung in diesem Bereich ab, befindet sich jedoch gleichwohl im Status eines *work in progress.*

Zentrales Anliegen der Autoren ist es, ethische Bewertungen als Kernbestandteil von technologischen Entwicklungsprozessen zu markieren und ein konkretes Handlungsmodell zu erarbeiten. Im Sinne von RRI gelte es daher technische Innovationen im Rahmen transparenter Prozesse zu ermöglichen, in denen Entwickler und Anwender (zwei Gruppen, die jeweils verschiedene Akteursrollen beinhalten) miteinander interagieren. Unterschieden wird dabei zwischen Prozess und Produkt. Während mit einem Fokus auf den Prozess die Entwicklung von Technologien ethisch begleitet werden könne, soll auch das Produkt bzw. sollen die gesellschaftlichen Folgen betrachtet werden. Darüber hinaus nimmt RRI nach Stahlund Coeckelbergh (2016) sowohl den Zweck der Entwicklung als auch die involvierten Personen in den Blick.

Bei der Konzeptualisierung ihrer Bewertungsmatrix beziehen sich die Autoren auf *AREA*, ein »Framework for Responsible Innovation« des *Engineering and Physical Science Research Council*, welches in Anlehnung an die Arbeiten von Stilgoe et al. (2013) eine Grundlage für die Reflexion kollektiver Verantwortlichkeiten in Forschungs- und Entwicklungsprozessen bildet. Hinter dem Akronym *AREA* stehen vier Bereiche, die einen Reflexionsprozess leiten können, der auf potentielle Dilemmata im Kontext technologischer Entwicklungen verweist:

»**Anticipate** – describing and analysing the impacts, intended or otherwise, (for example economic, social, environmental) that might arise. This does not seek to predict but rather to support an exploration of possible impacts and implications that may otherwise remain uncovered and little discussed.

Reflect – reflecting on the purposes of, motivations for and potential implications of the research, and the associated uncertainties, areas of ignorance, assumptions, framings, questions, dilemmas and social transformations these may bring.

Engage – opening up such visions, impacts and questioning to broader deliberation, dialogue, engagement and debate in an inclusive way.

Act – using these processes to influence the direction and trajectory of the research and innovation process itself.« (EPSRC 2016).

Stahl und Coeckelbergh (2016) erweitern diese Reflexionsgrundlage um eine zweite Ebene, welche sie als »*the 4Ps*« bezeichnen. Ziel ist es, auf die speziellen Herausforderungen in der Entwicklung und Anwendung von Informations- und Kommunikationstechnologien reagieren zu können. Diese seien insbesondere durch eine hohe Dynamik der Entwicklungszyklen gekennzeichnet, denen durch langwierige Prozesse sowohl ethisch-konzeptueller Arbeit als auch gesetzlicher Regulierungsprozesse nur teilweise adäquat entsprochen werden könne bzw. die mit den standardisierten Regulationsmechanismen nicht zu bewältigen seien. So sei etwa die klassische Einverständniserklärung angesichts der Forschung mit Daten aus sozialen Medien/Netzwerken kaum anzuwenden. Eine weitere Besonderheit technologischer Innovationen im hier besprochenen Kontext sei die Schwierigkeit der Verantwortungszuweisung, die durch netz werkförmige Entwicklung, Anwendung und Funktion begründet wäre. Diesen Herausforderungen, so Stahl/Coeckelbergh (2016), solle durch eine Erweiterung des Reflexionsmodells als Bewertungsmatrix entsprochen werden:

> »**Process:** covers all activities in preparing research, undertaking data collection and analysis, storage and presentation of data and interaction with respondents.
> **Product:** can refer to products or services. It includes the consequences of use as well as the misuse of research products and the impact that research has on the natural and social environment.
> **Purpose:** coverst he question why research is undertaken at all.
> **People:** are at the heart of RRI and need tob e explicitly considered.« (Stahl und Coecklebergh 2016, S. 10).

Die Autoren verweisen ausdrücklich darauf, dass diese Bewertungsmatrix zunächst ein Vorschlag ist, der zu prüfen und dem spezifischen Einsatzfeld anzupassen sei. Dabei zeigt eine erste kritische Prüfung, dass mindestens zwei Besonderheiten der Entwicklung und des Einsatzes Autonomer Assistenzsysteme im Bereich der Pflege weitere Beachtung finden müssen: Spezifika des Adressaten als pflegebedürftiger Mensch, der durch eine mehr oder weniger starke Vulnerabilität auch bei verschiedenen erhalten gebliebenen Kompetenzen charakterisiert ist, sowie Spezifika des beruflichen Adressaten Pflege mit dem Anspruch einer professionellen Dienstleistung, die sich durch eine komplexe Methodik der Fachlichkeit und durch besondere ethische Anforderungen auszeichnet. Die hier vorgeschlagene ethisch orientierte Bewertungsmatrix scheint vor allem für die Auseinandersetzung mit designethischen Anforderungen, die im folgenden Abschnitt dargelegt werden, bedeutsam zu sein.

5.3.02 Designethische Bewertung

Nicht nur die Pflegearrangements bzw. Netzwerke, in die (Pflege-)Roboter intergiert werden (sollen), sind moralisch aufgeladen (z. B. durch eine normative Theoriebildung), auch die Technologien selbst dürfen nicht als wertfrei verstanden werden. Sie sind moralisch relevant, da sie menschliche Wahrnehmungen und Handlungen vermitteln (vgl. Verbeek 2010). Menschliches und technisches Handeln kann nicht voneinander getrennt werden. Freiheit und Absicht – die als Grundvoraussetzung für moralische Verantwortung gesehen werden können – sind in sozialen Netzwerken, die sowohl aus menschlichen als auch aus nicht-menschlichen Akteuren bestehen (vgl. Latour 1987), notwendigerweise hybrider Natur. Entwickler materialisieren in diesem Sinne Moral in technischen Artefakten (vgl. Verbeek 2006) und machen den Entwicklungsprozess damit zu einer inhärent moralischen Aktivität (vgl. Verbeek 2008, 2011). Damit ist die ethische Betrachtung von Technikentwicklungsprozessen nicht nur gerechtfertigt, sondern unverzichtbar (vgl. Verbeek 2008). Computergesteuerte Systeme können – in ihrem derzeitigen technischen Entwicklungsstand – nicht moralisch verantwortlich gemacht werden, jedoch führen die systemimmanent eingebetteten Werte und die Auswirkungen der Systeme auf Wahrnehmung und Praxis dennoch – auch aus Sicht vieler Roboteringenieure – zu der Notwendigkeit ethischer Betrachtung im Entwicklungsprozess (vgl. Asaro 2009, Tamburrini 2009; Floridi/Sanders 2004).

In der ethischen Diskussion rund um das Thema Robotik und Pflege gibt es Ansätze, die aus verschiedenen Positionen wichtige Fragestellungen thematisieren (vgl. z. B. Sharkey/Sharkey 2010; Sparrow/Sparrow 2006; Vallor 2011). Allerdings lassen diese Ansätze einen normativen Rahmen für die zukünftige Gestaltung von Pflegerobotern vermissen (vgl. van Wynsberghe 2013). Daraus ergibt sich die Frage, wie die Entwicklung von Robotern für die Pflege so begleitet werden kann, dass sie Anforderungen der Begründung von professioneller Pflege (etwa im Sinne einer doppelten Handlungslogik) gerecht werden kann.

Professionelle Situationsdefinitionen in der Pflege erfolgen durch eine Vermittlung von allgemeingültigem, evidenzbasiertem Regelwissen mit Erkenntnissen aus einem methodisch geleiteten individuellen Fallverstehen (vgl. Kap. 2.4). Für die Entwicklung und Implementierung autonomer Technologien, mit deren Hilfe pflegerische Arbeitsprozesse unterstützt bzw. gesteuert werden sollen, ergibt sich daraus die Anforderung, möglichst jederzeit und an jedem Ort auf fachlich und fachwissenschaftlich fundierte Wissensbestände zurückgreifen zu können, dabei jedoch notwendige Spielräume für einzelfallorientiere Entscheidungsfindungen in den je konkreten Kommunikationszusammenhängen mit den betroffenen Hilfeempfängern und weiteren beteiligten Akteuren zu erhalten. Design-ethische Ansätze im Kontext der Technikentwicklung für die Pflege haben demnach nicht nur Aspekte der effektiven Funktionalität von technischen Unterstützungssystemen (z. B. in Bezug auf Sicherheit, Mobilität, Erinnerung, Ernährung etc.) zu fokussieren, sie müssen darüber hinaus sicherstellen, dass Handlungsspielräume für eine kontextsensible Entscheidungsfindung in der Pflege erhalten bleiben bzw. ggf. über den Technikeinsatz auch neu eröffnet werden. Sowohl mit Blick auf eine intelligente Unterstützung professionell-pflegerischer, in höchst persönlichen interaktiven Aushandlungsprozessen begründeten Entscheidungen als auch in Kontexten stärker biophysikalisch-funktional ausgerichteter Interaktionen zwischen Autonomen Assistenzsystemen und Gesundheitsdienstleistern sind daher alle zu erwartenden Veränderungen im Sinne eines ethischen Konsequentialismus hypothetisch aufzugreifen und kritisch zu reflektieren. Dabei zeigt sich allerdings, dass der konsequentialistische Ansatz im Hinblick auf die Technologieentwicklung differenzierter Weiterentwicklungen bedarf.

Im Anschluss an Ausführungen in Kap. 3.1 (Techniktheoretische Bezüge) ist nämlich davon auszugehen, dass sowohl konkrete Wahrnehmungen und Handlungen (*microperception*) als auch die jeweiligen Wahrnehmungs- und Handlungskontexte (*macroperception*) stets durch technische Artefakte vermittelt und insoweit beeinflusst sind. Daher ist bei der ethischen Beurteilung technischer Funktionalitäten im Hinblick auf ihre feldspezifische Angemessenheit immer auch zu berücksichtigen, inwieweit allein schon die Tatsache der Implementierung Autonomer Assistenzsysteme das Umfeld einer pflegerisch-professionellen Entscheidungsfindung zu beeinflussen und zu verändern vermag; inwieweit bspw. Ansprüche und Formen autonomer, v. a. authentischer Entscheidungen beeinflusst werden.

Im deutschsprachigen Diskurs ist vor diesem Hintergrund deutlich darauf hingewiesen worden, das eine *Technology-Push-Strategie* im Kontext der Entwicklung von Autonomen Systemen für die Pflege dringlich zu überwinden und Technikentwicklung vornehmlich in Demand-Pull-Orientierung weiterzuentwickeln ist (vgl. Krings et al. 2012). Vor allen technisch-funktionalen oder auch motivationalen (Technikakzeptanz) Herausforderungen sind demach umfängliche qualitative Anaysen zu den Lebenslagen, Bedürfnissen und Ängsten der (potenziellen) Nutzer dieser Systeme anzustellen (vgl. ebd., ausführlicher für den Kontext der Pflege z. B. Elsbernd et al. 2014). Weiterhin sind Untersuchungen zur Weiterentwicklung von Pflegearrangements unter Bedingungen sozio-technischer Konstellationen auf den Weg zu bringen (vgl. z. B. Hülsken-Giesler/Krings 2015; in Perspektive der professionellen Pflege Hülsken-Giesler 2016), öffentliche Diskurse zur zukünftigen Entwicklung der Pflege sowie zur zukünftigen Bedeutung von neuen Technologien im Kontext der Pflegearbeit anzustoßen (vgl. Hülsken-Giesler/Wiemann 2015), soziale und technische In-

novationen für »Pflegearrangements der Zukunft« voranzutreiben, wie sie ak-
tuell etwa über verschiedene Ansätze einer technikgestützten Quartiersvernetzung erprobt werden (vgl. z. B. die BMBF-Projekte »Dorf 2.0« oder »Quartiers-
Netz«) sowie schließlich differenzierte Technikbewertungen im Kontext von
Pflegearrangements zu fördern (vgl. z. B. Beer et al. 2015). Eine Demand-Pull-
Perspektive geht dabei konstitutiv davon aus, dass der funktionale Einsatz Autonomer Systeme immer wieder neu an die je konkreten Bedingungen eines
Pflegearrangements anzupassen ist. Allerdings werfen diese Ansätze einer partizipativen Technikentwicklung insbesondere auch methodische Probleme auf,
die im Umfeld der Technikentwicklung für Menschen mit demenziellen Erkrankungen aktuell besonders deutlich werden (vgl. z. B. Weinberger und Decker 2015).

   Manzeschke et al. (2013) entwickeln im Kontext einer partizipativen Technikentwicklung für die Pflege einen Ansatz zur ethischen Problemidentifikation
und -bearbeitung. Das Instrument MEESTAR zielt darauf ab, ethische Problemstellungen zu konkreten Technologien schon im Entwicklungsprozess
systematisch zu identifizieren und interdisziplinär zur Diskussion zu stellen.
Entsprechende Analysen und Diskussionen speisen sich dabei immer aus konkreten Einzelfällen (sowohl mit Blick auf die Hilfeempfänger als auch mit Blick
auf eine in Frage stehende Technologie) und berücksichtigen dabei auch entsprechendes Detailwissen. Orientierungen erfahren diese Analysen über die
systematische Berücksichtigung der Aspekte ›Fürsorge‹, ›Selbstbestimmung‹,
›Sicherheit‹, ›Gerechtigkeit‹, ›Privatheit‹, ›Teilhabe‹ und ›Selbstverständnis‹, die
einzelfallgebunden jeweils mit Blick auf die individuelle Ebene, die organisa-
tionale Ebene sowie die gesellschaftliche Ebene des Handelns zur Diskussion
gestellt werden. Während mit diesem Ansatz wichtige Aspekte einer empirisch
verfahrenden Ethik eingelöst werden, lassen sich jedoch langfristige Auswirkungen eines Technikeinsatzes auf Moralvorstellungen und gesellschaftliche
Praxis damit weniger in den Blick nehmen. In Frage steht außerdem, ob die
Flankierung des MEESTAR-Instrumentes mit allgemeinen ethischen Prinzipien
und Entscheidungskriterien die anvisierte Zielstellung, einzelfallorientierte
Analysen in den Mittelpunkt der Betrachtungen zu stellen, nicht ggf. konterkarieren könnte.

International sind derzeit zwei Ansätze ethischer Evaluation technischer Artefakte von Bedeutung, die im Folgenden ausführlicher vorgestellt werden:
Swierstra/Waelbers (vgl. 2012) legen eine *Matrix for the Technological Mediation of Morality* vor, die konkrete Leitfragen beinhaltet, die im Vorfeld sowie im
Prozess der technischen Entwicklung zu bearbeiten sind. Während diese
Überlegungen zur Technikentwicklung jedoch noch handlungsfeldunspezifisch
sind, entwickelt van Wynsberghe (vgl. 2012; 2013; 2015) mit dem *Care Centered*

Value-Sensitive Design einen Ansatz, der die Handlungsfelder der Pflege konkret in den Blick nimmt.

Matrix for the Technological Mediation of Morality

Vor dem Hintergrund technisch-vermittelnder Artefakte, technisch-vermittelter menschlicher Erfahrung und Praxis kann es nicht genügen, eine Situationsbe-wertung erst dann vorzunehmen, wenn eine Situation bereits Realität geworden ist. Auch ist in soziotechnischen Arrangements eine klare analytische Abgren-zung zwischen menschlicher Verantwortung und technischer Neutralität nicht haltbar. Die Verantwortung der Technikentwicklung für die technischen und ökonomischen Aspekte der Arbeit ist unbestritten, vermehrt wird aktuell auch diskutiert, dass z.B. ökologische und soziale Folgen von technischen Innova-tionen bereits in Phasen der Technikentwicklung verantwortungsvoll zu re-flektieren sind. Der multistabile Charakter von Technologien (s. Kap. 3.2) nimmt die Akteure der Technikentwicklung erneut in die Pflicht: Die technik-philosophischen Reflexionen verweisen darauf, dass ein Verständnis von Tech-nologien als Instrumente zur technischen Erfüllung gesetzter Ziele zu kurz greift; Technologien vermitteln auf multistabile Weise moralisch und ethisch relevante Ausgangssituationen und machen Technologieentwickler damit zu moralisch und ethisch relevanten Akteuren.

Swierstra/Waelbers (2012) entwickeln vor diesem Hintergrund eine Matrix zur *Unterstützung von Prozessen der Technikentwicklung*, die moralisch und ethisch relevante Aspekte einer (zukünftigen) technischen Vermittlung zu identifizieren erlaubt. Damit soll ein praktikabler Rahmen zur Analyse von Menschen-Technik-Verbindungen bereitgestellt werden (s. Tab. 5):

	a. Is	b. Can	c. Ought
1. Stakeholders	Presence	Empowerment	Rights
2. Consequences	Anticipatory knowledge	Practical affordances	Responsibilities
3. Good life	Contingency	Freedom	Flourishing

Tabelle 5: Matrix for the technological mediation of morality (nach Swierstra/Waelbers 2012)

Technologien, so der Argumentationsgang, vermitteln was wir wahrnehmen (Is), was wir für möglich (Can) und für pflichtgemäß (Ought) halten. Da diese Aspekte durch technologische Vermittlung moralisch und ethisch relevant be-einflusst werden können, stellt die prospektive Reflexion der Weiterentwicklung dieser Aspekte unter Bedinungen des Technikeinsatzes demnach eine Mög-lichkeit dar, vorausschauend Verantwortung für die Technologieentwicklung zu übernehmen.

Wann die Vermittlungen moralisch und ethisch relevant sind, lässt sich ebenfalls auf drei Ebenen herleiten (s. Zeilen in Tabelle 5). Zunächst sollten die Interessen und Rechte der Betroffenen ernst genommen werden (Stakeholder). Zweitens sollten mögliche Konsequenzen erarbeitet und bewertet werden (Consequences). An dritter Stelle steht die Frage nach einem »guten Leben« (Good Life) im Fokus. Die Konzeption des »guten Lebens« ist dynamisch; Technologien werden häufig als Hilfsmittel gesehen, um Wünsche zu erfüllen und Ziele zu erreichen, doch spielen sie auch eine Rolle in dem Prozess, der diese Wünsche und Ziele erst entstehen lässt. Ziel ist es, mögliche Veränderungen frühzeitig zu reflektieren. Deutlich zu erkennen ist an dieser Stelle, dass sowohl deontologische (z. B. in Bezug auf die Stakeholder und ihre Rechte; vgl. Tab. 7) als auch konsequentialistische Überlegungen eine Rolle spielen. Dabei wird in diesem Modell einerseits keinem dieser Ansätze Exklusivität zugesprochen, andererseits werden beide Ansätze ausschließlich im Kontext von Fragen der technologischen Vermittlung diskutiert, also nicht in ihrer Bedeutung für weitere ethische Diskurse verhandelt. Die Thematisierung von technischen Entwicklungen in diesem Rahmen (Matrix) verweist auf folgende Gesichtspunkte:

1.a   Presence

Diese Ausprägung soll schon in der Entwicklungsphase einer Technologie dafür sensibilisieren, in wie weit die zu entwickelnde Technologie ggf. Einfluss auf die situativen Wahrnehmungen im Umfeld des Technikgebrauchs nehmen. Verbeek (2008, vgl. dazu auch Duden 2016) diskutiert zur Verdeutlichung dieses Aspektes die Auswirkungen pränataler Ultraschalluntersuchungen auf die beteiligten Akteure. Ultraschallbilder verändern demnach die Wahrnehmung und auch die moralische Beziehung zum Fetus in Abhängigkeit vom je konkreten technischen Zugriff. Das Ungeborene wird technologisch-vermittelt präsent und Eltern, Großeltern, aber auch das begleitende medizinische und pflegerische Personal stellen darüber eine neue, hier unmittelbarere, Beziehung zum Fetus her, die bis dato lediglich durch Ableitungen aus dem Zustand der werdenden Mutter konstituiert werden konnte. Ein anderes Beispiel: Günther Anders (1956) analysiert den Abwurf von Atombomben auf Hiroshima und Nagasaki. Um Millionen von Menschen zu töten, drückt ein Pilot lediglich einen Knopf. Er hat die potenziell sterbenden oder toten Menschen nicht vor Augen und muss sich daher nicht mit ihnen auseinandersetzen. Wahrnehmungen und Handlungen unterscheiden sich in diesen technologisch vermittelten Zusammenhängen (hier am Beispiel des pränatalen Beziehungsaufbaus und des Tötens in Kriegskontexten) grundlegend von Wahrnehmungen und Handlungen in Situationen der direkten Konfrontation bzw. der Präsenz von unmittelbar Betroffenen.

1.b   Empowerment

Das Bewusstsein der Präsenz von unmittelbar Betroffenen stellt eine notwendige, jedoch keine hinreichende Bedingung dar, um unter gegebenen Umständen Hifleleistungen zu erbringen. Unter moralphilosophisch pragmatischen wie auch unter psychologischen Gesichtspunkten wird beim ›Sollen‹ nicht, wie in streng deontologischen Konzepten, vom ›Können‹ abstrahiert. Es ist daher sinnvoll, bei der Gestaltung einer Technologie danach zu fragen, ob diese die Möglichkeiten der Nutzer auch tatsächlich erweitern. Die Entwicklung einer modernen Medizintechnologie hat z. B. dazu beigetragen, viel menschliches Leid zu lindern und zu vermeiden, das vor dieser Entwicklung akzeptiert wurde (bzw. akzeptiert werden musste). Technologien haben die Medizin mit Möglichkeiten ausgestattet, das Leben von Menschen stark zu beeinflussen. Ob diese Beeinflussung dann aber als Erweiterung der Möglichkeiten der Nutzer erfahren wird, muss letztlich dem Nutzer selbst überlassen bleiben (dieser Umstand hat im Bereich der medizinischen Versorgung zur Etablierung von Patientenverfügungen geführt).

1.c   Rights

Wenn Nutzer von Technologien auf die Betroffenen eines Technologieeinsatzes explizit aufmerksam gemacht werden und ihnen gleichzeitig praktische Wege eröffnet werden, die zur Handlung einladen, so ist es wahrscheinlicher, dass Technologienutzer die Rechte von Betroffenen respektieren (können). Ggf. werden in diesen Zusammenhängen auch neue Rechte hergestellt. Die technologische Vermittlung beeinflusst dabei die Akzeptanz bestehender oder neuer Rechte. Neue Optionen entstehen, andere werden weniger attraktiv. Die sexuelle Emanzipation der Frau ist beispielsweise direkt an die Entwicklung von Verhütungsmitteln gekoppelt (vgl. Swiersta/Waelbers 2012). Das Recht auf sexuelle Selbstbestimmung ist heute breiter Konsens. Dieses Recht konnte sich jedoch nur entwickeln, weil durch entsprechende Verhütungsmittel neue Optionen entstanden sind und alte Argumentationsmuster entkräftet wurden. Lange etablierte Rechte werden andererseits ggf. zunehmend in Frage gestellt: Das Recht auf Nichtwissen gerät aktuell unter Bedingungen der gentechnischen Entwicklung zunehmend unter Druck. Genetische Tests können Auskunft über Erkrankungswahrscheinlichkeiten in der eigenen Zukunft, der Zukunft potenzieller Kinder oder der Zukunft weiterer Verwandter geben. Durch die Verfügbarkeit dieser Tests kann ein moralischer Druck entstehen, der schließlich gesellschaftliche Maßstäbe verändert. Dürfen Kinder heute noch gezeugt werden, ohne gentechnisch zu erheben, ob schwerwiegende Erbkrankheiten vorliegen? Verlieren Verwandte bei Vorliegen von genetisch vererbbaren Krankheiten in der Familie ihr Recht auf Nichtwissen? Fragen dieser Art verweisen auf die Dynamik gesellschaftlich legitimierter Rechte unter Bedingungen des Technologieeinsatzes.

2.a   Anticipatory Knowledge

Durch technologische Vermittlung können sich die moralischen Werte der Nutzer verändern, da sie die Konsequenzen ihrer Handlungen durch die neuen Artefakte ggf. anders erfahren. Konsequenzen menschlichen Handelns können durch Technik freigelegt bzw. verdeutlicht oder auch verschleiert werden. »The Google Power Meter« ist ein Beispiel für solche Konsequenzverschiebungen. Energieverbrauch ist ein Phänomen, dessen wir uns zwar bewusst werden können, mit ein bisschen Erfahrung können wir es vielleicht sogar abschätzen, aber ein direkter Zugang zu den Konsequenzen unseres Handelns mit Blick auf den Energieverbrauch bleibt uns verwehrt. Über ein Energiemonitoring (»The Google Power Meter«) werden die Konsequenzen des Handelns sichtbar. Viele Technologien verschleiern allerdings das, was menschliches Handeln verursacht. Die Zentralheizung arbeitet, ohne dass Menschen heute dafür Holz hacken oder Kohle schaufeln müssen. Wie die genutzte Wärme entsteht und welche Konsequenzen sich daraus z. B. für die Umwelt ergeben, bleibt verborgen. Transparenz, im Sinne der Öffnung von Systemen, erscheint daher als probates Mittel, um Nutzern Zugang zu den von ihnen verursachten Konsequenzen zu verschaffen.

2.b   Practical Affordances

Durch technologische Vermittlung wird der Grad der Beeinflussung dieser Konsequenzen verändert. Technologien vermitteln das Gefühl, in der Welt etwas verändern zu können und Handlungsfreiräume zu haben. Die Konsequenzen einer Handlung können durch technologische Vermittlung anders als ohne technologische Vermittlungen ausfallen. Die Möglichkeit, Verhütungsmittel zu nutzen, beeinflusst ggf. – wie bereits angesprochenen – das menschliche Handeln im Hinblick auf mögliche Konsequenzen von sexuellen Handlungen; soziale Kommunikationen erfolgen heute über indirekte Kontakte, über Briefwechsel, Telefon, E-Mail-Verkehr, SMS, über chatten, tweeten, Facebook-Nachricht usw. Die gleiche Intention – Kommunikation mit Freunden – kann unterschiedlich realisiert werden und somit unterschiedliche Konsequenzen haben. Mit Blick auf diese Beispiele wird aber auch der Aufforderungscharakter dieser Angebote deutlich: Aus der Tatsache, dass durch Verhütungsmittel heute kaum noch Angst vor Schwangerschaft (und zu einem gewissen Grad auch vor Krankheit) bestehen muss, erwächst das Argument, dass moralisch gebotene sexuelle Enthaltsamkeit technologisch überholt ist. Des Weiteren schließen Möglichkeiten der digitalen sozialen Netzwerke zunehmend eben jene Menschen aus sozialen Kommunikationen aus, die diese Möglichkeiten (aus welchen Gründen auch immer) nicht nutzen können oder wollen.

2.c   Responsibilities

Die Kombination aus dem Wissen um die Konsequenzen des Technologieeinsatzes und um die Möglichkeit, diese Konsequenzen zu beeinflussen, führt unmittelbar zu Fragen der Verantwortung. Von einem Arzt mit der nötigen Ausstattung wird in seiner Funktion erwartet, dass er hilft. Diese Erwartungen können nicht losgelöst von den verfügbaren technischen Mitteln gesehen werden. Das ›Sollen‹ setzt – wie bereits argumentiert – unter pragmatischen Gesichtspunkten ein ›Können‹ voraus. In sozialen Kontexten kann sich diese Maxime jedoch (z. B. durch hohen Erwartungs- oder Handlungsdruck) auch wenden. Moralische Verantwortlichkeiten können technologisch-vermittelt auch reduziert oder gänzlich delegiert werden, dies insbesondere in Kontexten, in denen technologische Systeme so komplex sind, dass eine personale Verantwortung nicht mehr klar erkennbar ist, oder der Druck auf die Akteure so hoch ist, dass der Eindruck entsteht, keine Macht mehr über die Prozesse zu besitzen. Die Verantwortung wird in vielen dieser Fälle an Technologie delegiert, was zur Folge hat, dass eben dieser Technik im Falle eines technischen Versagens die »Schuld« zugewiesen wird.

3.a   Contingency

Neue Artefakte verändern unser Bild vom »guten Leben«. Technologie kann das Gefühl der Herrschaft über die Natur vermitteln. Handlungsoptionen vervielfältigen sich und jede Problemstellung erscheint technisch bewältigt werden zu können. Die Entwicklung von Kompass und weiteren nautischen Technologien hat dazu beigetragen, dass der Mensch die Weltmeere erkunden konnte, dabei aber auch das Verständnis von Welt radikal verändert. Die Welt wurde »kleiner« und man hat gelernt, in globalen Dimensionen zu denken. Anderseits haben z. B. die Erfindung des Teleskopes und entsprechende Erkundungen zu einer Veränderung des Weltbildes in der Weise geführt, dass sich der Mensch »kleiner« fühlt und Demut sowie das Gefühl, nicht mehr im Mittelpunkt zu stehen, entwickelt. Die Verwendung von Technologien, so zeigen diese Beispiele, kann ganze Weltbilder verändern und diese Erfahrung verweist darauf, dass alles als revidierbar betrachtet werden kann.

3.b   Freedom

Die Erfahrung der Formbarkeit und Kontingenz von Welt erzeugt nicht selten Angst, eröffnet aber auch die Möglichkeit, sich die Gestaltbarkeit des Lebens als »gutes Leben« zu vergegenwärtigen. Hier zeigen sich paradoxe Entwicklungen. Soziale Beziehungen gelten als konstitutiver Bestandteil eines »guten Lebens«.

Einerseits war es noch nie so einfach wie heute, Menschen mit gleichen Interessen zu finden, mit ihnen Kontakt zu halten, diese zu besuchen. Andererseits schränkt die ubiquitäre Präsenz von neuen Technologien, die im Einzelnen Räume öffnen kann, Menschen in ihrer Freiheit ein: Die gleichen Geräte, die neue Möglichkeiten des »guten Lebens« eröffnen, engen die Möglichkeitsspielräume, ein »gutes Leben« ohne ihren Einsatz führen zu können, ein.

3.c   Flourishing

Eine veränderte und sich verändernde Wahrnehmung der Welt sowie veränderte und sich weiter verändernde Möglichkeiten des Lebens in der Welt führen zu veränderten und sich weiter verändernden Konzeption eines »guten Lebens«. Die Ansicht, dass sich Technologien durch individuelle bzw. gesellschaftliche Werte und Normen steuern lassen, ist weit verbreitet. Dabei wird allerdings vernachlässigt, dass sich auch diese individuellen bzw. gesellschaftlichen Werte und Normen durch Technologien verändern. Vor diesem Hintergrund ist neben einer Analyse und Evaluation der derzeitigen und zukünftigen Gegebenheiten der Menschen-Technik-Interaktion auch eine Evaluation derzeitig vorzufindender bzw. zukünftig möglicherweise zu erwartender individueller und gesellschaftlicher Werte und Normen unverzichtbar.

Die hier skizzierten Erläuterungen und Beispiele dienen dem Verständnis der Kategorien der »Matrix for the technological mediation of morality« nach Swierstra und Waelbers (2012). Die Autoren legen zur Konkretion einen Fragenkatalog vor, der dazu dient, die ethische Begleitung im Prozess der Technologieentwicklung zu operationalisieren (s. Tab. 6). In der Bearbeitung dieses Kataloges geht es nicht darum, eine in Frage stehende Technologie in (design-)ethischer Perspektive als »richtig« oder »falsch«, »gut« oder »schlecht« zu bewerten, vielmehr ist zu beurteilen, ob diese »angemessener« oder »unangemessener«, »besser« oder »schlechter« als mögliche Alternative ist.

	a. Is	b. Can	c. Ought
1. Stakeholders	– Will the technology mediate our perceptions of the stakeholders? – Will the technology make us more aware of the presence of stakeholders?	– Will the technology mediate the relationships between the stakeholders? – Will the technology enlarge the power of the involved stakeholders?	– Will the technology create new rights for certain involved stakeholders? – Will the technology work to diminish rights for certain involved stakeholders?

(Fortsetzung)

	a. Is	b. Can	c. Ought
	– Will the technology make us less aware of the presence of other stakeholders?	– Will the technology reduce the power of the involved stakeholders?	
2. Consequences	– Will the technology mediate the consequences?	– Will the technology mediate our options to influence the consequences?	– Will the technology mediate our duties and responsibilities?
	– Will the consequences of our actions become illuminated by the new technology?	– Will the technology increase the possibility of influencing the outcomes of our actions?	– Will the technology expand our duties and responsibilities?
	– Will the consequences of our actions become blurred from view by the new technology?	– Will the technology decrease the possibility of influencing the outcomes of our actions?	– Will the technology lessen our duties and responsibilities?
3. Good life	– Will the technology mediate our perception of the good life?	– Will the technology mediate our freedom to live what we perceive to be a good life?	– Will the technology mediate our virtues?
	– Will the technology appeal to our pride?	– Will the technology support our freedom?	– Will the technology stimulate us to behave virtuously?
	– Will the technology moderate to our pride?	– Will the technology limit our freedom?	– Will the technology frustrate us to behave virtuously?

Tabelle 6: Matrix for the technological mediation of morality. Sample questions (Swierstra/Waelbers 2012)

Die von Swierstra/Waelbers (2012) vorgelegte Matrix ist dazu geeignet, anhand eines theoretisch fundierten Fragenkatalogs den Einfluss von technischen Artefakten auf soziale Kontexte nicht nur in Bezug auf die jeweils intendierten Funktionalitäten einer Technologie zu untersuchen, sondern auch hinsichtlich der Veränderungen des Umfeldes des Technikeinsatzes. Veränderungen dieser Art wären auch für den Kontext professioneller Entscheidungsfindungen im Rahmen komplexer Pflegearrangements zu prüfen. Zu berücksichtigen wären in

diesem Zusammenhang insbesondere auch die diesem Handlungsfeld zugrundeliegenden spezifischen struktur- und entscheidungsbildenden Werte. Während der Ansatz von Swierstra/Waelbers (2012) auf dieser Ebene noch abstrakt
bleibt, liefert der Ansatz des »Care Centered Value-Sensitive Design« hier kon-
kretere Anschlussstellen für designethische Bewertungen im Handlungsfeld
Pflege.

Care Centered Value-Sensitive Design
Van Wynsberghes (2013) legt einen Ansatz vor, der die skizzierten Problemstellungen in zweierlei Hinsicht spezifiziert. Einerseits fokussieren die Betrachtungen explizit auf Aspekte der Robotik, anstatt, wie bei Swierstra/Wael-
bers (2012), technische Entwicklung im Allgemeinen zu adressieren. Andererseits adressieren diese Arbeiten explizit den Technologieeinsatz in Kontexten
von Care-Arbeit.

In Anlehnung an Asaro (2006) besteht das Ziel darin, ethische Werkzeuge zu
entwickeln, die spezifisch auf die Entwicklung von Autonomen Systemen aus-
gerichtet sind. Dazu werden Fragen auf drei verschiedenen Ebenen bearbeitet:
– Wie können Menschen durch oder mit Robotern ethisch handeln?
– Wie können Roboter ethisch handeln?
– Was sind die ethischen Verbindungen von Menschen und Robotik?

Zur Bearbeitung dieser Fragen schlägt van Wynsberghe (2013) eine Abwandlung
des *Value Sensitive Design* vor. Value Sensitive Design gilt als »theoretically
grounded approach to the design of technology that accounts for human values
in a principled and comprehensive manner throughout the design process«
(Friedman/Kahn 2003, o. S.). Vor diesem Hintergrund entwickelt van Wynsberghe einen Ansatz, der anschlussfähig an die doppelte Handlungslogik der
professionellen Pflege (vgl. Kap. 2.4) erscheint: »(…) Technologies may be designed in a way that accounts for values of ethical importance in a systematic way
and rigorously works to promote said values through the architecture and/or
capabilities of a technology. It follows then that care robots may be designed in a
way that promotes the fundamental values in care.« (van Wynsberghe 2013, o. S.)

Das »Care Centered Framework« sieht vor diesem Hintergrund die Berücksichtigung von fünf Dimensionen vor:
1. *Context*
2. *Practice*
3. *Actors Involved*
4. *Type of Robot*
5. *Manifestation of Moral Elements*

Um diesen Ansatz für eine prospektive Designethik zu verwenden – van Wynsberghe hält einen prospektiven und einen retrospektiven Einsatz der Designethik für möglich (vgl. van Wynsberghe 2013) – werden *context, practice, actors,* und *manifestation of moral elements* im anvisierten Handlungsfeld analysiert, ohne dass ein autonomes System im Einsatz ist. »Following this, one then speculates on what capabilities a robot ought to have to ensure the promotion of said values. For prospective analysis, the CCVSD methodology [Care Centered Value Sensitive Design methodology] allows engineers and ethicists to understand the capabilities the robot ought to have in order to safeguard the manifestation of care values« (van Wynsberghe 2013, o. S.).

Context

Das »Care-Centered-Framework« sieht in einem ersten Schritt vor, den Kontext des geplanten Einsatzes Autonomer Systeme zu identifizieren und zu analysieren. Metzler/Lewis (2008) haben etwa den Einfluss von Religion auf Aspekte der Mensch-Roboter-Interaktion untersucht und kommen zu dem Schluss, dass religiöser Glaube mit der Ablehnung von Robotern korreliert. Van Wynsberghe schließt daraus, dass der Einsatz von humanoiden Robotern in religiös geprägten Handlungsfeldern (z. B. christlich geprägte Einrichtungen der Gesundheits- und Pflegeversorgung, spezifische geographische Regionen) anders aufgenommen wird, als in nicht-religiös-geprägten Umfeldern und dass Akzeptanzprobleme dieser Art bereits bei der Gestaltung eines autonomen Systems zu berücksichtigen sind. Mit Blick auf Einsätze in Kontexten der Pflege ist z. B. weiterhin von Relevanz, ob ein autonomes System für den Bereich der ambulanten bzw. häuslichen Pflege, der langzeitstationären Pflege im Pflegeheim oder der akutstationären Pflege im Krankenhaus vorgesehen ist. Diese Kontexte unterscheiden sich z. B. mit Blick auf Aspekte der Privatheit und Wohnlichkeit der jeweiligen Umgebung des Robotereinsatzes.

Practice

Bewertungskriterien hängen stark von den geplanten Aktivitäten ab, die ein Roboter ausführen, bzw. unterstützen soll. »Examples of practices are lifting, bathing, feeding, fetching items, delivery of medications/food/x-rays/sheets to the room or to the nurse, personal communication, social interaction, games and activities like singing songs or painting« (van Wynsberghe 2013, o. S.). Von Bedeutung ist damit etwa, ob der Robotereinsatz vorzugsweise auf die instrumentell-aufgabenbezogenen Aspekte der Pflegearbeit fokussiert oder eher die empathisch ausgerichteten, empfindungsbezogenen Aspekte der der Pflegearbeit unterstützen soll (vgl. Kap. 5.1.4). Je invasiver der Robotereinsatz in die beziehungsorientierten Aspekte der Pflegearbeit eingreift, desto sensibler sind diese Eingriffe zu planen.

Actors Involved

Um moralische Diskussionen zu ermöglichen, sind die involvierten Akteure zu identifizieren. Hier spielt der ontologische Status von Mensch und Roboter eine entscheidende Rolle und die Entscheidung darüber, wer als Akteur gilt, hat große Auswirkungen auf den Diskussionsverlauf. »(...) the ontological status of humans [is] relational. Its significance for this work lies in recognizing that the care practice which a robot will enter involves a network of human (and nonhuman) actors in relationship. The robot then has the potential to shift the roles and responsibilities distributed within these relationships« (van Wynsberghe 2013, o. S.). Die Analyse der involvierten Akteure dient der differenzierten Diskussion um Rollen und Verantwortlichkeiten, sowohl vor der Etablierung von Autonomen Systemen in soziotechnischen Netzwerken, als auch danach. »The goal is to understand how the traditional roles attributed to actors shift or remain the same« (van Wynsberghe 2013, o. S.).

Für den Kontext der Pflegearbeit sind in diesem Zusammenhang etwa folgende Konstellationen zu durchdenken: Pflegende und Hilfeempfänger und Roboter, Hilfeempfänger und Roboter, Pflegende und Roboter, Angehörige und Roboter, Angehörige und Hilfeempfänger und Roboter etc.

Type of Robot

Obwohl van Wynsberghe explizit darauf hinweist, dass es keine anerkannte Definition von Autonomen Systemen gibt und auch eine Klassifizierung in ›Types of Robot‹ entsprechend schwierig ist, schlägt sie für ihren Ansatz mögliche Unterscheidungskriterien vor: »To specify for the purposes of the framework discussed here, the manner in which I classify as ›type of robot‹ has to do with how the robot will be used among the human actors – how a role and responsibility is delegated to a robot. For example, an enabling robot is one which enables a human to perform an action previously not possible without the robot or, the robot enhances the human's performance during a task – the robot and human are working together toward a goal [...]« (van Wynsberghe 2013, o. S.).

Manifestation of Moral Elements

Diese Dimension bezieht sich auf die Art und Weise, in der Werte während der Pflegearbeit identifiziert, priorisiert und interpretiert werden können (sowohl unter Einbezug als auch unter Ausschluss von Autonomen Systemen).

Van Wynsberghe verweist auf der Ebene der sogenannten »Moral Elements« auf Werte, die im Rahmen einer allgemeineren – das heißt, nicht auf die spezifischen Belange der professionellen Pflege zugeschnittenen – *ethic of care* begründet wurden. In Anlehnung an die Arbeiten von Joan Tronto (1995) bring sie damit Aspekte von »attentiveness«, »responsibility«, »competence« und »responsiveness« zur Geltung. »These elements are general such that they may be considered needs of any care practice, independent of individual care-givers, care-receivers, context or practice.« (van Wynsberghe 2013, o. S.)

Im Rahmen des Value Sensitive Design-Ansatzes wird explizit darauf verwiesen, dass die Ausprägungen der *values* dem jeweils konkret in den Blick genommenen Handlungsfeld zu entnehmen sind, dass Value Sensitive Design also handlungsfeldspezifisch zu konkretisieren ist (vgl. le Dantec 2009).

Nach unserer Auffassung sollte sich die Bestimmung pflegerelevanter Werte primär am Kern des professionellen pflegerischen Handelns orientieren. Eine solche Orientierung hätte zur Folge, dass statt der *Moral Elements* Aspekte der *professionell-pflegerischen Situationsdefinition entlang der doppelten Handlungslogik* (s. Kap. 2.4) hervorgehoben werden. Ziel wäre es dann, Technik so zu konzipieren, dass die Entscheidungsfindung in der Pflege im Rückgriff auf fachlich/fachwissenschaftlich geprüftes Wissen und situatives Fallverstehen unterstützt wird – sei es dadurch, dass Technik pflegerelevante Informationen (etwa evidenzbasierte Wissensbestände oder auch einzelfallbezogene z.B. biografische Informationen) zur Entscheidungsfindung bereitstellt, oder dadurch, dass durch technische Entlastung (z.B. zeitliche) Spielräume für Phasen der Entscheidungsfindung freigeräumt werden.[19]

Dazu müsste der Ansatz des »Care Centered Value-Sensitive Design« allerdings pflegespzifisch weiterentwickelt werden – eine Arbeit, die an dieser Stelle nicht geleistet werden kann.[20]

Vorläufig können die benannten moralischen Elemente – attentiveness, responsibility, competence, responsiveness – allerdings als wertvolles heuristisches Werkzeug für den Kontext der Pflege betrachtet werden, insofern sie in ihren Ausprägungen flexibel sind (vgl. van Wynsberghe 2013; Nathan et al. 2008).

5.4　Zwischenfazit pflegeethischer Bewertungen

Bei der ethischen Einschätzung und Bewertung neuer, Autonomer Assistenztechnologien stehen normative Erwägungen des Respekts der Autonomie von Personen und ihrer Integrität auf der einen sowie der Aufrechterhaltung bzw. Steigerung ihres Wohlbefindens auf der anderen Seite im Vordergrund. Dabei werden in einer sehr weit ausdifferenzierten ethischen Diskussion vor allem Unterschiede zwischen moralischer Autonomie im Anschluss etwa an Kantische, deontologische Traditionen der prinzipiellen (quasi denknotwendigen)

---

19 Vgl. dazu jüngst Hülsken-Giesler 2020 und Hülsken-Giesler/Daxberger 2018.
20 Vgl. dazu jüngst Seefeld/Hülsken-Giesler 2020 und Depner/Hülsken-Giesler 2017.

personalen Zuschreibung und individueller Autonomie als faktisch in unterschiedlichen Graden ausgeprägter Entscheidungs- und Handlungmächtigkeit unter Bedingungen persönlicher Unabhängigkeit vorgenommen. Mit Blick auf persönliches Wohlbefinden, seines Erhalts oder seiner Steigerung, werden technik-legitimierende Ziele und Zwecke ins Spiel gebracht, die hohe Plausibilität besitzen, indessen etlichen ethischen Einwänden (Autonomie, Substitution menschlicher Kontakte und Beziehungen, Gerechtigkeit, Verantwortungsgesichtspunkte im Sinne auch der Haftung) standhalten müssen.

Die gegenwärtige moralphilosophische Diskussion zeigt allerdings eine Vielzahl konzeptioneller Schwierigkeiten. Es zeigt sich, dass sowohl die moralische als auch die faktische Bedeutung von Ansprüchen der Autonomie und des Wohlbefindens einer begrifflich differenzierenden Klärung bedürfen. Wenn in dieser Hinsicht und auch unter Berücksichtigung der für liberal verfasste Gesellschaften geltende Grundsatz der Ergebnisoffenheit ethischer Diskurse unser Zwischenfazit eher in der Sensibilisierung für eine Vielzahl offener Fragen besteht, so gilt dies umso mehr für konkrete ethische Bewertungen von assistiven Technologien im Kontext der Pflege. Hier wird das Prinzip einer stets auf konkrete Fälle bezogenen Abwägung zu gelten haben sowie einer Zurückhaltung bei Urteilen, deren normative und empirische Prämissen häufig diffus sind und nicht hinreichend geklärt werden können.

Kompliziert werden ethische Bewertungen in Fällen einer vorliegenden Demenz, also dann, wenn betroffene Personen ihre Präferenzen, insbesondere im Hinblick auf den Einsatz assistierender Technologien, nur noch sehr eingeschränkt bewerten und kommunizieren können. Bei diesen Personen, bei denen ein Rückgriff beispielsweise auf ethisch-hedonistische Bewertungsmaßstäbe wie etwa objektive Wünsche als externes Kriterium nahe liegen könnte, treten Unsicherheiten und Unbestimmtheiten als Ergebnis gegenwärtiger moralphilosophischer Debatten umso stärker hervor. Nicht auszuschließen ist, dass Debatten um einen gleichen moralischen Status aller menschlicher Wesen unter Gesichtspunkten einer relationalen Autonomie im Geflecht sozialer Beziehungen bei zusätzlichem Einsatz technisch unterstützender Systeme eine neue Richtung nehmen könnten, insofern sich etwa eben diese sozialen Beziehungen unter dem Einsatz der technischen Systeme verändern können. Genau dann würden aber auch bereits oben aufgeworfene techniktheoretische Fragen (vgl. Kap. 3.1) insbesondere nach konkreten gesellschaftlichen Einflüssen auf technische Konstruktionsprinzipien, ihrer Variabilität und konstruktive Offenheit, hoch bedeutsam werden.

Neben der ethischen Betrachtung von Autonomen Systemen, die bereits im Einsatz sind (post-hoc-Bewertung), spielen die oben genannten Fragen technisch-konstruktiver Entscheidungen bei designethischen Bewertungen eine wichtige Rolle. Denn eine vollständige ethische Auseinandersetzung mit Autonomen Assistenzsystemen in der Pflege beinhaltet auch den Blick in die Zukunft, das heißt die kritische Würdigung von Potentialen und Problemen. Wie bereits im ersten Teil unserer Darlegung ethischer Fragestellungen gezeigt, sind diese ihrer Natur nach vielfach konsequentialistisch. Virulent wird diese Bewertungsperspektive vor allem bei der Entwicklung von Technik, bei der Entscheidungen getroffen werden müssen, die Auswirkungen auf die spätere Pflegepraxis haben. Dabei sollten jene zentralen professionellen Anforderungen an die Begründung pflegerischen Handelns besondere Beachtung finden, welche durch eine Zusammenführung allgemeingültigen, evidenzbasierten Regelwissens und methodisch geleiteten individuellen Fallverstehens im Kontext eines leiblich-lebensweltlich konstituierten Wissens gekennzeichnet sind (»doppelte Handlungslogik«). Hinzu kommt, dass professionelle Handlungsentscheidungen letztlich das Resultat von Aushandlungsprozessen zwischen Experten und Betroffenen sind, die einer Abschirmung gegenüber verzerrenden äußeren Einflüssen bedürfen, die auch durch eine bestimmte Funktionalität technischer Artefakte ausgelöst werden können.

Bei der Entwicklung von Technik sollte also darauf geachtet werden, dass die Technik Raum gibt, um professionell pflegerische Situationsdefinitionen in ihrem ganzen Facettenreichtum vornehmen zu können und sich dabei idealerweise technisch unterstützen zu lassen. Dazu ist es notwendig, dass neben den intendierten Funktionalitäten auch der Einfluss zukünftiger Artefakte auf das Pflegeumfeld betrachtet wird. Zwei derzeit vorliegende Ansätze (*Matrix for the Technological Mediation of Morality; Care Centered Value-Sensitive Design*) eröffnen erste (allerdings noch recht unspezifische) Möglichkeiten, Autonome Systeme in der Pflege bereits vor und während der Entwicklung ganzheitlich dahingehend zu untersuchen, wie sie das Pflegeumfeld verändern und damit auch welchen Einfluss sie auf die professionell pflegerische Situationsdefinition als Grundlage professionellen Handelns nehmen könnten. Beide Ansätze sind mit Blick auf die spezifischen Herausforderungen der Pflege zu konkretisieren.

6. Fallvignetten Autonomer Systeme in der Pflege

Technologische Entwicklung ist notwendigerweise unsicher. Versprechen und Erwartungen in ihrem Umfeld sind den tatsächlichen Entwicklungsprozessen in der Regel einige Schritte voraus. »Actual scientific progress is usually slower than the 5–10 years that seem to be the horizon for many promises. Many obstacles or impossibilities are encountered. Public media and fiction writers, however, have a preference for the most futuristic promises, so these are most widely circulated« (Boenink 2010, S. 56). Darüber hinaus lehrt uns sowohl die Technikphilosophie als auch die Technikgeschichte, dass Versprechen über die zukünftigen technischen Möglichkeiten zwar häufig ambitioniert auftreten, dabei aber nicht immer eingelöst werden können. Technische Artefakte haben das Potential, ihr Umfeld zu verändern und nicht nur die jeweils intendierten Funktionen zu bedienen. »[Technologies] may change roles, practices, routines, identities, create and redifine boundaries between groups; they affect divisions of responsibility, alter our interpretation and weighing of values and norms, including the moral ones, and may even shift the meaning of much used concepts like organism and artefact« (Boenink 2010, S. 55). Während die Versprechen und Erwartungen hinsichtlich der intendierten Ziele des Technikeinsatzes oft überbetont werden, bleiben nicht intendierte Veränderungen – sogenannte *soft impacts* – oft im Dunkeln.

Vor diesem Hintergrund sind sowohl die Versprechen als auch die oft unterbelichteten Nebenfolgen einer technischen Innovation explizit in den Blick zu nehmen. Im Bereich der strategischen Technikentwicklung und Politikgestaltung haben sich seit längerer Zeit Vignetten als probates Mittel für dieses Vorhaben etabliert (vgl. Notten 2003; Rasmussen 2005). Solche narrativen Formen der Präsentation bieten Vorteile bei der Unterstüzung von Reflexion und Diskussion hinsichtlich technischer Entwicklungen: »A story describes a sequence of actions and experiences done by a certain number of people [...] These people are presented either in situations that change or as reacting to such change. In turn, these changes reveal hidden aspects of the situation and the people in-

volved, and engender a new predicament which calls for thought, action or both«
(Ricoeur 1984, S. 150 zit.n. Boenink 2010, S. 56f).

Es ist wichtig zu betonen, dass die Arbeit mit Vignetten keinen Anspruch auf
Voraussage der Zukunft erhebt. Vignetten dienen explizit *nicht* der Orientierung
für strategische Technikentwicklung oder Politikgestaltung, sie sollen vielmehr
deliberativ-demokratische Prozesse unterstützen, verschiedene Perspektiven
beleuchten und moralische Konflikte explizieren.[21] Nicht die Vignetten selbst,
sondern erst die Ergebnisse entsprechender Diskussionen sind als wertvoller
Beitrag für eine strategische Technikentwicklung und Politikgestaltung zu verstehen.

Vignetten regen die *moralische Vorstellungskraft* an, die als kognitive Kompetenz bei der menschlichen Entscheidungsfindung eine wichtige Rolle spielt
(vgl. Dewey 2002). »Specifically, it is significant, when we make decisions ac-
cording to particular epistemic or moral criteria. We decide (or not) to do
something on the basis of what (we think we) want: on what we know about the
world: or on what we think is right to do« (Lucivero 2016, S. 160). Vignetten
verdeutlichen verschiedene epistemische Vorannahmen im Umfeld einer Entscheidungsfindung und zeigen auf, dass diese ggf. enorme moralische Relevanz
erhalten.

Die Unterstützung der moralischen Vorstellungskraft im Rahmen deliberativ-demokratischer Reflexionen bietet demnach genau in jenen Zusammenhängen Hilfestellung, in denen sie für strategische Technikentwicklung und
Politikgestaltung angebracht ist. Im Folgenden werden einige Vignetten in
Bezug auf die zukünftige Bedeutung von Autonomen Systemen in der Pflege
präsentiert. Die Fallvignetten wurden über einen Workshop erarbeitet, der
an der Universität Osnabrück am 29. August 2016 durchgeführt wurde. Die
Workshoparbeit wurde durch die Autorinnen und Autoren der vorliegenden
Untersuchung erbracht:

- Prof. Dr. Manfred Hülsken-Giesler (ehemals Philosophisch-Theologische
  Hochschule Vallendar)
- Prof. Dr. Hartmut Remmers (Universität Osnabrück)
- André Heitmann-Möller (Universität Osnabrück)
- Anne Koppenburger (Universität Osnabrück)
- Sabine Daxberger [Dokumentation] (Philosophisch-Theologische Hoch-
  schule Vallendar)
- Dominic Seefeldt [Workshopleitung und Ausarbeitung der Vignetten] (Phi-
  losophisch-Theologische Hochschule Vallendar)

---

21 Dazu auch Seefeldt/Hülsken-Giesler (2020) und Hülsken-Giesler/Depner (2018).

Der Workshop beinhaltete die Diskussion von acht Leitfragen, die von Boenink (2010, S. 59 f.) zur Erstellung von Vignetten vorgeschlagen werden:

1. New technologies create unintended forms of use and new, unintended users in addition to the ones aimed for
For which other goals next to the intended one might the technology be used? Which creative forms of use could be imagined? How might the technology travel from the original domain of application to other ones, and which new user groups could this create?

2. New technologies change existing roles and responsibilities in practices
How is this technology likely to transform the routines and procedures in the intended domain of application? Who is expected to perform which type of activities, and how does this differ from existing roles? To what extent will shifts of roles be accompanied with shifts of responsibility?

3. New technologies change (often increase) the standards of normalcy that motivated the development of the novel technology
What is the standard (for example of ›health‹, ›cleanliness‹ or ›hygiene‹) implied by the technology? How would this standard evolve if, for example, the new technology will be widely used, or when it will be used in other domain than the intended one?

4. New technologies often disclose or hide specific stakeholders
Which actors are made (in)visible by the new technologies? To what extent is something at stake for them in the development of the technology? How will this (in-)visibility affect the ethical debate?

5. New technologies often create new rights or obligations
What becomes feasible that was not feasible before the technology existed? How might these new possibilities lead to claims of new rights (›can‹ or ›know‹ becomes ought)? Which groups are likely to claim such rights? Is any shift in obligations conceivable?

6. New technologies often create specific groups of haves and have nots
For which groups will the technology most likely become easily available? Which groups are least likely to get it? How does this relate to the needs of the specific groups? Which issues of distributive justice could this invoke?

7. New technologies often make older ways of doing things apparently super-fluous and may lead to de-skilling
Which skills were necessary before the novel technology was introduced, and how will it affect those skills? Is there any value left in these skills (is it plausible that we will lament their loss later on?) or will they really become superfluous?

8. New technologies may intend to solve a problem, but their use may lead to a revaluation of the problem or to new needs
Once technology has solved a problem, some people may conclude that there was some value in the problem after all. Is it plausible that the situation the technology was meant to change will later be reconsidered as having some positive characteristics as well? So: can we imagine a situation in which the original ›problem‹ will be missed by some? Which new wants or needs might be produced by this technology?

Die Leitfragen wurden im Workshopprozess jeweils mit Blick auf die Mikro-, Meso-, und Makroebene des Pflegehandelns diskutiert. Zentrale Argumentationslinien und Diskussionsergebnisse wurden schriftlich dokumentiert und dienten als Grundlage für die Entwicklung der Vignetten. Diese wurden im Nachgang des Workshops durch die Workshopleitung erstellt und den Workshopteilnehmern zur kritischen Dursicht, Kommentierung und Ergänzung zur Verfügung gestellt.

Vignette 1: Die Ecke

Der Pflegedienst klingelt an der Tür von Frau Koertig. Stefanie Zimmermann ist seit 17 Jahren im ambulanten Pflegedienst tätig. Es dauert eine Weile bis die Tür sich öffnet, da Frau Koertig im Schlafzimmer war und der Weg zur Haustür für sie beschwerlich ist. Stefanie begrüßt Frau Koertig und fragt nach ihrem Befinden. »Ganz gut«, sagt sie. »Eigentlich wie immer«. Beim Eintritt in die Wohnung folgt die Pflegende Frau Koertig. Sie geht heute langsamer als sonst. Auch fällt Stefanie auf, dass in der Küche keine Spuren des Frühstücks zu sehen sind. Im Wohnzimmer ist das Radio aus, was Stefanie ungewöhnlich findet. Sonst hört Frau Koertig immer Radio.

Vor 2 Monaten hat Frau Koertig einen Pflegeroboter bekommen. »Der wohnt jetzt bei mir«, sagt sie. Als das mobile Gerät sich mit dem Sensor des Pflegedienstes verbindet, erkennt es, dass Stefanie Zimmermann im Haus ist und fährt selbstständig zu ihr, um sie zu unterstützen. Die Pflegeplanung für Frau Koertig ist entlang des Pflegeprozesses im Roboter gespeichert. Er stellt die notwendigen Informationen bereit und sorgt dafür, dass Stefanie nichts vergisst. Das hat die letzten Male gut geklappt. Am Anfang steht die Messung des Blutzuckerspiegels, denn Frau Koertig nimmt Medikamente, die richtig dosiert werden müssen. Der Roboter zeigt auf einem Display die Werte der vergangenen Wochen an und bittet die Pflegekraft um Eingabe der Ergebnisse, um einen Dosierungsvorschlag zu machen.

»Haben Sie heute gefrühstückt?«, fragt Stefanie Zimmermann. »Ich hatte nicht so einen Hunger«. »Und haben Sie heute morgen die Nachrichten gehört?«. »Ich wollte etwas Ruhe«. Der Pflegeroboter piept. Sein Ablauf ist getaktet, denn die Pflegekraft muss ja noch andere Menschen in der Umgebung betreuen. Nachdem Stefanie Zimmermann Frau Koertigs Gang und die Küche gesehen hat, hat sie das Gefühl, dass etwas nicht stimmt. Zudem muss Frau Koertig ihre Medikamente nach dem Essen einnehmen und hat noch nicht gefrühstückt. Während der Roboter weiter auf die Eingabe der Blutzuckerwerte wartet, versucht die Pflegende herauszufinden, warum es Frau Koertig anscheinend nicht gut geht. Als der Roboter das zweite Mal piept, schaltet sie ihn aus und schiebt ihn in die Ecke.

Vignette 2: Ein schönerer Tag

Frau Bach ist 82 Jahre alt und nicht zum ersten Mal im Krankenhaus. So langsam hat sie sich an die Abläufe gewöhnt, da sie häufig längere Zeit hier verbringt. Neben den notwendigen Behandlungen muss sie regelmäßig Urinproben abgeben, um ihren Krankheitsverlauf zu verfolgen. Sie hat eine große Familie in der Stadt und bekommt oft Besuch. Natürlich ist der Aufenthalt im Krankenhaus für sie nicht angenehm, aber durch die Besuche und die Tatsache, dass sie noch recht mobil ist, gestaltet sie sich die Tage so erträglich wie möglich. Nur filigrane Aufgaben fallen ihr schwer. Sie kann ihre Finger nicht mehr so gut bewegen.

Am Montag, um 07:15 Uhr, kommt Christine Luft in Frau Bachs Zimmer. Christine Luft ist Krankenpflegerin. Sie hat ihren Beruf gewählt, weil sie gerne mit Menschen arbeitet und ihre Stärke liegt in der Beobachtung und Kommunikation. Sie kann sehr gut auf Patienten eingehen. Sie hat viel zu tun an dem Morgen, ist dennoch freundlich, begrüßt Frau Bach und erinnert sie daran, dass eine Urinprobe ansteht. »Meine Tocher kommt heute zu Besuch«, sagt Frau Bach. »Das ist aber schön«. Während Frau Bach auf der Toilette ist, kümmert sich Christine um das Bett. Frau Bach kommt mit der Urinprobe. Christine Luft muss sich Handschuhe anziehen, die Urinprobe entgegennehmen, diese Beschriften und zur Abholung ins Labor bereitstellen. Danach desinfiziert sie sich die Hände und kümmert sich um die nächsten Patienten.

Am Freitag, um 07:15 Uhr, kommt Christine Luft wieder. »Wundern Sie sich nicht«, sagt sie zu Frau Bach, »hier fährt so ein Ding hinter mir her. Das sammelt jetzt die Urinproben ein«. Frau Bach geht auf die Toilette. Während Christine Luft ihr zeigt, wo sie die Urinprobe im Gerät platzieren kann, sagt Frau Bach: »Meine Tochter kommt heute wieder mit den Kindern zum Frühstück«. Während sich die Pflegende und Frau Bach unterhalten, fährt der Roboter los, um die Urinprobe zum Labor zu bringen. Christine Luft fragt nach den Enkelkindern und Frau Bach versucht ihre Ohrringe einzusetzen, doch ihre Finger machen ihr zu schaffen. Anscheinend ist ihr ein gepflegtes Auftreten sehr wichtig. Christine Luft sieht, dass Frau Bach Probleme mit den Ohrringen hat und hilft ihr dabei, sich für den Besuch zurecht zu machen. »Vielen Dank!«, sagt Frau Bach, »Dann wird das ja jetzt ein noch schönerer Tag«.

Vignette 3: Einstellungssache

»Unsere Mitarbeiter und Mitarbeiterinnen sind gut im Umgang mit den Autonomen Systemen ausgebildet«, sagt Kathrin Adler, Leiterin des Ambulanten Pflegedienstes Hochfeld. Ihr Pflegedienst setzt solche Systeme seit vielen Jahren ein. »2018 haben wir die ersten Roboter gekauft. Damals war es noch schwieriger«, sagt sie und schaut zu ihrer Kollegin, Jana Fiedler, die diese Anfangszeiten mitbekommen hat. »Damals war das alles noch neu. Die neuen Kollegen hatten in ihrer Ausbildung nur wenig Kontakt mit Robotern. Wir haben zwar ständig Fortbildungen angeboten, aber sowas braucht Zeit.« Jetzt sei die Situation anders. Die beiden Kolleginnen sind sich einig, dass es ohne die Fortbildungen wohl nicht geklappt hätte. »Am Anfang fühlten sich alle etwas eingeschüchtert«, so Adler, jetzt könnten sie die Vorteile voll ausnutzen.

»Wir haben damit angefangen diese Systeme einzusetzen, um ein Alleinstellungsmerkmal zu haben. Damals hat das ja kaum jemand gemacht. Aber wirtschaftlich gelohnt hat sich das damals nicht«, sagt Adler. Ihr Pflegedienst war einer der ersten in der Region, der auf Autonome Systeme gesetzt hat. »Wir hatten zu viele Fehlalarme. Das ist teuer.« Autonome Systeme in der Pflege arbeiteten anfangs mit feststehenden Werten. So forderte der Roboter z. B. zur Blutdruckmessung auf und übermittelte die Daten direkt an den Pflegedienst. »Aber der Blutdruck ist nicht bei allen Menschen gleich«, sagt Jana Fiedler. »Ich bin ständig zu den Kunden gefahren, weil ein Alarm ausgelöst wurde. Und dann steht man da und alles ist in Ordnung.« Diese Anfangsschwierigkeiten scheinen jetzt behoben zu sein. »Es gibt jetzt kaum noch Fehlralarme«, so Adler, »Die Systeme sind lernfähig und passen sich an den jeweiligen Menschen an. Dadurch ist das jetzt auch nicht mehr so teuer.«

Vignette 4: »Ich fühlte mich unter Druck«

Hamburger Allgemeine Zeitung, 23.06.2028

Interview mit Daniel Walter (39), Altenpfleger

HAZ: Herr Walter, Sie haben das Gerichtsverfahren gewonnen und damit ein Zeichen für die Zukunft der Pflege gesetzt. Was glauben Sie hat dieses Urteil für eine Bedeutung?

DW: Es ist wichtig für uns Pflegende, dass wir Entscheidungen auch spontan treffen können, um auf die jeweilige Situation zu reagieren. Ich glaube mit diesem Urteil gehen wir einen Schritt in die richtige Richtung. Technik unterstützt uns in vielen Bereichen sehr, aber wir als Pflegende dürfen sie nicht bestimmen lassen, was wir tun.

HAZ: Welche konkreten Folgen hat das Urteil für ihre alltägliche Praxis?

DW: Als Pfleger sehe ich mich ständig damit konfrontiert, dass Autonome Systeme meine Arbeit beeinflussen. Oft ist das hilfreich, jedoch gibt es auch viele Situationen, in denen ich diesen Einfluss überhaupt nicht gebrauchen kann. Das Recht, so ein Gerät auch abschalten zu dürfen, bedeutet für meine Arbeit viel. Und nicht nur das. Auch das Recht der Pflegeempfänger auf eine Pflege ohne autonome technische Geräte sehe ich als sehr wichtig.

HAZ: Begegnen Sie oft Menschen, die lieber gepflegt werden möchten, ohne dass technische Geräte im Spiel sind?

DW: Das ist ganz unterschiedlich. Eine gute Pflege komplett ohne Technik ist gar nicht möglich. Jedoch gibt es da unterschiedliche Vorlieben. Manche Menschen empfinden es z.B. als Vorteil, dass Sie bei der Körperpflege ihre Intimssphäre vor anderen Menschen schützen können, wenn sie dabei von Autonomen Systemen unterstützt werden. Andere hingegen, fühlen sich gerade in so einer verletzlichen Situation nicht wohl damit, ohne menschlichen Kontakt zu sein. Ich finde, das sollte jedem selbst überlassen bleiben.

HAZ: Was hat Sie an Ihrer Arbeit mit Autonomen Systemen vor dem Urteil gestört?

DW: Ich fühlte mich unter Druck. Zwar haben alle Systeme einen Notfallknopf und können abgeschaltet werden, aber das unterbricht den Datenfluss. Auch wenn meine Erfahrung mir gesagt hat: »Das ist jetzt hier kontraproduktiv!«, habe ich mich immer gefragt, ob ich das Gerät jetzt wirklich abschalten sollte. Der Druck es dennoch zu nutzen war zu hoch. Da ist es schon besser, dass ich und alle anderen jetzt das Recht haben, diese Geräte in bestimmten Situationen und mit bestimmten Menschen gar nicht erst einzusetzen.

HAZ: Wie glauben Sie, geht die technische Entwicklung im Pflegebereich weiter?

DW: Die Systeme werden immer besser, von daher wird die Entwicklung weitergehen und der Nutzen weiter steigen. Es muss halt passen. Wenn die Entscheidung, wann ein System genutzt wird und wann nicht, bei denjenigen liegt, die in der konkreten Situation davon betroffen sind, dann sehe ich da keine Probleme.

HAZ: Wir danken Ihnen für das Gespräch!

Vignette 5: Gesellschaft ohne Alter

Es ist das Jahr 2053. Phänomene des Alters sind aus der Öffentlichkeit verschwunden. Sie sind weder sichtbar noch erwünscht. Die Lebenserwartung wurde stark gesteigert und Krankheit und Alter rücken in der gesellschaftlichen Wahrnehmung immer weiter in den Hintergrund. Personelle Aufwendungen für die Pflege von Alten und Kranken sind auf ein Minimum reduziert.

Autonome Systeme sind in ein großes technologisches Netzwerk eingebunden und geben automatisiert Hinweise auf die Gesellschaftstauglichkeit der einzelnen Personen. Sie erheben und verarbeiten Daten aus dem Aktivitätsmonitoring der Bürger, überwachen und steuern Vital- und Gesundheitsdaten und berechnen auf dieser Basis Werte, die den gesellschaftlichen Beitrag eines jeden Individuums bestimmen können.

Der Markt für Autonome Systeme verschiebt sich in die Bereiche Lifestyle und Rehabilitation. Der Einsatz von Technik ist in beiden Bereichen hoch akzeptiert. Die individuelle Optimierung des eigenen Lebens durch Autonome Systeme wird gefördert und gefordert. Der Rehabilitationsmarkt wächst noch immer und ist in der Öffentlichkeit stark präsent. Alle Aktivitäten, die der Vorsorge oder im Krankheitsfall der Wiedereingliederung in gesellschaftliche Prozesse dienen, sind angesehen und werden öffentlich vermarktet. Die Pflege in der stark verkürzten Phase des hohen Alters – das von hoher Vulnerabilität gekennzeichnet ist – verschwindet durch Verheimung aus der öffentlichen Wahrnehmung.

Vignette 6: Selbstständigkeit

14.03.2053 – Interview mit Johanna Kunze (Historikerin)

I: Frau Kunze, Sie haben sich mit dem Begriff Selbstständigkeit beschäftigt. Wir möchten alle selbstständig sein. Waren wir das früher nicht?

JK: Doch, defintiv, aber was wir darunter verstehen hat sich verändert. Selbstständigkeit ist ein dynamisches Konzept, das früher ganz anders ausgelegt wurde als heute.

I: Wie unterscheidet sich unser heutiges Verständnis von dem, früherer Tage?

JK: Unser heutiges Verständnis ist das Resultat einer längeren historischen Entwicklung. Vor der sogenannten Aufklärung – die etwa von 1650 bis 1800 datiert werden kann – hat Selbstständigkeit gar keine so große Rolle gespielt. Der Fokus lag auf dem Beitrag zu der eigenen Familie oder zu dem Dorf, in dem man gelebt hat. Erst durch die Aufklärung wurde Selbstständigkeit zu einem so wichtigen Konzept. Es galt dann als wünschenswert selbstständig zu sein, unabhängig von anderen. Durch die technologische Entwicklung sind dann auch immer mehr Möglichkeiten geschaffen worden, dieses Ideal zu realisieren.

I: Das wünschen sich ja auch heute viele Menschen. Was aber sind die konkreten Veränderungen für mein eigenes Leben, die mit diesem geänderten Verständnis einhergehen?

JK: Stellen Sie sich vor, Sie sind alt und gebrechlich. Bis zu dem Zeitpunkt, an dem das Konzept der Selbstständigkeit seine Relevanz erlangte, gehörte dieser Zustand schlicht und einfach zum Leben dazu. Wer schwach war, wurde in der Familie gepflegt. Später wurde es dann jedoch relevant, ob man als selbstständig galt oder nicht. Wer selbstständig ist, kann sich auch selbst versorgen, wer es nicht ist, bekommt institutionelle Hilfe.

I: Das ist heute auch noch so.

JK: Ja, aber wer heute als selbstständig angesehen wird, wäre es noch vor 100 Jahren nicht gewesen.

I: Das müssen Sie erklären.

JK: Das frühere Verständnis von Selbstständigkeit beinhaltete immer auch eine Unabhängigkeit von Technik. Viele Philosophen waren der Technik sehr skeptisch gegenüber eingestellt. Für sie konnte nur selbstständig sein, wer nicht von Technik abhängig war. Erst mit den großen Sprüngen in der technischen Entwicklung im 20. Jahrhundert änderte sich diese Ansicht. Heute ist Unterstützung durch Autonome Systeme ganz normal. Niemand würde sich als unselbstständig bezeichnen, nur weil er diese Unterstützung erfährt.

I: Worin liegt die praktische Relevanz Ihrer Forschung?

JK: Es ist wichtig zu verstehen, dass das Konzept »Selbstständigkeit« dynamisch ist. Erst vor knapp 35 Jahren wurde unser heutiges Verständnis über eine Weiterentwicklung des Pflegeversicherungsrechtes im Gesetz verankert. Heute gilt jemand, der mit technischer Unterstützung zu Hause leben kann, als selbstständig. Das wäre noch vor 50 Jahren anders gewesen. 50 Jahre sind keine lange Zeit. Ich hoffe in 50 Jahren noch zu leben und glaube, dass es Sinn macht sich mit diesem Wandel zu beschäftigen. Wie möchte ich im Alter leben? Und welche Unterstützung möchte ich erfahren? Das sind für mich wichtige Fragen.

I: Wir danken Ihnen für das Gespräch!

7. Gesamtfazit

Um die Potenziale und Grenzen Autonomer Systeme in der Pflege aus pflegewissenschaftlicher Sicht zu verhandeln und zu bewerten, sind zunächst die Kernmerkmale des professionellen pflegerischen Handelns zu bestimmen. Pflegerisches Handeln gilt den unserer Untersuchung zugrundeliegenden Prämissen gemäß als personenbezogene Dienstleistung, die ihre professionelle Begründungspflicht über die Zusammenführung allgemeingültigen, evidenzbasierten Regelwissens und methodisch geleiteten individuellen Fallverstehens im Kontext eines leiblich-lebensweltlich konstituierten Wissens einlöst (»doppelte Handlungslogik«). Im Zentrum des pflegerischen Handelns steht damit die an die lebensweltlichen Präferenzen des Hilfeempfängers gekoppelte Auftragsklärung im Sinne einer Situationsbestimmung und Entscheidungsfindung in der Pflege, insofern »alle weiteren denkbaren pflegerischen Aufgaben und Funktionen letztlich im Rekurs auf dieses Zentrum ihren Sinn empfangen« (Remmers/Hülsken-Giesler 2012a, S. 80).

Diese professions- wie handlungstheoretisch begründete Bestimmung des pflegerischen Handelns reicht allerdings über die derzeitigen Tendenzen einer evidenz- und problemlösungsorientierten (Evidence based Nursing) Pflegearbeit hinaus. Mit der Begründung des pflegerischen Handelns im Rahmen der »doppelte Handlungslogik« wird zur Geltung gebracht, dass eine derzeitig einseitig rationalistische Bestimmung der Pflege als instrumentell orientiertes Problemlösungshandeln (im Rahmen des Pflegeprozesses als kybernetischen Regelkreis) dem sozialpflegerischen (lebensweltnahen) wie dem medizinischpflegerischen (überwiegend wissenschaftlich-gesetzesförmig orientierten) Auftrag der Pflegearbeit nicht gerecht wird. Die pflegetheoretischen Reflexionen verweisen insgesamt auf Desiderata in Bezug auf die theoretisch-konzeptionellen Grundlagen der Pflege, die eine Weiterentwicklung der Pflege in Deutschland zu soziotechnischen Pflegearrangements erheblich behindern. Während die pragmatisch-problemlösungsorientierten Aspekte der Pflegearbeit durch die Etablierung von z. B. Expertenstandards und Leitlinien zunehmend gut hinterlegt werden, besteht auf der theoretisch-konzeptionellen Ebene er heblicher Nachholbedarf. Die theoretisch-konzeptionellen Grundlagen des pflegerischen Handelns in Deutschland sind einerseits mit Blick auf die Weiterentwicklung einer prozessorientierten Pflege dringlich zu überarbeiten und zu aktualisieren. Der derzeit (auch berufe- und sozialrechtlich) etablierte Pflegeprozess hat den Anschluss an systemtheoretisch informierte Weiterentwicklungen der Kybernetik verloren. Dies wiegt schwer, insofern der Pflegeprozess als kybernetischer Regelkreis in der aktuell etablierten Form die systematische Anschlussstelle zur Integration von Autonomen Systemen in der Pflege darstellt. Weiterhin sind die lebensweltorientierten Aspekte der Pflegearbeit theoretisch-konzeptionell unterbestimmt und, vor dem Hintergrund einer zunehmend vermarktlichten und erlösorientierten Pflegeorganisation, institutionell auch zunehmend weniger angefragt. Auch auf dieser Ebene sind Anstrengungen zu unternehmen, um eine Weiterentwicklung von soziotechnischen Pflegearrangements in Deutschland zu ermöglichen.

Nimmt man die theoretische Bestimmung der Pflege im Rahmen der »doppelte Handlungslogik« ernst, so ist auch die Frage nach den Potenzialen und Grenzen Autonomer Systeme in der Pflege substanziell vor dem Hintergrund dieser doppelten Handlungslogik zu diskutieren. In Frage steht dann, in wie weit Autonome Systeme die Professionalität des pflegerischen Handelns in Kontexten komplexer Pflegearrangements im Sinne dieser doppelten Handlungslogik unterstützen können oder aber ggf. auch behindern.

Aktuelle techniktheoretische Diskurse verweisen darauf, dass Technik die menschliche Wahrnehmung und Interpretation von Selbst- und Weltzuständen beeinflussen und verändern kann. Die jeweils vorherrschenden Welt- und Menschenbilder (sowie z. B. auch Vorstellungen z. B. vom »guten Altern« oder von »guter Pflege«) fließen demnach (häufig als Stereotypen) bereits in Prozesse der Technikentwicklung ein, sie materialisieren sich gewissermaßen in den technischen Artefakten und werden schließlich auch über ihren Gebrauch transportiert. Diese Entwicklung ist demnach dann zu problematisieren, wenn sich darüber Stereotypen manifestieren und kritische Tendenzen etwa der Standardisierung und Überwachung von gesellschaftlichen Prozessen forciert werden. Zu beachten sind weiterhin mögliche Wahrnehmungsveränderungen durch den Technikeinsatz etwa in Bezug auf Fragen der Authentizität und Personalität (z. B. im Zusammenhang mit humanioder Robotik, Emotionsrobotik oder maschineller Prothetik) oder auch Relevanzverschiebungen (etwa in Bezug auf pflegerisch hoch bedeutsame Aspekte der Emotionalität), die durch gehäuften Technikeinsatz in ihrer kritischen Bedeutung ggf. kaum mehr wahrgenommen werden.

Im Rahmen unserer Untersuchung konnten zunehmende Forschungs- und Entwicklungsaktivitäten im deutschsprachigen Umfeld von Robotik und Pflege festgestellt werden. Die Schwerpunkte der Entwicklung von Pflegerobotern liegen derzeit im Bereich der ›Sozio-assistiven Systeme‹ und der ›Servicerobotik‹ für hilfebedürftige Menschen. Die pflegerelevanten Aspekte ›Selbstversorgung‹, ›Mobilität‹ und ›Bewältigung von und selbständiger Umgang mit krankheits- oder therapiebedingten Anforderungen oder Belastungen\[stellen demnach die führenden Themen der Entwicklung und Erprobung von Autonomen Systemen für die Pflege in Deutschland dar. Aspekte der »Gestaltung des Alltagslebens und sozialer Kontakte«, der »Haushaltsführung« sowie »Kognitive und kommuni- kative Fähigkeiten« werden weniger häufig in den Blick genommen. Die Aspekte »Verhaltensweisen und psychische Problemlagen« und »Außerhäusliche Akti- vitäten« werden derzeit kaum adressiert. Autonome Systeme zur unmittelbaren Unterstützung der professionell Pflegenden fokussiert derzeit vorzugsweise auf logistisch-organisatorische Aspekte der Pflegearbeit (z. B. im Rahmen des Me- dikamenten- und Materialmanagements), sind allerdings noch wenig entwi- ckelt. Methodisch belastbare Erkenntnisse zu übergreifend relevanten oder auch spezifischen Faktoren des Einsatzes dieser Autonomen Systeme in der Pflege (z. B. Nutzen- und Wirksamkeitsnachweise in pflegewissenschaftlicher Per- spektive, Mensch-Technik-Schnittstellen, Funktionalitäten etc.) liegen derzeit kaum vor. Die Studienlage offenbart erhebliche Desiderata im Bereich der me- thodisch belastbaren Implementations- und Evaluationsforschung sowie for- schungsmethodische Probleme in Bezug auf die Komplexität der Interventionen durch technische Unterstützungssysteme und die Folgerungen insbesondere für vulnerable Zielgruppen (z. B. Menschen mit demenziellen Erkrankungen).

Die Leistungs- und beruferechtlichen Rahmenbedingungen der Pflege ver- weisen derzeit auf strukturelle Anschlussstellen zur Einbindung und zur Fi- nanzierung von Autonomen Systemen in der Pflege. Die aktuelle beruferecht- liche Fixierung des Pflegeprozesses (kybernetischer Regelkreis der Problem- lösung in der Pflege) als Grundlage des pflegerischen Handelns eröffnet Möglichkeiten, Autonome Systeme systematisch in die Arbeitsprozesse der Pflege einzupassen und formuliert überdies Verantwortlichkeiten für den Technologieeinsatz in der Pflege entlang qualifikatorischer Voraussetzungen, die allerdings über die derzeitige Praxis der Pflegebildung noch kaum eingelöst werden können. Die leistungsrechtlichen Grundlagen der Pflege verweisen auf potenzielle Möglichkeiten der sozialrechtlich legitimierten Finanzierung von Autonomen Systemen (SGB V, § 33 und XI, § 40), die bislang aber keineswegs ausgeschöpft sind. Die Analyse zeigt aber auch, dass die Aufrechterhaltung von Selbständigkeit durch technische Unterstützung eine sozialrechtliche Aner- kennung von Pflegebedarf ggf. erschwert und damit personelle Unterstützung ggf. insgesamt verringert wird.

Die Relevanz von Autonomen Systemen in der Pflege bemisst sich in pfle- gewissenschaftlicher Perspektive an ihrem Potenzial, die pflegerischen Kern- prozesse der Situationsbestimmung und Entscheidungsfindung im Arbeits-

bündnis zwischen Hilfeempfängern und professionell Pflegenden (und weiteren
Akteuren im jeweils konkreten Pflegearrangement) systematisch zu unterstützen. Dies kann auf der Ebene der Informationsbereitstellung in Bezug auf evidenzbasierte Erkenntnisse aus Pflege- und Bezugswissenschaften oder auch in
Bezug auf situativ bedeutsame, kontextgebundene Wissensbestände zum Einzelfall (z. B. biografisch relevante Daten aus dem Leben eines Hilfeempfängers)
erfolgen, oder aber auch durch die Bereitstellung von Freiräumen für eine
personengebundene Entscheidungsfindung im Rahmen der Pflegearrangements. Begrenzungen des Einsatzes von Autonomen Systemen in der Pflege
ergeben sich immer dort, wo sie die Kernprozesse des pflegerischen Handelns
behindern (z. B. dadurch, dass sich die Interaktionsanlässe in der Pflege durch
den Einsatz der Systeme verringern), die Kernprozesse verzerren (z. B. dadurch,
dass sie zu einer Marginalisierung einer beziehungs- und empfindungsbezogenen Pflege beitragen) oder wenn sie diese Kernprozesse – etwa durch Substitution der personellen Pflege – gänzlich unterbinden.

Entlang dieser Kriterien verweist auch der nationale wie internationale
pflegewissenschaftliche Diskurs zunächst auf einen erheblichen Mangel an
einschlägigen, methodisch belastbaren empirischen Erkenntnissen zum Einsatz
von Autonomen Systemen in der Pflege, der dringlich zu beheben ist. Vor dem
Hintergrund der unzureichenden empirischen Erkenntnislage ist derzeit eine
skeptische Zurückhaltung in Bezug auf den Einsatz von Autonomen Systemen in
der Pflege zu erkennen, insofern angenommen wird, dass ihr systematischer
Einsatz ggf. mit Transformation des menschlichen Selbstverständnisses sowie
des kulturellen Verständnisses von Care bzw. Caring einhergeht. Befürchtet wird,
dass der Einsatz von Autonomen Systemen eine derzeit auch in Deutschland
bereits erkennbare Konzentration auf die instrumentell-aufgabenbezogenen
Tätigkeiten der Pflege forciert und die beziehungs- und empfindungsbezogenen
Tätigkeiten dagegen zunehmend entwertet werden. Der komplexe Zusammenhang zwischen instrumentell aufgabenbezogenen und empfindungsbezogenen
Tätigkeiten im Sinne der »doppelten Handlungslogik« bleibt dabei häufig unreflektiert und erfährt unzulässige einseitige Reduktionen. Es geht darum, dass
Situationsdefinition und Entscheidungsfindung als Voraussetzung aller weiteren Aktivitäten in der Pflege konstitutiv mit einem hermeneutischen Fallverstehen verbunden sind – und damit ein *Sinnverstehen* voraussetzen, das kognitiv-rationale ebenso wie affektiv-emotionale Bezüge berücksichtigt. Ein
entsprechendes Empfindungs- und Empathievermögen bleibt dabei bislang
dem Menschen vorbehalten, insbesondere wenn dies eng an Aspekte der sinnlich-körperlich-leiblichen Erfahrungen gekoppelt wird und dabei auch auf berufliches Erfahrungswissen im Sinne impliziter Wissensbestände zurückgreift.
Vor diesem Hintergrund ist ein (auch körpernaher) Einsatz von Autonomen
Systemen in der Pflege (bei Beachtung der individuellen Präferenzen der Hil-

feempfänger) unter pflegewissenschaftlichen Gesichtspunktern grundsätzlich legitim, konkret jedoch immer mit Blick auf das Unterstützungspotenzial für die Kernprozesse der Pflegearbeit zu bewerten

Bei der ethischen Einschätzung und Bewertung neuer, Autonomer Assistenztechnologien stehen normative Erwägungen des Respekts der Autonomie von Personen und ihrer Integrität auf der einen sowie der Aufrechterhaltung bzw. Steigerung ihres Wohlbefindens auf der anderen Seite im Vordergrund. Entsprechende Reflexionen haben dabei stets dem Prinzip einer auf konkrete Fälle bezogenen Abwägung zu folgen, insofern zugrundeliegende normative und empirische Prämissen grundsätzliche Urteile derzeit nicht zulassen.

Die ethische Beurteilung Autonomer Assistenzsysteme aus dem Bereich der Emotionsrobotik ist insbesondere mit Blick auf den Einsatz bei kognitiv veränderten Menschen erschwert, insofern die individuellen Präferenzen der Hilfeempfänger in diesen Zusammenhängen oft nur unzureichend zum Ausdruck gebracht werden können. Tatsächlich sind in diesen Zusammenhängen insbesondere prinzipielle Einwände gegenüber einer artifiziellen Substitution menschlich unverzichtbarer Nähe bei z.B. demenziell Erkrankten, die auf elementare Formen emotionaler, leiblicher Zuwendung angewiesen sind, sehr ernst zu nehmen. Hervorzuheben sind ethisch relevante Fragen von Wahrheit und Wahrhaftigkeit sowie die derzeit in den algorithmischen Basisfunktionen der Roboter begründeten limitierten Möglichkeiten, angemessen auf situative Erfordernisse zu reagieren. Daher empfiehlt es sich bis auf weiteres, den Einsatz Autonomer Assistenztechnologien für diese Kontexte möglichst zu begrenzen.

Um solide, das heißt insbesondere systematisch begründete ethische Bewertungsprozesse zum Einsatz von neuen, Autonomen Assistenztechnologien in der Pflege zu ermöglichen, ist die Formulierung von ethischen Leitlinien unabdingbar. In Bezug auf post hoc-Analysen zum Robotereinsatz in der Pflege steht eine differenzierte Entwicklung von ethischen Leitlinien bislang aus. Erste – allerdings pflegeunspezifische – Vorarbeiten wurden dazu jüngst über eine »Matrix für die ethische Bewertung von Robotiksystemen in der gesundheitlichen Versorgung« bereitgestellt, sind jedoch noch handlungsfeldspezifisch zu konkretisieren.

Ethische Bewertungen zu Autonomen Systemen in der Pflege sind weiterhin – so der Stand der Diskussion – stets bereits im Vorfeld der Techniknutzung vorzunehmen bzw. in die Prozesse der Technikentwicklung einzubinden. Für die prospektive ethische Bewertung von technischen Innovationen in der Pflege wurde dazu in Deutschland das Instrument MEESTAR entwickelt (vgl. Manzeschke et al. 2013), das differenzierte einzelfallorientierte Einschätzungen zu konkreten Technologien ermöglicht, dabei aber weniger auf die langfristigen Auswirkungen eines Technikeinsatzes auf Moralvorstellungen und gesellschaftliche Praxis ausgerichtet ist. Über zwei im internationalen Raum entwickelte Ansätze (*Matrix for the Technological Mediation of Morality; Care Centered Value-Sensitive Design*) eröffnen erste (allerdings noch recht unspezifische) Möglichkeiten, Autonome Systeme in der Pflege bereits vor und während der Entwicklung ganzheitlich dahingehend zu untersuchen, wie sie das Pflegeumfeld verändern und damit auch welchen Einfluss sie auf die professionell pflegerische Situationsdefinition als Grundlage professionellen Handelns nehmen könnten. Auch diese Ansätze sind mit Blick auf die spezifischen Herausforderungen der Pflege zu konkretisieren.

Die Kommunikation von Potenzialen und Begrenzungen des Einsatzes von Autonomen Systemen in der Pflege in den öffentlichen Raum ist aufgrund der komplexen fachlichen wie ethischen Argumentationslinien erheblich erschwert. Zur Unterstützung deliberativ-demokratischer Prozesse zum Themenfeld schließt unsere Untersuchung mit einigen Fallvignetten zu Autonomen Systemen in der Pflege. Das Ziel dieser Arbeiten besteht darin, den Einsatz dieser Systeme in der Pflege über verschiedene Perspektiven zu beleuchten, potenzielle moralische Konflikte zu explizieren und Diskussionen zum Thema anzuregen. Nicht die Vignetten selbst, sondern die Ergebnisse entsprechender Diskussionen gelten dabei als wertvoller Beitrag für eine strategische Technikentwicklung und Politikgestaltung.

8. Handlungsempfehlungen

Handlungsempfehlung 1: Innovation als soziotechnische Innovation betreiben

Der Einsatz von Autonomen Systemen in der Pflege ist unter pflegetheoretischen wie unter pflegeethischen Gesichtspunkten mit einigen Unsicherheiten und potenziellen Gefahren verbunden. Vor diesem Hintergrund ist zunächst daran zu erinnern, dass die Kernprozesse einer körpernahen Pflegearbeit – in Abhängigkeit von den Präferenzen der Hilfeempfänger (Vetorecht!) – vor allen technischen Lösungen personengestützt zu bearbeiten sind. Politisches Handeln sollte daher eine innovative Technikentwicklung für die Pflege grundsätzlich nur als *eine* Option zur Bewältigung der demografischen Herausforderungen betrachten. Vorrangig sind vor diesem Hintergrund weitere Strategien zu erproben und weiterzuentwickeln, die etwa eine weitere Attraktivitätssteigerung und Professionalisierung der beruflichen Pflege sowie eine verstärkte Einbindung zivilgesellschaftlichen Engagements (Stichwort: Caring Communities) umfassen, bzw. auch die benannten Strategien miteinander verknüpfen. Weiterhin ist im Kontext soziotechnischer Pflegearrangements auch die bedarfsgerechte Weiterentwicklung von weniger komplexen technischen Hilfsmitteln zu fördern: Technische Innovation in der Pflege wird bis heute vorzugsweise im Sinne der innovativen Technikentwicklung verstanden, nicht im Sinne der alltags- und lebensweltgerechten Weiterentwicklung ggf. bereits existierender Artefakte und Technologien (z.B. Weiterentwicklung von klassischen Rollstühlen zu Smart Wheelchairs, die nutzerorientiert den Anforderungen der natürlichen Umgebung gerecht werden). Schließlich ist in diesem Zusammenhang dafür Sorge zu tragen, dass bewährte Pflegehilfsmittel im Handlungsfeld genutzt werden können (Praktikabilität) und wollen (Attraktivität).

Handlungsempfehlung 2: Kernprozesse pflegerischer Arbeit beachten

Autonome Systeme für Kontexte der Pflegearbeit fokussieren derzeit vorzugsweise auf funktionale Unterstützungsleistungen in verschiedenen Bereichen einer alltagspraktisch orientierten Pflegearbeit (z. B. Sicherheit, Mobilität, Erinnerung, Ernährung etc.). Die Ergebnisse unserer Untersuchung verweisen darauf, dass diese Perspektive zu erweitern ist und Autonome Systeme für die Pflege zukünftig in einer Weise zu entwickeln wären, dass sie die Kernprozesse des pflegerischen Handelns – Situationsdefinition und Entscheidungsfindung im Arbeitsbündnis zwischen Hilfeempfängern, professionell Pflegenden sowie weiteren beteiligten Akteuren – unterstützen. Dies kann durch eine situationsangemessene Bereitstellung von pflegefachlichen Wissensbeständen (externe Evidenz) und/oder von Informationen aus dem lebensweltlichen Umfeld der Hilfeempfänger (z. B. zu den sozialen Bezügen, biografischen Hintergründen oder individuellen Präferenzen der Hilfeempfänger) erfolgen. Eine entsprechende Unterstützung kann auch über (physische und/oder psychische) Entlastung von Pflegenden erfolgen, um diesen Freiräume für die benannten Kernprozesse der Pflegearbeit bereitzustellen. Es bleibt eine politische Aufgabe, Anreize dafür zu schaffen, dass entstehende Freiräume nicht wiederum zur ökonomischen Rationalisierung im System genutzt werden. Da konkrete Entscheidungen in Kontexten der gesundheitlichen und pflegerischen Versorgung immer einzelfallorientiert und kontextgebunden zu begründen sind, ist es von grundsätzlicher Bedeutung, dass, analog den ethisch-normativen Anforderungen an ärztliches Handeln, die Entscheidungsfindung in der Pflege niemals ausschließlich über Autonome Systeme begründet werden kann.

Handlungsempfehlung 3: Offene ethische Debatten zu Autonomen Assistenzsystemen in der Pflege führen

In der gegenwärtigen Diskussion um die ethische Akzeptanz Autonomer Assistenzsysteme in der Pflege stehen zwei normative Ansprüche im Vordergrund: der Respekt der Selbstbestimmung und der Integrität von Personen auf der einen und ihr Wohlbefinden auf der anderen Seite. Die ethische Diskussion zeigt eine Vielzahl von (konzeptionellen) Schwierigkeiten und bedarf daher weiterer differenzierender Klärungen. Angesichts dessen sollte gemäß liberal verfasster Gesellschaften der Grundsatz der Ergebnisoffenheit ethischer Debatten um Autonome Assistenzsysteme in der Pflege gelten. Diese Debatten sind vor allem im Sinne der Sensibilisierung für die ethischen Herausforderungen im Zusammenhang mit dem Einsatz von Autonomen Systemen in der Pflege zu führen.

Eine besondere ethische Sensibilität erfordert die ethische Bewertung Autonomer Assistenzsysteme bei Menschen mit einer Demenz. Diese Menschen können ihre Präferenzen, ihre Zustimmungen oder Ablehnungen zumeist nur noch eingeschränkt kommunizieren. Sowohl bei Fragen der Servicerobotik, mehr noch aber bei Fragen einer auf künstliche Manipulation von Gefühlszuständen ausgerichteten Emotionsrobotik sollte aus Gründen des Respekts vor der Persönlichkeit und des impliziten, aber kontrovers diskutierten Täuschungscharakters der technisch induzierten Verhaltensangebote der Grundsatz eines möglichst begrenzten Einsatzes gelten.

Generell sollte der Einsatz Autonomer Systeme keine die persönliche Präsenz und lebendige Interaktion von Pflegefachpersonen substituierende Wirkung haben. Ihr Einsatz sollte in der Weise unterstützend sein, dass dadurch zu erzielende Rationalisierungseffekte der persönlichen Begegnung mit Menschen in zumeist vulnerabler seelisch-körperlicher Verfassung zugutekommen. Denn die persönliche Begegnung ist Voraussetzung eines individuellen Fallverstehens als Basis professionellen Urteilsvermögens und Handelns. Die physisch entlastende Wirkung von Servicerobotik ist willkommen.

Handlungsempfehlung 4: Unterstützung statt Substitution mit Blick auf den Einzelfall

Die derzeitige (schwache) Studienlage verweist darauf, dass der Einsatz von Autonomen Systemen in der Pflege zur Unterstützung von z. B. Service- und Logistikleistungen akzeptiert, die Substitution der personellen Pflege durch Autonome Systeme jedoch kritisch gesehen wird. Unter ethischen und pflegewissenschaftlichen Gesichtspunkten wird empfohlen, Fragen der Technikakzeptanz immer mit Blick auf die jeweils konkreten Perspektiven und Präferenzen des Einzelfalls zu klären. Auch der körpernahe Einsatz von Autonomen Systemen in der Pflege ist daher nicht grundsätzlich abzulehnen, unter fachlichen Gesichtspunkten jedoch immer mit Blick auf das Unterstützungspotenzial für die Kernprozesse der Pflegearbeit zu bewerten (s. Handlungsempfehlung 1). Auch in diesem Zusammenhang ist sorgsam darauf zu achten, dass personelle Unterstützung durch den Einsatz von Autonomen Systemen nicht ersetzt wird.

Handlungsempfehlung 5: Komplexität von Pflegearrangements berücksichtigen

Unter funktionalen Gesichtspunkten sind Autonome Systeme in der Pflege derzeit in der Lage, Unterstützung in ausgesuchten, weniger komplexen Situationen zu leisten (z. B. innerhäusliche Mobilitätshilfe, Duschhilfe, Ernährungshilfe). Im Zuge des demografischen Wandels zeichnen sich Pflegesituationen und Pflegearrangements jedoch zunehmend häufig durch Komplexität, Unbestimmtheit und Ungewissheit aus. Die zukünftige Entwicklung von Autonomen Systemen in der Pflege hat diese Herausforderungen zu berücksichtigen. Auf einer technischen Ebene ist die Aufmerksamkeit zukünftig verstärkt auf die Unterstützung komplexerer Herausforderungen in der Pflege zu legen, die sich etwa im Zusammenhang mit präventiven Aspekten der Pflegearbeit, mit psychischen Problemlagen, außer-häuslichen Aktivitäten oder auch über das Zusammenspiel verschiedener Hilfesysteme (z. B. in Bezug auf die Koordination und Organisation von informeller und professioneller Pflege) ergeben. Autonome Systeme in der Pflege sind in diesem Zusammenhang insbesondere auch angemessen in (ggf. komplexe) Pflegearrangements zu integrieren. Die additive Bereitstellung von Autonomen Systemen wird in der Regel kaum ausreichend sein. Vielmehr hat sich die Forschung- und Entwicklung (insbesondere auch durch Impulse der Drittmittelförderung) vermehrt darauf zu konzentrieren, fundierte Konzepte zur Weiterentwicklung von sozio-technischen Arrangements in der Pflege zu entwickeln (s. auch Handlungsempfehlung 7).

Handlungsempfehlung 6: Methodenentwicklung vorantreiben

Empirisch belastbare Erkenntnisse zum Einsatz von Autonomen Systemen in der Pflege liegen derzeit kaum vor. Diesbezüglich besteht zunächst und insbesondere Handlungsbedarf im Bereich der Methodenentwicklung: Wie lassen sich Effekte und Wirkungen sowie beabsichtigte und unbeabsichtigte Nebenfolgen des Einsatzes dieser Technologien in Kontexten komplexer soziotechnischer Pflegearrangements angemessen erheben und bewerten? Wie kann eine angemessene Partizipation von vulnerablen Personengruppen an Prozessen der Technikentwicklung, der Implementation, der Evaluation und der Technikfolgenabschätzung methodisch sichergestellt werden? Wie lassen sich Veränderungen im Bereich von Lebensqualität, Wohlbefinden oder auch der individuellen Autonomie unter Bedingungen soziotechnischer Abhängigkeiten in komplexen Pflegearrangements methodisch solide erheben? Wie lassen sich eventuelle technikinduzierte Wahrnehmungs- und Relevanzverschiebungen in komplexen soziotechnischen Pflegearrangements methodisch belastbar erheben? Wie lässt sich der Einfluss von Autonomen Systeme auf die instrumentell-aufgabenbezogenen und die empfindungsbezogenen Aspekte des pflegerischen Handelns konkret bestimmen? Wie lassen sich komplexe arbeitsorganisatorische Restrukturierungsprozesse in soziotechnischen Pflegearrangements methodisch belastbar untersuchen? Für Fragen dieser Art (die hier nur exemplarisch benannt sind) steht derzeit ein angemessenes methodisches Instrumentarium nur unzureichend bereit. Entsprechende (Weiter)Entwicklungen im Bereich der qualitativen und standardisierten Verfahren sind dabei zwingend transdisziplinär vorzunehmen und haben insbesondere pflegewissenschaftliche, arbeitswissenschaftliche und psychologische Expertise einzubinden. Ansatzpunkte für methodologisch-methodische Weiterentwicklungen sind z. B den Debatten um Mixed Method Research, Disseminations- und Implementierungswissenschaft oder auch der Citizen Science-Forschung zu entnehmen, die mit Blick auf Fragen der Pflege bislang noch unzureichend rezipiert wurden.

Handlungsempfehlung 7: Theoretische und konzeptionelle Weiterentwicklung und empirische Forschung in der Pflege

Unsere Untersuchung verdeutlicht erhebliche Desiderata in Bezug auf substanzielle theoretisch-konzeptionelle wie empirische Begründungslinien für eine Etablierung von Autonomen Systemen in der Pflege. Vor dem Hintergrund der spezifischen Herausforderungen einer Gesellschaft des langen Lebens sind unter pflegewissenschaftlichen Gesichtspunkten insbesondere Studien zur theoretischen und konzeptionellen Fundierung einer lebensweltorientierten Pflege in soziotechnischen Pflegearrangements anzumahnen. Das Verhältnis von instrumentell aufgabenbezogenen und empfindungsbezogenen Aspekten der Pflegearbeit ist auf der theoretischen Ebene nicht ausreichend geklärt, insbesondere die empfindungsbezogenen Anteile der Pflegearbeit sind unzureichend konzeptualisiert. Dies gilt etwa für Ansätze der ›internen Evidenz‹, der Empathie oder auch eines ›methodisch geleiteten Fallverstehens‹ in der Pflege. In diesem Zusammenhang ist auch das derzeit etablierte Pflegeprozessmodell auf seine theoretische Belastbarkeit zur Begründung komplexer soziotechnischer Bezüge und empirisch auf seine Wirksamkeit in komplexen soziotechnischen Bezügen zu untersuchen. Ggf. sind Alternativen zu diesem Prozessmodell zu entwickeln und in der Pflege zu etablieren, um einen nachhaltigen und bedarfsgerechten Technologieeinsatz in der Pflege zu ermöglichen und die Versorgungsprozesse insgesamt weiterzuentwickeln. Weiterhin sind erste, noch handlungsfeldunspezifische Vorarbeiten für eine Leitlinienentwicklung zur ethischen Bewertung von Autonomen Systemen in der Pflege aufzugreifen und pflegespezifisch weiterzuentwickeln. Dies betrifft sowohl die ethische Auseinandersetzung mit bereits existierenden Systemen wie insbesondere auch die systematische Auseinandersetzung unter designethischen Aspekten.

Die Integration von Autonomen Systemen in die Handlungsfelder der Pflege ist darüber hinaus über eine methodisch angemessene Implementierungsforschung, über eine pflegewissenschaftlich begründete Wirksamkeitsforschung sowie über eine methodisch versierte Evaluationsforschung zu begleiten, um z. B. auch die institutionell-systemischen Problemstellungen im Zuge dieser Interventionen angemessen berücksichtigen zu können. In diesem Zusammenhang ist auch die derzeit häufig technikorientierte Akzeptanzforschung verstärkt durch Studien zu ergänzen, die breiter auf die spezifischen Bedarfs- und Lebenslagen der potenziellen Technologienutzer abheben. Entsprechende Studien sollten pflegetheoretische Rahmungen berücksichtigen und, wo möglich, als Langzeitstudien angelegt sein. Um kreative und längerfristige Perspektiven für eine soziotechnisch gestützte Pflege der Zukunft unter Bedingungen eines dynamischen technischen Fortschritts zu entwickeln, sind schließlich auch methodisch geleitete Zukunftsstudien zu etablieren.

Handlungsempfehlung 8: An Bedarfen, Prozessen und Werten orientierte Technikentwicklung

Die Prozesse der Technikentwicklung in der Pflege stehen bereits seit längerem in kritischer Diskussion. Angemahnt wird ein Paradigmenwechsel von einer Technology-Push-Strategie zu einer Demand-Pull-Orientierung. Im Zuge dieser Debatten erhalten Ansätze einer partizipativen Technologieentwicklung bereits heute zunehmende Bedeutung. Eine breite und kontinuierliche Einbindung von (potenziellen) Leistungsempfängern, pflegenden Angehörigen, professionell Pflegenden und weiteren Akteuren soll dabei eine deutlich verbesserte Nutzer- und Prozessorientierung sicherstellen. Über diese Entwicklung hinaus ist der Anschluss an designethische Ansätze des *Value Sensitive Design* zu empfehlen, die mittlerweile auch für die spezifischen Herausforderungen der Entwicklung von Autonomen Systemen in der Pflege konkretisiert wurden und dabei anschlussfähig an aktuelle pflegewissenschaftliche Begründungen des pflegerischen Handelns sind.

Handlungsempfehlung 9: Sozialrechtliche Regulationen

Es wurde darauf hingewiesen, dass der Einsatz von Autonomen Systemen in der Pflege ggf. sozialrechtliche Implikationen für die potenziellen Leistungsempfänger beinhaltet. Mit dem neuen Pflegeversicherungsrecht kann Selbständigkeit unter Bedingungen technikgestützter Hilfesysteme den Zugang zu sozialrechtlich legitimierten Pflegeleistungen im Allgemeinen oder auch zu personellen Unterstützungsleistungen im Besonderen erschweren oder ggf. auch verhindern. Es sollte zu den zukünftigen politischen Aufgaben gehören, einen sich hier ggf. anbahnenden systematischen Vorrang von technischen Lösungen vor personellen Unterstützungen grundsätzlich zu vermeiden. Weiterhin wurde aufgezeigt, dass Autonome Systeme derzeit in den Hilfsmittelverzeichnissen der Kranken- und Pflegeversicherung nicht verankert sind, perspektivisch aber durchaus gelistet werden könnten. In diesem Zusammenhang wird empfohlen nachweislich pflegerelevante Systeme insbesondere auch dem Pflegehilfsmittelkatalog des SGB XI zuzuordnen, um den potenziellen Nutzerkreis nicht unbegründet zu verengen.

Handlungsempfehlung 10: Transparenz im öffentlichen und Kontrolle im privaten Raum

Pflege wird auf der konkreten Ebene der persönlichen Begegnung und Interaktion in geschützten Bezügen der häuslichen Umgebung der Hilfeempfänger oder der Pflegeeinrichtungen erbracht. Mit philosophisch-politischen Theorien, die auf Handeln im öffentlichen Raum zielen, wäre Pflege als angepasste, funktionalisierte und gesellschaftlich weitgehend unsichtbare Arbeit im privaten Raum zu charakterisieren. Mit der Etablierung von computergestützten Systemen in der Pflege wird jedoch ein Beitrag dazu geleistet, dass sich Pflege im privaten Raum zunehmend auch den öffentlichen Raum erschließt bzw. sich auch dem öffentlichen Raum öffnet. Die neuen Möglichkeiten der technischen Vernetzung – auch über Autonome Systeme – eröffnen auch pflegebedürftigen Menschen, pflegenden Angehörigen und professionell Pflegenden neue Möglichkeiten der Kommunikation und des Datenaustauschs über ihre Lebens- und Arbeitsbedingungen. Die ehedem weitgehend unsichtbare Pflege kann damit zunehmend dem öffentlichen, gesellschaftlichen Raum eröffnet werden. Auch Autonome Systeme können (zumindest potenziell) zum Daten- und Informationsaustausch über ggf. weite Strecken hinweg genutzt werden. Dies birgt Möglichkeiten und Risiken: Technikgestützte Vernetzung in den gesellschaftlichen Raum kann neue konkrete Unterstützungspotenziale (etwa im Sinne technisch vernetzter Pflegearrangements aus familialen, professionellen und zivilgesellschaftlichen Ressourcen) eröffnen und – etwa internetgestützt – zu einer Belebung von öffentlichen Diskursen über gegebene Bedingungen und mögliche Weiterentwicklungen des Pflegewesens in Deutschland beitragen. Auf einer pragmatischen Ebene ist in diesen Zusammenhängen – wie auch in allen weiteren computergestützten Kontexten – darauf zu achten, dass die bereits genannten sowie weitere mögliche Funktionszusammenhänge des Einsatzes von Autonomen Systemen für alle beteiligten Akteure durchschaubar, vorhersehbar und möglichst auch beeinflussbar bleiben. Wird dieser Weg beschritten, so ist gleichzeitig im Sinne des Schutzes von Persönlichkeitsrechten größte Aufmerksamkeit darauf zu richten, dass die Kontrolle über die Systeme und die Entscheidung darüber, ob und welche Daten und Informationen aus dem persönlichen Bereich ggf. an weitere Akteure kommuniziert werden, bei den betroffenen Menschen verbleibt.

Handlungsempfehlung 11: Technikkompetenzen in einem umfassenden, auch extrafunktionalen Sinne fördern

Die Diskussion um quaifikatorische Voraussetzungen für einen gelungenen und sicheren Einsatz von Autonomen Systemen in der Pflege wird derzeit insbesondere unter pragmatischen Gesichtspunkten instrumentell-technischer Kompetenzen geführt. Technikkompetenz und Technikkontrolle sind in diesen sensiblen Einsatzbereichen dagegen nicht auf eine rein instrumentelle Ebene zu reduzieren, und sei es nur in der Annahme, Autonome Systeme in der Pflege bestenfalls in der Weise zu gestalten, dass externe technische Eingriffe durch die Hilfebedürftigen selbst, ihre Angehörigen oder durch Pflegende nicht erforderlich sein dürften. Vielmehr sind die Akteure im Pflegearrangement mit fachlich mehrdimensional ausgerichteten Kompetenzen auszustatten: zum einen als Fähigkeiten, komplexe Funktionszusammenhänge vernetzter Systeme durchschauen zu können; ferner als sozial-kommunikative Kompetenzen, die es ermöglichen, eine angemessene Balance im Hilfe-Mix aus informellen Helfern, professionellen Helfern und Autonomen Systemen herzustellen; schließlich als Kompetenzen der Emotionsregulierung im Umgang mit den Systemen, etwa um ein angemessenes Verhältnis zu humanoiden Systemen aufbauen zu können. Insbesondere aber sollten Technikkompetenzen im Kontext des Einsatzes von Autonomen Systemen in der Pflege sich durch Reflexionsfähigkeit auszeichnen. Denn es wird von entscheidender Bedeutung sein, im konkreten Einzelfall immer wieder darüber zu befinden, welche Technologie ggf. zum Einsatz zu bringen ist – oder eben auch nicht –, welche beabsichtigten und unbeabsichtigten Effekte und Folgen mit dem Technologieeinsatz einhergehen und wie diese zu bewerten sind. Technikkompetenzen dieser Art sind zukünftig gesamtgesellschaftlich von Bedeutung (Stichwort: digitale Souveränität, der ›mündige Patient‹; der ›mündige Bürger‹), insbesondere aber auch bei den professionell Pflegenden auszubilden und zu fördern, insofern diese entsprechende Entscheidungsprozesse in fachlicher Hinsicht zu unterstützen haben.

Handlungsempfehlung 12: Öffentliche und fachöffentliche Diskussion vorantreiben

Autonome Systeme werden national wie international auch unter dem Begriff ›Robotik‹ verhandelt. Öffentliche wie auch fachöffentliche Diskussionen um diese Systeme werden nicht unwesentlich durch entsprechende Assoziationen (z. B. Industrieroboter, Science Fiction etc.) beeinflusst werden, insbesondere wenn es – wie im Falle der Pflege – um den Einsatz dieser Systeme in gesellschaftlichen Handlungsfeldern geht, die wiederum stark mit ethisch-normativen Ansprüchen etwa der Zwischenmenschlichkeit oder des Helfens assoziiert sind. Sowohl für den öffentlichen wie auch für den fachöffentlichen Diskurs wird empfohlen, diese Herausforderung offensiv anzugehen, das heißt also, die in unserer Untersuchung benannten Möglichkeiten und Begrenzungen, Potenziale und Gefahren des Technologieeinsatzes öffentlich zur Diskussion zu stellen. Gelingt es, die Gesellschaft für eine Diskussion um die Bedeutung von Autonomen Systemen in der Pflege zu gewinnen und ggf. sogar in Entwicklungsprozesse einzubinden (etwa im Sinne des Citizen Science-Ansatzes), so können über diese Auseinandersetzungen bereits wichtige Aspekte einer reflexiven Technikkompetenz mündiger Gesellschaftsmitglieder angebahnt werden. Die Thematik Autonome Assistenzsysteme sollte die politische Öffentlichkeit umso mehr beschäftigen, als sich dahinter essentielle Fragen verbergen wie jene nach der Art, wie wir in Zukunft leben und altern wollen.

9. Literatur

Abbott, A. (1988): The System of Professions. An Essey on the Division of Expoert Labor. Chicago/London.

Alliex, S., Irurita, V.F. (2004): Caring in a technological environment: How is this possible? In: Contemporary Nurse 17(1–2), S. 32–43.

Almeida Vieira Monteiro, A. P. T. de (2016): Cyborgs, biotechnologies, and informatics in health care – new paradigms in nursing sciences. In: Nursing Philosophy (17), S. 19–27.

Almerud, S., Alapack, R., J., Fridlund, B. & Ekebergh, M. (2008): Beleaguered by technology: care in technologically intense environmets. In: Nursing Philosophy (9), S. 55–61.

Ammenwerth, E. (2006): The Nursing Process and information technology. In: Habermann, M., Uys, L.R. (Hg.): The Nursing Process. A Global Concept. Edinburgh, S. 61–75.

Anders, G. (1956): Die Antiquiertheit des Menschen. Über die Seele im Zeitalter der zweiten industriellen Revolution. München.

Arendt, H. (2013/1958): Via activa oder vom tätigen Leben. 13. Auflage. München/Zürich.

Armstrong, D. (1995): The rise of surveillance medicine. In: Sociology of Health and Illness 17(3), S. 393–404.

Arneson, R. (1991): Autonomy and preference formation. In: Coleman, J., Buchanan, A. (Hg.): In harm's way: Essays in honor of Joel Feinberg. Cambridge, S. 42–73.

Asaro, P. (2006): What should we want from a robot ethic? In: International Review of Information Ethics (6), S. 8–16.

Asaro, P. (2009): Modeling the moral user. In: Technology and Society Magazine, IEEE 28(1), S. 20–24.

Ashworth, P. (Hg.) (1987): People's needs for nursing care. A European Study. Copenhagen.AWMF – Arbeitsgemeinschaft der Wissenschaftlichen Medizinischen Fachgesellschaften e.V. (o.J.): Leitlinien. Online im Internet unter URL http://www.awmf.org/leitlinien/detail/anmeldung/1/ll/145-001.html (07.09.2016).

Back, I., Kallio, J., Perala, S., Makela, K. (2012): Remote monitoring of nursing home residents using a humanoid robot. In: Journal of telemedicine and telecare 18(6), S. 357–361.

Backes, G. M. (2004): Alter und Altern im Kontext der Entwicklung von Gesellschaft. In: Kruse, A. & Martin, M. (Hrsg.): Enzyklopädie der Gerontologie. Alternsprozesse in multidisziplinärer Sicht. Bern, S. 82–96.

Baecker, D. (2007): Studien zur nächsten Gesellschaft. Frankfurt am Main.

Baltes, P. B., Mittelstraß, J. (Hg.) (1992): Zukunft des Alterns und gesellschaftliche Entwicklung. Berlin/New York.

Banks, Willoughby, L.M., Banks, W.A. (2008): Animal-assisted therapy and loneliness in nursing homes: use of robotic versus living dogs. In: Journal of the American Medical Directors Association 9(3), S. 173–177.

Bär, M., Boggemann, M., Kaspar, R., Re, S., Berendonk, C., Seidl, U., Kruse, A., Schroder, J. (2006): Demenzkranke Menschen in individuell bedeutsamen Alltagssituationen. Erste Ergebnisse eines Projekts zur Forderung der Lebensqualitat durch Schaffung positiver Anregungsmoglichkeiten. In: Zeitschrift fur Gerontologie und Geriatrie 39(3), S. 173–182.

Barnard, A. (1996): Technology and nursing: an anatomy of definition. International Journal of Nursing Studies, 33(4), 433–441.

Barnard, A. (1997): A critical review of the belief that technology is a neutral object and nurses are its master. In: Journal of Advanced Nursing 26(1), S. 126–131.

Barnard, A. (2000): Towards an understanding of technology and nursing practice. In: Greenwood, J. (Hg.): Nursing theory in Australia: Development and application, S. 377–395.

Barnard, A. (2002): Philosophy of technology and nursing. Nursing Philosophy 3(1), S. 15–26.

Barnard, A. (2005): Understanding Technological Competence Through Philosophy of Technology and Nursing. In: Locsin, R. C. (Ed.): Technological Competency as Caring in Nursing: A Model for Practice. Indianapolis/Indiana: Sigma Theta Tau International, S. 13–40.

Barnard, A. (2016): Radical nursing and the emergence of techniques as healthcare technology. In: Nursing Philosophy 17, S. 8–18.

Barnard, A., Gerber, R. (1999): Understanding technology in contemporary surgical nursing: a phenomenographic examination. In: Nursing Inquiry, S. 157–66.

Barnum, B.S. (2006): The Nursing Process worldwide: what is its future? In: Habermann, M., Uys, L.R. (Hg.): The Nursing Process. A Global Concept. Edinburgh, S. 156–67.

Bartholomeyczik, S. (2001): Professionelle Kompetenz in der Pflege. Teil I, II, III. In: Pflege Aktuell (5, 6, 7/8), 284–287; 344–347; 412–414.

Bartholomeyczik, S., Morgenstern, M. (2004): Qualitätsdimensionen in der Pflegedokumentation. Eine standardisierte Analyse von Dokumenten in Altenpflegeheimen. In: Pflege 17(3), S. 187–95.

Batya, F., Kahn, P.H., JR, Hagman, J. (2003): Hardware companions?: What online AIBO discussion forums reveal about the human-robotic relationship. In: Proceedings of the SIGCHI conference on Human factors in computing systems. ACM.

Beach, S., Schulz, R., Downs, J., Matthews, J., Barron, B., Seelman, K. (2009): Disability, Age, and Informational Privacy Attitudes in Quality of Life Technology Applications: Results from a National Web Survey., 2(1). In: ACM Transactions on Accessible Computing 2(1), Article 5, 1–21.

Beck, U. (1986): Risikogesellschaft. Auf dem Weg in eine andere Moderne. Frankfurt am Main.

Beck, U. (1988): Gegengifte. Die organisierte Unverantwortlichkeit. Frankfurt am Main.

Beck, U., Brater, M., Daheim H. (1980): Soziologie der Arbeit und der Berufe. Grundlagen, Problemfelder, Forschungsergebnisse. Reinbek.

Beck, U., Giddens, A. & Lash, S. (2003): Reflexive Modernisierung: Eine Kontroverse. Frankfurt am Main.

Becker, H., Scheermesser, M., Früh, M., Treusch, Y., Auerbach, H., Hüppi, R.A., Meier, F. (2013): Robotik in Betreuung und Gesundheitsversorgung. Zürich.

Becker, S., Brandenburg, H. (Hg.) (2014): Lehrbuch Gerontologie. Gerontologisches Fachwissen für Pflege- und Sozialberufe – Eine interdisziplinäre Aufgabe. Bern.

Becker, G., Kaspar, R. & Kruse, A. (2010a): Heidelberger Instrument zur Erfassung der Lebensqualität demenzkranker Menschen (H.I.L.DE). Bern.

Becker, G., Kaspar, R. & Kruse, A. (2010b): Heidelberger Instrument zur Erfassung der Lebensqualität demenzkranker Menschen (H.I.L.DE) – das Instrument in seinen konzeptionellen Grundlagen und in seiner praktischen Anwendung. In: Kruse, A. (Hg.): Lebensqualität bei Demenz? Zum gesellschaftlichen und individuellen Umgang mit einer Grenzsituation im Alter. Heidelberg, S. 137–56.

Becker, S., Kruse, A., Schröder, J., Seidl, U. (2005): Das Heidelberger Instrument zur Erfassung von Lebensqualität bei Demenz (H.I.L.DE.). Dimensionen von Lebensqualität und deren Operationalisierung. In: Zeitschrift für Gerontologie und Geriatrie 38, S. 108–121.

Bedaf, S., Gelderblom, G.J., Syrdal, D.S., Lehmann, H., Michel, H., Hewson, D., Amirabdollahian, F., Dautenhahn, K., Witte, L. de (2014): Which activities threaten independent living of elderly when becoming problematic: inspiration for meaningful service robot functionality. In: Disability and rehabilitation. Assistive technology 9(6), S. 445–52.

Bedaf, S., Gelderblom, G.J., Witte, L. de (2015): Overview and Categorization of Robots Supporting Independent Living of Elderly People: What Activities Do They Support and How Far Have They Developed. In: Assistive technology: the official journal of RESNA 27(2), S. 88–100.

Beer, T., Bleses, H.M., Ziegler, S. (2015): Personen mit Demenz und robotische Assistenzsysteme – Ethnographische Erkundungen zu Randakteuren der Pflege. In: Pflege & Gesellschaft 20(1), S. 20–36.

Behrens, J., Langer, G. (2006): Evidence-based Nursing and Caring. Interpretativ-hermeneutische und statistische Methoden für tägliche Pflegeentscheidungen. Vertrauensbildende Entzauberung der ›Wissenschaft‹. Bern.

Behrens, J., Langer, G. (2010): Handbuch Evidence-based Nursing. Externe Evidence für die Pflegepraxis. Bern

Behrens J. (2005): Soziologie der Pflege und Soziologie der Pflege als Profession: die Unterscheidung von interner und externer Evidence. In: Schroeter K. R., Rosenthal T. (Hg.): Soziologie der Pflege. Grundlagen, Wissensbestände und Perspektiven. München, S. 51–70.

Bellotto, N., Hu, H. (2009): Multisensor-based human detection and tracking for mobile service robots. In: IEEE transactions on systems, man, and cybernetics. Part B, Cybernetics: a publication of the IEEE Systems, Man, and Cybernetics Society 39(1), S. 167–181.

Bemelmans, R., Gelderblom, G., J., Jonker, P., Witte, L. de (2012): Socially assistive robots in elderly care. A systematic review into effects and effectiveness. In: J. Am. Med. Dir. Assoc. 13, S. 14–120.

Bemelmans, R., Gelderblom, G.J., Jonker, P., Witte, L. de (2012): Socially assistive robots in elderly care: a systematic review into effects and effectiveness. In: Journal of the American Medical Directors Association 13(2), 114–120.e1.

Bendel, O. (Hrsg.) (2018a): Handbuch Maschinenethik. Wiesbaden.

Bendel, O. (Hrsg.) (2018b): Pflegeroboter. Wiesbaden.

Bendel, O. (2015): Surgical, Therapeutic, Nursing and Sex. Robots in Machine and Information Ethics, in: Van Rysewyk, S. P., & Pontier, M. (2015): Machine medical ethics. Berlin/Heidelberg, S. 17–32.

Benner, P. (1996): Expertise in Nursing Practice. Caring, Clinical Judgment, and Ethics. New York.

Benner, P., Wrubel, J. (1989): The primacy of caring: stress and coping in health and illness. Calif.

Bentham, J. (1996): An Introduction to the Principles of Morals and Legislation. The Collected Works of Jeremy Bentham. Oxford/New York.

Beran, T.N., Ramirez-Serrano, A., Vanderkooi, O.G., Kuhn, S. (2015): Humanoid robotics in health care: An exploration of children's and parents' emotional reactions. In: Journal of health psychology 20(7), S. 984–989.

Berkman, L.F., Syme, L.F. (1979): Social networks, host resistence, and mortality: A nine-year follow-up study of Alameda Country Residents. American Journal of Epidemiology 109(2), S. 186–204.

Berlin, I. (1969): Two concepts of liberty. In Four Essays on Liberty. London, S. 118–172.

Berner, F., Rossow, J., Schwitzer, K.-P. (Hg.) (2012): Altersbilder in der Wirtschaft, im Gesundheitswesen und in der pflegerischen Versorgung. Expertisen zum Sechsten Altenbericht der Bundesregierung. Wiesbaden.

Bischoff, C. (1997): Frauen in der Krankenpflege. Zur Entwicklung von Frauenrolle und Frauenberufstätigkeit im 19. und 20. Jahrhundert. Frankfurt am Main/New York.

Bittlingmayer, H., Sahrai, D.,Schnabel, P.-E. (Hg.) (2009): Normativität und Public Health. Dimensionen gesundheitlicher Ungleichheit. Reihe ›Gesundheit und Gesellschaft‹. Wiesbaden.

Blass, K. (Hg.) (2011): Altenpflege zwischen Jederfrauqualifikation und Expertentum. Verberuflichung- und Professionalisierungschancen einer Domäne weiblicher (Erwerbs-) Arbeit. Saarbrücken.

Blass, K. (2011): Altenpflege zwischen Jederfrauqualifikation und Expertentum. Verberuflichungs- und Professionalisierungschancen einer Domäne weiblicher (Erwerbs-) Arbeit. Saarbrücken.

BMBF – Bundesministerium für Bildung und Forschung (2015): Zukunftsmonitor »Gesundheit neu denken«. Berlin.

Boenink, M. (2010): Imagining the future: How vignettes and scenarios might improve ethical reflection on synthetic biology for health purposes. In: SYBHEL Workshop Booklet: Ethics & Clinical Applications of Synthetic Biology – an Interdisciplinary Dialogue, S. 55–64.

Böhle, F., Weishaupt, S. (2003): Unwägbarkeiten als Normalität – die Bewältigung nicht-standardisierbarer Anforderungen in der Pflege durch subjektivierendes Handeln. In:

Büssing A., Glaser J. (Hg.): Dienstleistungsqualität und Qualität des Arbeitslebens im Krankenhaus. [u. a.]. S. 149–62.

Böhle F., Brater M., Maurus A. (1997): Pflegearbeit als situatives Handeln. Ein realistisches Konzept zur Sicherung von Qualität und Effizienz der Altenpflege. In: Pflege 10, S. 18–22.

Böhle F., Glaser J. (Hg.) (2006): Arbeit in der Interaktion – Interaktion als Arbeit. Arbeitsorganisation und Interaktionsarbeit in der Dienstleistung. Wiesbaden.

Böhle F., Voß G. G., Wachtler G. (Hg.) (2010): Handbuch Arbeitssoziologie. Wiesbaden.

Boenink, M. (2010): Imagining the future: How vignettes and scenarios might improve ethical reflection on synthetic biology for health purposes. In: SYBHEL Workshop Booklet: Ethics & Clinical Applications of Synthetic Biology – an Interdisciplinary Dialogue., 55–64. Online im Internet unter URL http://ejournal.narotama.ac.id/files/Synthetic%20Biology%20as%20a%20Challenge%20for%20Public%20Health%20(but%20Not%20a%20Difficult%20One).pdf (07. 09. 2016).

Bohlken, E. & Thies, Chr. (Hg.) (2009): Handbuch Anthropologie. Der Mensch zwischen Natur, Kultur und Technik.

Bollinger H., Gerlach A., Grewe A. (2006): Die Professionalisierung der Pflege zwischen Traum und Wirklichkeit. In: Pundt, J. (Hg.): Professionalisierung im Gesundheitswesen. Positionen – Potentiale – Perspektiven. Bern, S. 76–92.

Bollinger H., G.A. (2002): Die akademisierte Pflege in Deutschland zu Beginn des 21. Jahrhunderts. Entwicklungsbarrieren und Entwicklungspfade. Jahrbuch für Kritische Medizin 37 – Qualifizierung und Professionalisierung. Magdeburg, S. 43–59.

Borenstein, J., Pearson, Y. (2012): Robot caregivers: ethical issues across the human lifespan. In: Lin, P., Abney, K., Bekey, G.A. (Hg.): Robot ethics. The ethical and social implications of robotics. Cambridge, S. 251–265.

Borenstein, J., Yvette Pearson (2011): Robot Caregivers: Ethical Issues across the Human Robot Caregivers: Ethical Issues across the Human Lifespan. In: Robot Ethics: The Ethical and Social Implications of Robotics, S. 251.

Borkenau, F. (1932): Zur Soziologie des mechanistischen Weltbildes. In: Zeitschrift für Sozialforschung (3), S. 311–35.

Borkenau, F. (1934): Der Übergang vom feudalen zum bürgerlichen Weltbild. Darmstadt.

Brandenburg, H., Dorschner, S. (2015): Pflegewissenschaft 1. Lehr- und Arbeitsbuch zur Einführung in das wissenschaftliche Denken in der Pflege. Bern.

Brandenburg, H., Güther, H. (Hg.) (2015): Lehrbuch Gerontologische Pflege. Bern.

Brandenburg, H., Hülsken-Giesler, M., Sirsch, E. (Hg.) (2016): Vom Zauber des Anfangs und von den Chancen der Zukunft. Bern.

Brater, M. (1988): Beruf oder Tätigkeit. Zur gesellschaftlichen Bewertung von Beruflichkeit und Fachlichkeit personenbezogener Dienstleistungen. In: Meifort, B. (Hg.): Arbeiten und Lernen unter Innovationsdruck. Alternativen zur traditionellen Berufsbildung in gesundheits- und sozialberuflichen Arbeitsfeldern. Bielefeld, S. 29–36.

Broadbent, E., Tamagawa, R., Patience, A., Knock, B., Kerse, N., Day, K., MacDonald, B.A. (2012): Attitudes towards health-care robots in a retirement village. In: Australasian journal on ageing 31(2), S. 115–120.

Broekens, J., Heerink, M., Rosendal, H. (2009): Assistive social robots in elderly care: a review. In: Gerontechnology 8(2), S. 94–103.

Buber, M. (1965): Das dialogische Prinzip. Heidelberg.

Bulechek, G.M. (2013): Nursing Interventions Classification. St. Louise Mo.

BMG (Bundesministerium) (2013): Unterstützung Pflegebedürftiger durch technische Assistenzsysteme. Berlin.

Bundestags- Drucksache (2016): Bundestags- Drucksache (BT-Drs.) 18/7823 vom 09.03. 2016: Gesetzentwurf der Bundesregierung – Entwurf eines Gesetzes zur Reform der Pflegeberufe. (Pflegeberufereformgesetz – PflBRefG).

Büssing, A. (Hg.) (1997): Von der funktionalen zur ganzheitlichen Pflege. Reorganisation von Dienstleistungsprozessen im Krankenhaus. Göttingen.

Büssing A., Glaser J. ((Hg.) (2003): Dienstleistungsqualität und Qualität des Arbeitslebens im Krankenhaus. [u. a.]. Göttingen.

Butterwegge, Chr., Bosbach, G., Birkwald, M.W. (Hg.) (2012): Gesundheitliche Armut im Alter. Probleme und Perspektiven der sozialen Sicherung. Frankfurt am Main.

Calnan, M., Montaner, D., Horne, R. (2005): How acceptable are innovative health-care technologies? A survey of public beliefs and attitudes in England and Wales. Social Science & Medicine 60, 1937–1948.

Campbell, A. (2012): Dementia care: could animal robots benefit residents? In: Nursing & Residential Care 13(12), S. 602–604.

Capurro, R., Nagenborg, N. (Hg.) (2009): A view from the philosophy of science, in Ethics and robotics. Heidelberg/Amsterdam.

Carlson, L., Skubic, M., Miller, J., Huo, Z., Alexenko, T. (2014): Strategies for human-driven robot comprehension of spatial descriptions by older adults in a robot fetch task. In: Topics in cognitive science 6(3), S. 513–33.

Cassirer, E. (1994): Philosophie der symbolischen Formen. Zweiter Teil: Das mythische Denken. Darmstadt.

Chan, M. (2007): A cluster analysis to investigating nurses knowledge, attitudes and skills regarding the clinical management system. CIN: Computers, Informatics, Nursing, 25(1), 45–54.

Chang, A.M., Gaskill, D. (1991): Nurses' perceptions of their problem-solving ability. In: Journal of Advanced Nursing 16(7), S. 813–819.

Christaller, T., Decker, M., Gilsbach, J.-M., Hirzinger, G., Lauterbach, K., Schweighofer, E., Schweitzer, G., Sturmer, D. (2001): Robotik. Perspektiven für menschliches Handeln in der zukünftigen Gesellschaft. Berlin/Heidelberg.

Christman, J. (Hg.) (1989): The inner citadel: Essays on individual autonomy. New York.

Christman, J. (2008): Autonomy in moral and political philosophy. In: Stanford Encyclopedia of Philosophy.

Clark, R.A., Inglis, S.C., McAlister, F.A., Cleland, J.G., Stewart, S. (2007): Telemonitoring or structured telephone support programmes for patients with chronic heart failure: systematic review and meta-analysis. In: British Medical Journal, 334, S. 942.

Claßen, K., Oswald, F., Wahl, H.-W., Heusel, C., Antfang, P., Becker, C. (2010): Bewertung neuerer Technologien durch Bewohner und Pflegemitarbeiter im institutionellen Kontext. Ergebnisse des Projekts BETAGT. In: Zeitschrift für Gerontologie und Geriatrie 4, S. 210–218.

Coenen, C. (2009): Transhumanismus. In: Bohlken, E. & Thies, Chr. (Hg.): Handbuch Anthropologie. Der Mensch zwischen Natur, Kultur und Technik. Stuttgart, S. 268–276.

Coleman, J., Buchanan, A. (Hg.) (1991): In harm's way: Essays in honor of Joel Feinberg. Cambridge.

Combe, A., Helsper, W. (Hg.) (1996): Pädagogische Professionalität. Untersuchungen zum Typus pädagogischen Handelns. Frankfurt am Main.

COMEST – World Commision of the Ethics of Scientific Knowledge and Technology (2016): PRELIMINARY DRAFT REPORT OF COMEST ON ROBOTICS ETHICS. SHS/YES/COMEST-9EXT/16/3 Paris, 5 August 2016. Online verfügbar unter: http://unes doc.unesco.org/images/0024/002455/245532E.pdf (07.09.2016).

Corbin, J., Strauss, A. (1998): Ein Pflegemodell zur Bewältigung chronischer Krankheiten. In: Woog, P. (Hg.): Chronisch Kranke pflegen. Das Corbin-Strauss-Pflegemodell. Wiesbaden, S. 1–30.

Crocker, L. (1980): Positive liberty. Den Hag.

Daheim, H. (1967): Der Beruf in der modernen Gesellschaft. Versuch einer soziologischen Theorie beruflichen Handelns. Köln.

Darbyshire, P. (2004). ›Rage against the machine?‹: Nurses' and midwives' experiences of using computerised patient information systems for clinical information. In: Journal of Clinical Nursing 13, S. 17–25.

Darmann-Finck I., H.-G.M. (2013): Editorial Fachtagung 14: »Pflegebildung im Zeichen des demographischen Wandels. http://www.bwpat.de/ht2013/ft14/editorial_ft14-ht2013.pdf (13.09.2013).

Dautenhahn, K., Saunders, J. (Hg.) (2010c): Proceedings of Second International Symposium on New Frontiers in Human-Robot Interaction (AISB 2010 Convention). Leicester, UK.

Davis, F. (1993): User acceptance of information technology: system characteristics, user perceptions and behavioral impacts. In: International Journal of Man-Machine Studies 38, S. 475–487.

Davis, F. (1989): Perceived Usefulness, Perceived Ease of Use, and User Acceptance of Information Technology. In: MIS Quatterly 13(3), S. 319–340.

DBfK – Deutscher Berufsverband für Pflegeberufe (2010): ICN-Ethikkodex für Pflegende. Berlin.

De Ruiter, H.-P., Liaschenko, J. & Angus, J. (2016): Problems with the electronic health record. Nursing Philosophy 17, S. 49–58.

Decker, M. (2008): Caring robots and ethical reflection: The perspective of interdisciplinary technology assessment. In: AI & SOCIETY 22(3), S. 315–30.

Depner, D., Hülsken-Giesler, M. (2017): Robotik in der Pflege: Eckpunkte für eine prospektive ethische Bewertung in der Langzeitpflege. Zeitschrift für medizinische Ethik 63(1), S. 51–62.

Deutsches Zentrum für Altersfragen (Hg.) (2001): Expertisen zum Dritten Altenbericht der Bundesregierung. Band 1: personale, gesundheitliche und Umweltressourcen im Alter. Opladen.

Dewe, B. (2006): Professionsverständnisse – eine berufssoziologische Betrachtung. In: Pundt, J. (Hg.): Professionalisierung im Gesundheitswesen. Positionen – Potentiale – Perspektiven. Bern, S. 23–35.

Dewey, J. (2002): Human nature and conduct. New York.

Dillon, T., Blankenship, R., Crews, T. (2005): Nursing attitudes and images of electronic patient record systems. CIN: Computers, Informatics, Nursing, 23(3), 139–145.

DNQP – Deutsches Netzwerk für Qualitätsentwicklung in der Pflege (o. J.): Expertenstandards und Auditinstrumente. Online im Internet unter URL https://www.dnqp.de/de/expertenstandards-und-auditinstrumente (07.09.2016).

Draper, H., Sorell, T. (2002): Patients' responsibilities in medical ethics. In: Bioethics 16(4), S. 335–52.

Donaldson S. K., Crowley D. M. (1992): The Discipline of Nursing (1978). In: Nicoll L. H. (Hg.): Perspectives on Nursing Theory. Philadelphia, S. 204–215.

Dornheim, J., van Maanen, H., Meyer, J.A., Remmers, H., Schöninger, U., Schwerdt, R. & Wittneben, K. (1999): Pflegewissenschaft als Praxiswissenschaft und Handlungswissenschaft. In: Pflege und Gesellschaft, S. 73–79.

Duden, B. (2016): Der Frauenleib als öffentlicher Ort. Vom Mißbrauch des Begriffs Leben. 3. Auflage. Frankfurt am Main.

Dunkel, W., Weihrich M. (2010): Arbeit als Interaktion. In: Böhle F., Voß G. G., Wachtler G. (Hg.): Handbuch Arbeitssoziologie. Wiesbaden, S. 177–200.

Dworkin, G. (1988): The theory and practice of autonomy. In: Cambridge University Press, S. 3–20.

Ellul, J. (1964): The Technological Society. New York.

Elsbernd, A., Lehmeyer, S., Schilling, U. (2014): So leben ältere und pflegebedürftige Menschen in Deutschland. Lebenslagen und Technikentwicklung. Lage.

Engelberger, J. (1989): Robotics in service. London.

EPSRC – Engineering and Physical Science Research Council (2016): Framework for Responsible Innovation. Online verfügbar unter: https://www.epsrc.ac.uk/research/framework/ (07.09.2016).

Espingardeiro, A.M. (2014): A roboethics framework for the development and introduction of social assistive robots in elderly care. In: Roboethics framework for the development & introduction of social assistive robots in elderly care, N.PAG p-N.PAG p 1p.

Eßlinger. E. et al. (Hg.) (2010): Die Figur des Dritten. Ein kulturwissenschaftliches Paradigma.

Etzioni, A. (Hg.) (1969): The Semi-Professions and their Organizations: Teachers, Nurses and Social Workers. New York/London.

Eurich, J., Brink, A., Hadrich, J., Langer, A., Schröder, P. (Hg.) (2006): Soziale Institutionen zwischen Markt und Moral. Führungs- und Handlungskontexte. Wiesbaden.

Eyssel, F., Kuchenbrandt, D. (2012): Social categorization of social robots: anthropomorphism as a function of robot group membership. In: The British journal of social psychology / the British Psychological Society 51(4), S. 724–731.

Fagerhaugh, S., Strauss, A., Suczek, B., Wiener, C. (1983): Chronic illness, medical technology, and clinical safety in the hospital. In: Research in the Sociology of Health Care 4, S. 237–270.

Faucounau, V., Wu, Y.H., Boulay, M., Maestrutti, M., Rigaud, A.S. (2009): Caregivers' requirements for in-home robotic agent for supporting community-living elderly subjects with cognitive impairment. In: Technology and health care: official journal of the European Society for Engineering and Medicine 17(1), S. 33–40.

Feenberg, A. (1999): Questioning Technology. New York.

Feinberg, J. (1986): Harm to self. The moral limits of the criminal law. Oxford.

Feinberg, J. (1989): Autonomy. In: Christman, J. (Hg.): The inner citadel: Essays on individual autonomy. New York, S. 27–53.

Feldman, F. (2004): Pleasure and the good life. Concerning the nature, varieties and plausibility of hedonism. Oxford/New York.

Ferm, U.M., Claesson, B.K., Ottesjö, C., Ericsson, S. (2015): Participation and Enjoyment in Play with a Robot between Children with Cerebral Palsy who use AAC and their Peers. In: Augmentative and alternative communication (Baltimore, Md.: 1985) 31(2), S. 108–23.

Fiechter, V., Meier, M. (1981): Pflegeplanung. Eine Anleitung für die Praxis. Basel.

Fine, M., Spencer, R. (2009): Social isolation development of an assessment tool for HACC services. A literature review conducted for the New South Wales Department of Disability, Ageing and Home Care (DADHC).

Flemming, D. (2015): Entwicklung und Evaluation eines elektronischen Systems zur Unterstützung der Informationsverarbeitung in pflegerischen Dienstübergaben. Diss. rer. medic, Universität Osnabrück.

Floridi, L., Sanders, J.W. (2004): On the Morality of Artificial Agents. In: Minds and Machines 14(3), S. 349–379.

Frankena, W.K. (1973): Ethics. Prentice-Hall foundations of philosophy series. Engelwood Cliffs.

Franklin, S., A. Graesser (1997): Is it an agent, or just a program?: A taxonomy for autonomous agents. In: Lecture notes in computer science 21, S. 1193.

Freyer, H. (1937): Gesellschaft und Geschichte. Stoffe und Gestalten der deutschen Geschichte. Leipzig/Berlin.

Freyer, H. (1987): Zur Philosophie der Technik. In: ders., Herrschaft, Planung und Technik (1929). In: Üner, E. (Hg.): Aufsätze zur politischen Soziologie. Weinheim.

Friesacher, H. (2011): Macht und Steuerung – zur Kybernetisierung von Pflege und Gesundheit. In: Remmers, H. (Hg.): Pflegewissenschaft im interdisziplinären Dialog. Eine Forschungsbilanz. Göttingen, S. 343–67.

Friesacher, H. (2008): Theorie und Praxis pflegerischen Handelns. Begründung und Entwurf einer kritischen Theorie der Pflegewissenschaft. Göttingen.

Friesacher, H. (1999): Verstehende, phänomenologisch-biographische Diagnostik. In: Dr. med. Mabuse: Zeitschrift für alle Gesundheitsberufe 24, S. 54–60.

Gehlen, A. (1957): Die Seele im technischen Zeitalter. Hamburg.

Gehlen, A. (1975): Urmensch und Spätkultur (Originalausgabe 1956). Frankfurt am Main.

Gehlen, A. (1993): Der Mensch. Seine Natur und seine Stellung in der Welt. Frankfurt am Main.

Gerlach A. (2013): Professionelle Identität in der Pflege. Akademisch Qualifizierte zwischen Tradition und Innovation. Frankfurt am Main.

Gerlinger T., Kümpers S., Lenhardt U., Wright M. T. (Hg.) (2010): Politik für Gesundheit. Fest- und Streitschriften zum 65. Geburtstag von Rolf Rosenbrock. Bern.

Goebel, J., Grabka, M.M., Schröder,C. (2015): Einkommensungleichheit in Deutschland bleibt weiterhin hoch – junge Alleinlebende und Berufseinsteiger sind zunehmend von Armut bedroht. http://www.diw.de/documents/publikationen/73/diw_01.c.508489.de/15-25-1.pdf (10.12.2016).

Göransson, O., Pettersson, K., Larsson, P. A., Lennernäs, B. (2008): Personals attitudes towards robot assisted health care – a pilot study in 111 respondents. In: Stud Health Technol Inform. 137, S. 56–60.

Gordon, M., Bartholomeyczik, S. (2001): Pflegediagnosen. Theoretische Grundlagen. München.

Graf, B., Jacobs, T., Luz, J., Compagna, D., Derpmann, S., Shire, K. (2012): Einsatz und Pilotierung mobiler Serviceroboter zur Unterstützung von Dienstleistungen in der stationären Altenpflege. In: Shire, K., Leimeister, J.M. (Hg.): Technologiegestützte Dienstleistungsinnovation in der Gesundheitswirtschaft. Wiesbaden, S. 265–88.

Graf, B., et al. (2013): »Servicerobotik für den demografischen Wandel.«. In: Bundesgesundheitsblatt-Gesundheitsforschung-Gesundheitsschutz 56.8, S. 1145–1152.

Granata, C., Pino, M., Legouverneur, G., Vidal, J.-S., Bidaud, P., Rigaud, A.-S. (2013): Robot services for elderly with cognitive impairment: testing usability of graphical user interfaces. In: Technology and health care: official journal of the European Society for Engineering and Medicine 21(3), S. 217–231.

Greenwood, J. (Hg.) (2000): Nursing theory in Australia: Development and application.

Grenier, A.M. (2003): Unhinging the assumptions within independence – toward a broader conceptualization of diversity and difference in home care. In: Canadian Review of Social Policy/Revue Canadienne de politique sociale, Spring/Summer, S. 51.

Grunwald, A. (Hg.) (2013): Handbuch Technikethik. Stuttgart.

Grunwald, A. (2013): Technik. In: Grunwald, A. (Hg.): Handbuch Technikethik. Stuttgart, S. 13–17.

Habermann, M., Uys, L.R. (Hg.) (2006): The Nursing Process. A Global Concept. Edinburgh.

Habermann, M., Uys, L.R. (2006): The nursing process. A global concept. Edinburgh u. a.

Habermas, J. (1973): Philosophische Anthropologie. In: Ders.: Kultur und Kritik. Frankfurt am Main, S. 89–111.

Habermas, J. (1981): Theorie des kommunikativen Handelns. Frankfurt am Main.

Hansen, M., Clarke, B. (2009): Emergence and Embodiment: New Essays on Second-Order Systems Theory. Durham, NC.

Hartmann, H. (1972): Arbeit, Beruf, Profession. In: Luckmann, T., Sprondel, W.M. (Hg.): Berufssoziologie. Köln, S. 36–52.

Hasebe, K., Kawamoto, H., Kamibayashi, K., Matsushita, A. (2014): Safety and Ethical Issues in the Development of Human Assistive Robots, in: Sankai, Y., Suzuki, K., Hasegawa, Y. (Ed.): Cybernics Fusion of human, machine and information systems. Tokyo/Heidelberg/New York/Dordrecht/London, S. 299–313.

Hasebe, K., Kawamoto, H., Matsushita, A., Kamibayashi, K., Sankai, Y. (2011): Stepwise Process of Clinical Trials in Safety-Conscious Development of Human Assistive Robots, in: IEEE (ed.): Proceedings of the 2011 IEEE, December 7–11, 2011, S. 50–55.

Hasebe, K., Kawamoto, H., Matsushita, A., Kamibayashi, K., Sankai, Y. (2010): Towards a Guideline for Clinical Trials in the Development of Human Assistive Robots, in: IEEE (Ed.): Proceedings of the 2011 IEEE, December 14–18, 2010, S. 751–756.

Hefner, P. (2003): Technology and Human Becoming. Mineapolis/Augsburg.

Heidegger, M. (1986): Sein und Zeit. Tübingen.

Heidegger, M. (1991): Die Technik und die Kehre. Pfullingen.

Heinlein, M. (2003): Pflege in Aktion. Zur Materialität alltäglicher Pflegepraxis. München.

Heinze C. (2012): Auf dem Highroad – der skandinavische Weg zu einem zeitgemäßen Pflegesystem. Ein Vergleich zwischen fünf nordischen Ländern und Deutschland.

Expertise im Auftrag des Forums Politik und Gesellschaft und der Abteilung Wirtschafts- und Sozialpolitik der Friedrich-Ebert-Stiftung (Kurzfassung). Bonn.

Henderson, V. (1955): The Nature of Nursing. A Definition of Its Implications for practice, Research and Education. New York.

Henderson, V. (1982): The Nursing Process – Is the Title Right? In: Journal of Advanced Nursing 7, S. 103–109.

Herbig, B., Büssing, A. (Hg.) (2006): Informations- und Kommunikationstechnologien im Krankenhaus. Grundlagen, Umsetzung, Chancen und Risiken. Stuttgart/New York.

Hesse, H.A. (1972): Berufe im Wandel. Ein Beitrag zur Soziologie des Berufs, der Berufspolitik und des Berufsrechts. Stuttgart.

Heßler, M. (2016): Gilbert Simondon und die Existenzweise technischer Objekte. Eine technikhistorische Lesart H1(83), S. 3–32.

Hertogh, C.M.P.M., Mei The, B.A., Miesen, B.M.L., Eefsting, J.A. (2004): Truth telling and truthfulness in the care for patients with advanced dementia: an ethnographic study in Dutch nursing homes. In: Social Science & Medicine, 59(8), S. 1685–1693.

Hinman, L. (2009): Robotic companions: Some ethical questions to consider. <http://ethi csmatters.net/Presentations/Popular/ICRA2009/Hinman,%20Robotic%20Compan ions-Ethical%20Considerations.pdf>.

Hiraki, A. (1992): Tradition, rationality, and power in introductory nursing textbooks: A critical hermeneutics study. In: Advaced Nursing Sciences 14(3), S. 1–12.

Hitzler R. (1994): Wissen und Wesen des Experten. In: Hitzler R., Honer A., Maeder Chr. (Hg.): Expertenwissen: Die institutionalisierte Kompetenz zur Konstruktion von Wirklichkeit, S. 13–30.

Hitzler R., Honer A., Maeder Chr. (Hg.) (1994): Expertenwissen: Die institutionalisierte Kompetenz zur Konstruktion von Wirklichkeit.

Hobbes, T. (1651): Leviathan. Hrsg, v. I. Fetscher. (1984). Frankfurt am Main.

Höhmann, U., Schulz, B. (1995): EDV in der Krankenpflege. Anforderungen an Dienstplanprogramme aus der Sicht der Pflege. Eschborn.

Hörl, E. (2011): Die technologische Bedingung. Beiträge zur Beschreibung der technischen Welt. Berlin.

Hörl, E. (2016): Die Ökologisierung des Denkens. In: Zeitschrift für Medienwissenschaften, 14, S. 33–45.

Howcroft, D., Mitev, N., Wilson, M. (2004): What we may learn from the social shaping of technology approach. In: Mingers, J., Willcocks, L.P. (Hg.): Social theory and philosophy for information systems. Chichester, S. 329–371.

Hübner, U. (2004): Pflegedokumentation und Informationstechnologie – Chancen und Grenzen. In: PR-InterNet/Pflegeinformatik 4, S. 231–233.

Hübner, U., Liebe, J.D., Hüsers, J., Thye, J., Egbert, N., Ammenwerth, E., Hackl, W.O. (2015): IT-Report Gesundheitswesen. Schwerpunkt: Pflege im Informationszeitalter. Schriftenreihe des Niedersächsischen Ministeriums für Wirtschaft, Arbeit und Verkehr. Osnabrück.

Hülsken-Giesler, M. (2008): Der Zugang zum Anderen. Zur theoretischen Rekonstruktion von Professionalisierungsstrategien pflegerischen Handelns im Spannungsfeld von Mimesis und Maschinenlogik. Göttingen.

Hülsken-Giesler, M. (2014): Professionalisierung der Pflege: Möglichkeiten und Grenzen. In: Becker, S., Brandenburg, H. (Hg.): Lehrbuch Gerontologie. Gerontologisches

Fachwissen für Pflege- und Sozialberufe – Eine interdisziplinäre Aufgabe. Bern, S. 377–408.

Hülsken-Giesler, M. (2015): Professionskultur und Berufspolitik in der Langzeitpflege. In: Brandenburg, H., Güther, H. (Hg.): Lehrbuch Gerontologische Pflege. Bern, S. 163–75.

Hülsken-Giesler, M. (2016): Gemeindenahe Pflege. In: Brandenburg, H., Hülsken-Giesler, M., Sirsch, E. (Hg.): Vom Zauber des Anfangs und von den Chancen der Zukunft. Bern, S. 149–157.

Hülsken-Giesler, M. (2020): Robotik für die Pflege: Pflegewissenschaftliche Begründungen und Bewertungen. In: Hergesell, J., Maibaum, A., Meister, M. (Hrsg): Genese und Folgen der »Pflegerobotik«. Die Konstitution eines interdisziplinären Forschungsfeldes. Weinheim, S. 146–157.

Hülsken-Giesler, M., Daxberger, S., Peters, M., Wirth, L. M. (2019): Technikbereitschaft in der ambulanten Pflege. In: Pflege 32(6), S. 334–342.

Hülsken-Giesler, M., Daxberger, S. (2018): Robotik in der Pflege aus pflegewissenschaftlicher Perspektive. In: Bendel, O. (Hrsg.): Pflegeroboter. Wiesbaden, S. 125–139.

Hülsken-Giesler, M., Depner, D. (2018): Demokratische Techniknutzung in der Pflege, oder: Kann die Pflege Mikropolitik? In: Balzer, S., Barre, K., Kühme, B., von Gahlen-Hoops, W. (Hrsg.): Wege kritischen Denkens in der Pflege. Frankfurt a. M., S. 85–100.

Hülsken-Giesler, M., Korporal, J. (2013): Fachqualifikationsrahmen Pflege für die hochschulische Bildung. Berlin.

Hülsken-Giesler, M., Krings, B.J. (2015): Technik und Pflege in einer Gesellschaft des langen Lebens. In: Technikfolgenabschätzung – Theorie und Praxis 24(2), S. 4–11.

Hülsken-Giesler, M., Peters, M., Müller, K. (2019): Tracking-Systeme bei Menschen mit Demenz in der stationären Langzeitpflege: Ein integratives Review. Pflege 32(6), S. 353–363.

Hülsken-Giesler, M., Wiemann, B. (2015): Die Zukunft der Pflege – 2053: Ergebnisse eines Szenarioworkshops. In: Technikfolgenabschätzung – Theorie und Praxis 24(2), S. 46–57.

Hülsken-Giesler, M., Kreutzer, S., Dütthorn, N. (Hg.) (2016): Rekonstruktive Fallarbeit in der Pflege. Methodologische Reflexionen und praktische Relevanz für Pflegewissenschaft, Pflegebildung und die direkte Pflege. Göttingen.

Huschilt, J., Clune, L. (2012): The use of socially assistive robots for dementia care. In: Journal of gerontological nursing 38(10), S. 15–19.

ICN – International Council of Nurses (2009): International Classification for Nursing Practice Version 2. Geneva.

Idhe, D. (2010): Embodied Technics. Copenhagen.

Ihde, D. (1990): Technology and the Life World: from Garden to Earth. Bloomington.

Iivari Bäck, Kari Makela, Jouko Kallio (2013): Robot-Guided Exercise Program for the Rehabilitation of Older Nursing Home Residents. In: Annals of Long Term Care 21(6), S. 38–41.

Im, E.-O. (2015): The current status of theory evaluation in nursing. In: Journal of Advanced Nursing 71(10), S. 2268–2278.

Im, E.-O., Chang, S.J. (2012): Current Trends in Nursing Theories. In: Journal of Nursing Scholarship 44(2), S. 156–164.

Inoue, T., Nihei, M., Narita, T., Onoda, M., Ishiwata, R., Mamiya, I., Shino, M., Kojima, H., Ohnaka, S., Fujita, Y., Kamata, M. (2012): Field-based development of an information support robot for persons with dementia. In: Technology & Disability 24(4), 263–271.

International Conference on Harmonisation of Technical Requirements for Registration of Pharmaceuticals for Human Use (ICH): Guideline for Good Clinical Practice E6(R1), 10 June 1996.

Irrgang, B. (1998): Praktische Ethik aus hermeneutischer Perspektive. Padderborn u. a.

Isford, M. (2003): Wissen und Tun. Was ist Profession, was Professionalität, woran ist professionelles pflegerisches Handeln zu erkennen und wie wird es in der pflegerischen Praxis umgesetzt? Teil I und II. In: Pflege Aktuell (5 und 6), S. 274–277; S. 325–329.

Jaeggi, R. (2014): Kritik von Lebensformen. Frankfurt am Main.

Janich, P. (2012): Technik. In: Konersmann, R. (Hg.): Handbuch Kulturphilosophie. Stuttgart, S. 264–270.

Johnson, D.E. (1992): Theory in Nursing: Borrowed und Unique (1968). In: Nicoll L. H. (Hg.): Perspectives on Nursing Theory. Philadelphia, S. 112–117.

Kälble, K. (2006): Die Pflege auf dem Weg zur Profession? Zur neueren Entwicklung der Pflegeberufe vor dem Hintergrund des Wandels und der Ökonomisierung im Gesundheitswesen. In: Eurich, J., Brink, A., Hadrich, J., Langer, A., Schröder, P. (Hg.): Soziale Institutionen zwischen Markt und Moral. Führungs- und Handlungskontexte. Wiesbaden, S. 215–245.

Kant, I. (1791): Grundlegung zur Metaphysik der Sitten. (1947) Leipzig.

Kapp, E. (1877): Grundlinien einer Philosophie der Technik. Düsseldorf.

Kern, H. & Schumann, M. (1984): Das Ende der Arbeitsteilung. Rationalisierung in der industriellen Produktion. München.

Kerres, A., Seeberger B (Hg.) (2001): Lehrbuch Pflegemanagement II. Berlin.

Kim, E.S., Berkovits, L.D., Bernier, E.P., Leyzberg, D., Shic, F., Paul, R., Scassellati, B. (2013): Social robots as embedded reinforcers of social behavior in children with autism. In: Journal of autism and developmental disorders 43(5), S. 1038–1049.

King, I.M. (1971): Toward a theory for nursing: general concepts of human behaviour. New York.

Kirschling, T.E., Rough, S.S., Ludwig, B.C. (2009): Determining the feasibility of robotic courier medication delivery in a hospital setting. In: American journal of health-system pharmacy: AJHP: official journal of the American Society of Health-System Pharmacists 66(19), S. 1754–1762.

Kitwood, T. (2004): Demenz. Der person-zentrierte Ansatz mit verwirrten Menschen. 3. erweiterte Aufl. Bern.

Kleibel, V., Mayer, H. (2011): Literaturrecherche für Gesundheitsberufe. Wien.

Klein, B.; Graf, B.; Schlömer, I. F.; Roßberg, H.; Röhricht, K. & Baumgarten, S. (2018): Robotik in der Gesundheitswirtschaft. Einsatzfelder und Potenziale. Heidelberg.

Klie T. (2003): Professionalisierung in der Pflege und Gerontologie. In: Klie T., Brandenburg H. (Hg.): Gerontologie und Pflege. Beiträge zur Professionalisierungsdiskussion in der Pflege alter Menschen. Hannover.

Klie T., Brandenburg H. (Hg.) (2003): Gerontologie und Pflege. Beiträge zur Professionalisierungsdiskussion in der Pflege alter Menschen. Hannover.

König, P. (2014): Die Anwendung von Good Clinical Practice Guidelines als neuem Qualitätsstandard in der Pflegeforschung am Beispiel einer randomisierten kontrol-

lierten Studie mit dem Titel: Effekte eines pflegerischen Beratungs- und Anleitungs-
programms zur Prophylaxe von oraler Mukositis bei der Therapie mit 5-FU-haltigen
Chemotherapeutika bei Patienten mit soliden Tumoren, Dissertation, Philosophisch-
Theologische Hochschule Vallendar, Januar 2014.

Konersmann, R. (Hg.) (2012): Handbuch Kulturphilosophie. Stuttgart.

Koppenburger, A. / Wüller, H. (2020): Über technologisch bedingte Erschütterungen
pflegewissenschaftlicher Grundannahmen. In: Hergesell, J./Maibaum, A./Meister, M.
(Hg.): Genese und Folgen der Pflegerobotik. Die Konstitution eines interdisziplinären
Forschungsfeldes. Weinheim/Basel, S. 158–179.

Kornwachs, K. (2013): Philosophie der Technik. Eine Einführung. München.

Kozon V., Mayer H., Seidl E (Hg.) (2000): Pflegewissenschaft – Aufbruch in Österreich.
Wien.

Krampe, E.M. (2009): Emanzipation durch Professionalisierung? Akademisierung des
Frauenberufs Pflege in den 1990er Jahren: Erwartungen und Folgen. Frankfurt am
Main.

Kraul M., Marotzki W., Schweppe C. (Hg.) (2002): Biographie und Profession. Bad Heilbronn.

Krings, B.-J., Böhle, K., Decker, M., Nierling, L., Schneider, C. (2012): Serviceroboter in
Pflegearrangements. http://www.itas.kit.edu/pub/l/t/preprint.htm (16.07.2013).

Kristoffersson, A., Coradeschi, S., Loutfi, A., Severinson-Eklundh, K. (2011): An Explo-
ratory Study of Health Professionals' Attitudes about Robotic Telepresence Technology.
In: Journal of Technology in Human Services 29(4), S. 263–283.

Krohwinkel, M. (2013): Fördernde Prozesspflege mit integrierten ABEDLs. Forschung,
Theorie und Praxis. Bern.

Kruse, A. (Hg.) (2012): Kreativität und Medien im Alter. Heidelberg.

Kruse, A. (Hg.) (2010): Lebensqualität bei Demenz? Zum gesellschaftlichen und individuellen Umgang mit einer Grenzsituation im Alter. Heidelberg.

Kruse, A. (1992): Altersfreundliche Umwelten: Der Beitrag der Technik. In: Baltes, P. B.,
Mittelstraß, J. (Hg.): Zukunft des Alterns und gesellschaftliche Entwicklung. Berlin/
New York, S. 668–694.

Kruse, A., Rentsch, Th., Zimmermann, H.-P. (Hg.) (2012): Gutes Leben im hohen Alter:
Das Altern in seinen Entwicklungsmöglichkeiten und Entwicklungsgrenzen verstehen.
Heidelberg.

Kühne-Ponesch, S. (Hg.) (2000): Pflegeforschung. Aus der Praxis für die Praxis. Wien.

Kuhn, S., Ammann, D., Cichon, I., Ehlers, J., Guttormsen, S., Hülsken-Giesler, M., Kaap-
Fröhlich, S., Kickbusch, I., Pelikan, J., Reiber, K., Ritschl, H., Wilbacher, I. (2019): Wie
revolutioniert die digitale Transformation die Bildung der Berufe im Gesundheitswesen? (Careum working paper 8 – long version). Zürich.

Kymlicka, W. (1989): Liberalism, community and culture. Oxford.

Larin, H.M., Dennis, C.W., Stansfield, S. (2012): Development of robotic mobility for
infants: rationale and outcomes. In: Physiotherapy 98(3), S. 230–237.

Larrabee, J.H. (2000): Evaluation of documentation before and after implementation of a
nursing information system in an acute care hospital. In: Computers in Nursing 19(2),
S. 56–65.

Latour, B. (1987): Science in action: How to follow scientists and engineers through
society. Harvard.

Lauterbach, A. (Hg.) (2003): Pflegeinformatik in Europa.Terminologien und Anwendungen. Zürich/Hungen.

Lawton, M.P., van Haitsma, K., Klapper, J. (1996): Observed affect in nursing home residents with Alzheimer's disease. In: Journal of Gerontology 51(B), S. 3–14.

Le Dantec, C.A., Poole, E.S., Wyche, S.P. (2009): Values as lived experience: evolving value sensitive design in support of value discovery, in Proceedings of the 27th international conference on Human factors in computing systems, CHI '09. New York, S. 1141–1150.

Leece, J., Peace, S. (2010): Developing new understandings of independence and autonomy in the personalised relationship. In: British Journal of Social Work 40(6).

Lepenies, W. (1981): Melancholie und Gesellschaft. Frankfurt am Main.

Libin, A., Cohen-Mansfield, J. (2004): Therapeutic robocat for nursing home residents with dementia: preliminary inquiry. In: American journal of Alzheimer's disease and other dementias 19(2), S. 111–116.

Lim, F. S., Foo, M., Devendra, K., Lim, R. M. C., Bahadin, J., Tan, K. L., Tan, T. E., Tan, R., Idris, D., Ong, A., Chee, E. (2007): Enhancing Chronic Disease Management through Telecare- The Singapore Health. Services (Singhealth) Experience. In: Journal of telemedicine and telecare 13(Suppl. 3), S. 73–75.

Lin, P., Abney, K., Bekey, G.A. (Hg.) (2012): In(eds.) Robot ethics. The ethical and social implications of robotics. Cambridge.

Lin, P., Abney, K., Bekey, G.A. (Hg.) (2012): Robot ethics. The ethical and social implications of robotics. Cambridge.

Locsin, R.C. (Hg.) (2001): Advancing Technology, Caring, and Nursing. Westport Connecticut.

Lotz, M. (2000): Zur Sprache der Angst. Eine Studie zur Interaktion im pflegerischen Aufnahmegespräch. Frankfurt am Main.

Louie, W.-Y.G., McColl, D., Nejat, G. (2014): Acceptance and Attitudes Toward a Humanlike Socially Assistive Robot by Older Adults. In: Assistive technology: the official journal of RESNA 26(3), S. 140–150.

Lucivero, F. (2016): Ethical Assessments of Emerging Technologies. Heidelberg.

Luckmann, T., Sprondel, W.M. (Hg.) (1972): Berufssoziologie. Köln.

Mackenzie, C. & Stoljar, N. (Hg.) (2000): Relational autonomy: Feminist perspectives on autonomy, and the social self. New York.

Manzei, A. (2009): Neue betriebswirtschaftliche Steuerungsformen im Krankenhaus. Wie durch die Digitalisierung der Medizin ökonomische Sachzwänge in der Pflegepraxis entstehen. In: Pflege & Gesellschaft 14(1), S. 38–53.

Manzeschke, A. (2014): Altersgerechte Assistenzsysteme: Ethische Herausforderungen technologischen Wandels. In: Informationsdienst Altersfragen 41(3), S. 10–18.

Manzeschke, A., Weber, K., Rother, E., Fangerau, H. (2013): Ethische Fragen im Bereich Altersgerechter Assistenzsysteme. Berlin.

Marcuse, H. (1964): Der eindimensionale Mensch. Studien zur Ideologie der fortgeschrittenen Industriegesellschaft. Deutsche Übersetzung v. Alfred Schmidt. Luchterhand, 1971. Neuwied/Berlin.

Margalit, A., Raz, J. (1990): National self-determination. In: Journal of Philosophy 87(9), S. 439–461.

Marx, K.: Das Kapital (1967). In: Marx, K., Engels, F. (Hg.): Karl Marx und Friedrich Engels: Werke. Berlin.

Marx, K.: Ökonomisch-philosophische Manuskripte aus dem Jahre 1844. In: Marx, K., Engels, F. (Hg.): Karl Marx und Friedrich Engels: Werke. Ergänzungsband, Erster Teil. 1974. Berlin, S. 465–588.

Marx, K., Engels, F. (Hg.): Karl Marx und Friedrich Engels: Werke. Berlin.

Marx, K., Engels, F. (Hg.): Karl Marx und Friedrich Engels: Werke. Ergänzungsband, Erster Teil. 1974. Berlin.

Marx K. (1968): Ökonomisch-philosophische Manuskripte aus dem Jahre 1844. MEW Ergänzungsband. Erster Teil 465–588. Leipzig.

McCallum, G.C. (1967): Negative and positive freedom. In: The Philosophical Review 76(3), S. 312–334.

McCloskey-Dochterman, J.C., Jones, D.A. (2003): Unifying Nursing Languages: The Harmonization of NANDA, NIC, and NOC. Washington D.C.

McConnell, E.A. (1990): The impact of machines on the work of critical care nurses. In: Critical Care Nursing Quarterly 12(4), S. 45–52.

McConnell, E.A. (1991): Key issues of devise use in nursing practice. Nursing Management 22, S. 32–33.

McConnell, E.A. (1995): How and what staff nurses learn about the medical devices they use in direct patient care. In: Research in Nursing and Health 18(2), S. 165–172.

McEwen, M. (2011): Theory Development: Structuring Conceptual Relationships in Nursing. In: McEwen, M., Wills, E.M. (Hg.): Theoretical Basis for Nursing. Philadelphia.

McEwen, M., Wills, E.M. (Hg.) (2011): Theoretical Basis for Nursing. Philadelphia.

MDS – Medizinischer Dienst der Spitzenverbände der Krankenkassen e. V. (2005): Grundsatzstellungnahme Pflegeprozess und Dokumentation. http://www.mdk.de/media/pdf/P42Pflegeprozess.pdf (02. 09. 2016).

MDS – Medizinischer Dienst des Spitzenverbandes Bund der Krankenkassen e.V. (2013): Richtlinien des GKV-Spitzenverbandes zur Begutachtung von Pflegebedürftigkeit nach dem XI. Buch des Sozialgesetzbuches. Köln.

MDS – Medizinischer Dienst des Spitzenverbandes Bund der Krankenkassen e.V. (2016): Richtlinien des GKV-Spitzenverbandes zur Feststellung der Pflegebedürftigkeit nach dem XI. Buch des Sozialgesetzbuches. Köln.

Meifort, B. (Hg.) (1988): Arbeiten und Lernen unter Innovationsdruck. Alternativen zur traditionellen Berufsbildung in gesundheits- und sozialberuflichen Arbeitsfeldern. Bielefeld.

Meifort, B. (1998): »Nichts bleibt wie es ist« – einleitende Vorbemerkungen. In: Meifort B. (Hg.): Arbeiten und Lernen unter Innovationsdruck. Alternativen zur traditionellen Berufsbildung in gesundheits- und sozialberuflichen Arbeitsfeldern. Bielefeld.

Meifort B. (Hg.) (1998): Arbeiten und Lernen unter Innovationsdruck. Alternativen zur traditionellen Berufsbildung in gesundheits- und sozialberuflichen Arbeitsfeldern. Bielefeld.

Meleis, A.I. (2011): Theoretical Nursing. Development and Progress. Philadelphia.

Metzler, T., Lewis, L.: Ethical views, religious views, and acceptance of robotic applications: A pilot study. In: Association for the Advancement of Aarticial Intelligence, S. 15–22.

Metzler, Th. A. & Barnes, S. J. (2014): Three dialogues concerning robots in elder care. In: Nursing Philosophy 15, S. 4–13.

Metzler, Th. A., Lundy, M. L. & Pope, L. C. (2015): Could robots become authentic companions in nursing care? In: Nursing Philosophy 17, S. 36–48.

Meyer, S. (2011): Mein Freund der Roboter. Servicerobotik für ältere Menschen – eine Antwort auf den demografischen Wandel? Berlin/Offenbach.

Michaud, F., Salter, T., Duquette, A., Laplante, J.-F. (2007): Perspectives on mobile robots as tools for child development and pediatric rehabilitation. In: Assistive technology: the official journal of RESNA 19(1), S. 21–36.

Mill, J.S. (2006): Utilitarismus. Philosophische Bibliothek, Nr. 581. Hamburg.

Mill, J.S., ed. (D. Spitz) (1859/1975): On liberty. New York.

Mingers, J., Willcocks, L.P. (Hg.) (2004): Social theory and philosophy for information systems. Chichester.

Misselhorn, C. (2018): Grundfragen der Maschinenethik. Stuttgart.

Mitcham, C. (1994) Thinking Through Technology: the Path Between Engineering and Philosophy. Chigago.

Mitchell, G.J. (2001): Pictures of Paradox: Technology, Nursing, and Human Science. In: Locsin, R.C. (Hg.): Advancing Technology, Caring, and Nursing. Westport Connecticut, S. 22–40.

Moers, M., Schaeffer, D. (2014): Pflegetheorien. In: Schaeffer, D., Wingenfeld, K. (Hg.): Handbuch Pflegewissenschaft. Weinheim/Basel.

Moers, M., Schaeffer, D., Schnepp, W. (2011): Tool busy to think? Essay über die spärliche Theoriebildung der deutschen Pflegewissenschaft. In: Pflege 24(6), S. 349–360.

Moers M. (2000): Pflegewissenschaft: Die Bedeutung von Pflegestudiengängen für die Pflegeberufe. In: Kozon V., Mayer H./, Seidl E (Hg.): Pflegewissenschaft – Aufbruch in Österreich. Wien, S. 72–85.

Mol, A., Moser, I., Pols, J. (Hg.) (2010): Care in Practice. On Tinkering in Clinics, Homes and Farms. Bielefeld.

Mollenkopf, H., Mix, S., Gäng, K., Kwon, S. (2001): Alter und Technik. In: Deutsches Zentrum für Altersfragen (Hg.): Expertisen zum Dritten Altenbericht der Bundesregierung. Band 1: personale, gesundheitliche und Umweltressourcen im Alter. Opladen, S. 253–440.

Moorhead, S., Johnson, M., Maas, M. (2003): Nursing Outcome Classification (NOC). St. Louise Mo.

Mordoch, E., Osterreicher, A., Guse, L., Roger, K., Thompson, G. (2013): Use of social commitment robots in the care of elderly people with dementia: a literature review. In: Maturitas 74(1), S. 14–20.

Moyle, W., Beattie, E., Draper, B., Shum, D., Thalib, L., Jones, C., O'Dwyer, S., Mervin, C. (2015): Effect of an interactive therapeutic robotic animal on engagement, mood states, agitation and psychotropic drug use in people with dementia: a cluster-randomised controlled trial protocol. In: BMJ open 5(8), e009097.

Moyle, W., Cooke, M., Beattie, E., Jones, C., Klein, B., Cook, G., Gray, C. (2013): Exploring the effect of companion robots on emotional expression in older adults with dementia: a pilot randomized controlled trial. In: Journal of gerontological nursing 39(5), S. 46–53.

Mumford, L. (1977): Mythos der Maschine. Frankfurt am Main.

Murray, E., Burns, J., May, C., Finch, T., O'Donnell, C., Wallace, P., Mair, F. (2011): Why is it difficult to implement e-health initiatives? A qualitative study. In: Implementation Science 6(6), S. 1–11.

Nagel, L.M., Mitchell, G.J. (1991): Theoretic diversity: Evolving paradigmatic issues in research and practice. In: Advances in Nurses Sciences 14(1), S. 17–25.

NANDA International (2014): Nursing Diagnoses 2015–17: Definitions and Classification. New York.

Nathan, L.P., B. Friedman, P., Klasnja, S., Kane, K. and Miller, J.M. (2008): Envisioning systemic e ects on persons and society throughout interactive system design. In: DIS '08 ACM New York, S. 1–10.

Nejat, G., Nies, M.A., Sexton, T.R. (2009): An Interdisciplinary Team for the Design and Integration of Assistive Robots in Health Care Applications. In: Home Health Care Management & Practice 22(2), S. 104–110.

Nejat G, Sun Y, Nies M (2009): Assistive robots in health care settings. In: Home Health Care Management & Practice 21(3), S. 177–187.

Nerheim, H. (2001): Die Wissenschaftlichkeit der Pflege. Paradigmata, Modelle und kommunikative Strategien für eine Philosophie der Pflege- und Gesundheitswissenschaften. Bern u. a.

Nguyen, H.H., Nguyen, T.N., Clout, R., Gibson, A., Nguyen, H.T. (2013): Development of an assistive patient mobile system for hospital environments. In: Conference proceedings: … Annual International Conference of the IEEE Engineering in Medicine and Biology Society. IEEE Engineering in Medicine and Biology Society. Annual Conference 2013, S. 2491–2494.

Nicoll L. H. (Hg.) (1992): Perspectives on Nursing Theory. Philadelphia.

Nielsen, G.H. (2003): Beispiele der statistischen Auswertung einer ICNP-basierten elektronischen Pflegedokumentation. In: Lauterbach, A. (Hg.): Pflegeinformatik in Europa.Terminologien und Anwendungen. Zürich/Hungen, S. 87–91.

Nordmann, A. (2008): Technikphilosophie zur Einführung. Hamburg.

Nussbaum, M.C. (1992): Human functioning and social justice. In: Defense of aristotelian essentialism. Political Theory 20(2), S. 202–46.

Nussbaum, M. C., Sen, A. (1997): The Quality of Life (First Edition 1993). Oxford.

Oevermann, U. (1996): Theoretische Skizze einer revidierten Theorie professionalisierten Handelns. In: Combe, A., Helsper, W. (Hg.): Pädagogische Professionalität. Untersuchungen zum Typus pädagogischen Handelns. Frankfurt am Main, S. 70–182.

Oevermann, U. (2002): Professionalisierungsbedürftigkeit und Professionalisiertheit pädagogischen Handelns. In: Kraul M., Marotzki W., Schweppe C. (Hg.): Biographie und Profession. Bad Heilbronn, S. 19–63.

Orem, D.E. (1971): Nursing: Concepts of Practice. New York.

Orem D. E. (1997): Strukturkonzepte der Pflegepraxis. Berlin.

Oshana, M. (1998): Personal autonomy and society. In: Journal of Social Philosophy 29(1), S. 81–102.

Oshana, M. (2006): Personal autonomy in society. Hampshire.

Palm, E. (2014): A declaration of healthy dependence: The case of home care. In: Health Care Anal 22(4), S. 385–404.

Palma, E., Bufarini, C. (2012): Robot-assisted preparation of oncology drugs: the role of nurses. In: International journal of pharmaceutics 439(1–2), S. 286–88.

Parse, R.R. (1992): Human becoming – Parse's Theory of Nursing. In: Nursing Science Quarterly 6, S. 9–17.

Parse, R.R. (1999): Nursing science: The transformation of practice. In: Journal of Advanced Nursing 30, S. 1383–1387.

Parsons, T. ((1968) [1937]): The Structure of Social Action. A Study in Social Theory with Special Reference to a Group of Recent European Writers, Marshall, Pareto, Durkheim. New York/London.

Paterson, J.G., Zderad, L.T. (1976): Humanistic nursing. New York.

Pavlik, J., Gemkow, A., Bienstein, C., Bartholomeyczik, S., Löhken-Mehring, G., Monheim, U., Köppen, W., Allgeier, M., Gloddek, P. (2004): Bericht der Arbeitsgruppe »Gesundheitsförderung, Prävention und Rehabilitation im Alter – Aufgabe der Pflege«. Online im Internet unter URL https://www.landtag.nrw.de/portal/WWW/GB_I/I.1/EK/EKALT/13_EK3/AG-Berichte/AG_Bericht_Reha_Praev.pdf (07.09.2016).

Peterson, S.J., Bredow, T.S. (2013): Middle Range Theories. Philadelphia.

Pfadenhauer M. (2003): Professionalität. Eine wissenssoziologische Rekonstruktion institutionalisierter Kompetenzdarstellungskompetenz. Opladen.

Pigini, L., Facal, D., Blasi, L., Andrich, R. (2012): Service robots in elderly care at home: Users' needs and perceptions as a basis for concept development. In: Technology & Disability 24(4), S. 303–311.

Pleger, W. (2013): Handbuch der Anthropologie. Die wichtigsten Konzepte von Homer bis Sartre. Darmstadt.

Plessner, H. (1941/1970): Lachen und Weinen. In: ders. (Hrsg.), Philosophische Anthropologie.Frankfurt, S. 11–171.

Plessner, H. (1975): Die Stufen des Organischen und der Mensch. Einleitung in die philosophische Anthropologie (Originalausgabe 1928). Berlin/New York.

Pols, J. (2010): The heart of the matter: About good nursing and telecare. In: Health Care Analysis 18(4), S. 374–88.

Portmann, A. (1956): Zoologie und das neue Bild vom Menschen. Biologische Fragmente zu einer Lehre vom Menschen. 1962. Reinbeck.

Prazak B, Kronreif G, Hochgatterer A, Fürst M (2004): Development pilot: a toy robot for physically disabled children. In: Technology & Disability 16(3), S. 131–136.

Pröbstl, A., Glaser, J. (1997): Pflegeplanung und Pflegedokumentation – Grundelemente ganzheitlicher Pflege. In: Büssing, A. (Hg.): Von der funktionalen zur ganzheitlichen Pflege. Reorganisation von Dienstleistungsprozessen im Krankenhaus. Göttingen, S. 245–267.

Pundt, J. (Hg.) (2006): Professionalisierung im Gesundheitswesen. Positionen – Potentiale – Perspektiven. Bern.

Rabbitt, S.M., Kazdin, A.E., Scassellati, B. (2015): Integrating socially assistive robotics into mental healthcare interventions: applications and recommendations for expanded use. In: Clinical psychology review 35, S. 35–46.

Rabe-Kleberg U (1998): Berufliche Karrierewege im Gesundheits- und Sozialwesen. Stand, Perspektiven, Visionen. In: Meifort B. (Hg.): Arbeiten und Lernen unter Innovationsdruck. Alternativen zur traditionellen Berufsbildung in gesundheits- und sozialberuflichen Arbeitsfeldern. Bielefeld, S. 117–21.

Rabe-Kleberg U. (1993): Verantwortlichkeit und Macht. Ein Beitrag zum Verhältnis von Geschlecht und Beruf angesichts der Krise traditioneller Frauenberufe. Bielefeld.

Rachels, J., Rachels, S. (2007): The Elements of moral philosophy. The Heritage Series in philosophy. New York.

Rasmussen, L. B. (2005): The narrative aspect of scenario building-How story telling may give people a memory of the future. In: AI & society 19(3), S. 229–249.

Raven, U. (2007): Zur Entwicklung eines »professional point of view« in der Pflege. Auf dem Weg zu einer strukturalen Theorie pflegerischen Handelns. In: PrInterNet 07(03), S. 196–209.

Raven U. (2009): Altenpflege: Handeln ohne Verstehen, Verstehen ohne Handeln? Bestimmungsgründe einer professionalisierten Altenpflegepraxis aus strukturtheoretischer Sicht und deren Bedeutung für die Ausbildung. Teil II: Lebenspraxis im Altenpflegeheim – Eine Fallrekonstruktion und Perspektiven einer zukünftigen strukturtheoretisch fundierten Altenpflegeausbildung. In: Pflegewissenschaft 04(09), S. 209–220.

Rehrl, T., Blume, J., Geiger, J., Bannat, A., Wallhoff, F., Ihsen, S., Jeanrenaud, Y., Merten, M., Schönebeck, B., Glende, S., Nedopil, Ch.: ALIAS: Der anpassungsfähige Ambient Living Assistent, in: Ambient Assisted Living – AAL – 4. Deutscher Kongress: Demografischer Wandel – Assistenzsysteme aus der Forschung in den Markt, Berlin 2011 (ohne Paginierung).

Remmers, H. (1997a): Kulturelle Determinanten amerikanischer Pflegetheorien und ihre wissenschaftlichen Kontexte. In: Uzarewicz, C., Piechotta, G. (Hg.): Transkulturelle Pflege. Berlin, S. 63–97.

Remmers, H. (1997b): Normative Dimensionen pflegerischen Handelns – Zur ethischen Relevanz des Körpers. In: Pflege 10, S. 279–284.

Remmers, H. (Hg.) (2011a): Pflegewissenschaft im interdisziplinären Dialog. Eine Forschungsbilanz. Göttingen.

Remmers, H. (2000): Pflegerisches Handeln. Wissenschafts- und Ethikdiskurse zur Konturierung der Pflegewissenschaft. Bern u. a.

Remmers, H. (2009): Ethische Aspekte der Verteilungsgerechtigkeit gesundheitlicher Versorgungsleistungen. In: Bittlingmayer, H., Sahrai, D.,Schnabel, P.-E. (Hg.): Normativität und Public Health. Dimensionen gesundheitlicher Ungleichheit. Reihe ›Gesundheit und Gesellschaft‹. Wiesbaden, S. 111–33.

Remmers, H. (2010): Der Beitrag der Palliativpflege zur Lebensqualität demenzkranker Menschen. In: Kruse, A. (Hg.): Lebensqualität bei Demenz? Zum gesellschaftlichen und individuellen Umgang mit einer Grenzsituation im Alter. Heidelberg, S. 117–133.

Remmers, H. (2010b): Environments for ageing, assistive technology and self-determination: ethical perspectives. In: Informatics for Health and Social Care (IHSC). Special Issue »Ageing and Technology«. December 2010; 35(4), S. 236–246.

Remmers, H. (2011): Pflegewissenschaft als transdisziplinäres Konstrukt. Wissenschaftssystematische Überlegungen – Eine Einleitung. In: Remmers H. (Hg.): Pflegewissenschaft im interdisziplinären Dialog. Eine Forschungsbilanz. Göttingen, S. 7–47.

Remmers, H. (2014): Ethische Implikationen der Nutzung altersgerechter technischer Assistenzsysteme. Expertise für die 7. Altenberichtskommission der Bundesregierung.

Remmers, H. (2015): Natürlichkeit und Künstlichkeit. Zur Analyse und Bewertung von Technik in der Pflege des Menschen. In: Technikfolgenabschätzung Theorie und Praxis 24(2), S. 11–20.

Remmers, H. (2016): Ethische Implikationen der Nutzung altersgerechter technischer Assistenzsysteme. Expertise für den Siebten Altenbericht der Bundesregierung. https://www.siebter-altenbericht.de/index.php?eID=tx_nawsecuredl&u=0&g=0&t =1480783491&hash=14b651afb561deb822f6aa341a10d6aea6a461c7&file=fileadmin /altenbericht/pdf/Expertise_Remmers.pdf (07.09.2016).

Remmers, H. (2018): Pflegeroboter: Analyse und Bewertung aus Sicht pflegerischen Handelns und ethischer Anforderungen. In: Bendel, O. (Hrsg.): Pflegeroboter. Springer, S. 161–180.

Remmers, H. (2019): Pflege und Technik. Stand der Diskussion und zentrale ethische Fragen. In: In: Ethik in der Medizin. 31(4), S. 407–430. DOI 10.1007/s00481-019-00545-2.

Remmers, H. (2020): Technical utopias – political illusions? What can we expect from autonomous assistance systems for older people? In: Haltaufderheide, J. (Hrsg.): Aging between Participation and Simulation. De Gruyter: Berlin (im Erscheinen).

Remmers, H., Hülsken-Giesler, M. (2012a): Evidence-based Nursing and Caring – Ein Diskussionsbeitrag zur Fundierung und Reichweite interner Evidenz in der Pflege. In: Pflege & Gesellschaft 17(1), S. 79–83.

Remmers, H., Hülsken-Giesler, M. (2012b): Kreativität im Alter und die Bedeutung assistiver Technologien – eine rehabilitationswissenschaftliche Perspektive. In: Kruse, A. (Hg.): Kreativität und Medien im Alter. Heidelberg, S. 127–53.

Remmers, H., Hülsken-Giesler, M. (2011): e-Health Technologies in Home Care Nursing: Recent Survey Results and Subsequent Ethical Issues. In: Ziefle, M., Röcker, C. (Hg.): Human-Centered Design of E-Health Technologies. Concepts, Methods and Applications. Hershey/New York, S. 154–178.

Remmers, H., Renneke, S. (2012): Altersbilder bei Studierenden pflegebezogener Studiengänge. Eine empirische Untersuchung. In: Berner, F., Rossow, J., Schwitzer, K.-P. (Hg.): Altersbilder in der Wirtschaft, im Gesundheitswesen und in der pflegerischen Versorgung. Expertisen zum Sechsten Altenbericht der Bundesregierung. Wiesbaden, S. 251–287.

Remmers, H., Walter, U. (2012): Der Einfluss von Altersbildern auf Behandlung und Pflege. In: Kruse, A., Rentsch, Th., Zimmermann, H.-P. (Hg.): Gutes Leben im hohen Alter: Das Altern in seinen Entwicklungsmöglichkeiten und Entwicklungsgrenzen verstehen. Heidelberg, S. 205–30.

Remmers, H., Walter, U. (2013): Altersbilder bei Gesundheitsberufen. Einige neuere Befunde. In: Psychotherapie im Alter. Forum für Psychotherapie, Psychiatrie, Psychosomatik und Beratung 10(2), S. 267–78.

Remmers H. (Hg.) (2011): Pflegewissenschaft im interdisziplinären Dialog. Eine Forschungsbilanz. Göttingen.

Rentschler, A.J., Cooper, R.A., Blasch, B., Boninger, M.L. (2003): Intelligent walkers for the elderly: performance and safety testing of VA-PAMAID robotic walker. In: Journal of rehabilitation research and development 40(5), S. 423–431.

Rentschler, A.J., Simpson, R., Cooper, R.A., Boninger, M.L. (2008): Clinical evaluation of Guido robotic walker. In: Journal of rehabilitation research and development 45(9), S. 1281–1293.

Richter-Kornweitz, A. (2012): Ungleichheit im Alter – ein Armutszeugnis. In: Butter-wegge, Chr., Bosbach, G., Birkwald, M.W. (Hg.): Gesundheitliche Armut im Alter. Probleme und Perspektiven der sozialen Sicherung. S. 144–160.

Roback, K., Herzog, A. (2003). Home informatics in health-care: assessment guidelines to keep up quality of care and avoid adverse effects. Technology and Health Care, 11(3), S. 195–206.

Robinson, H., MacDonald, B., Broadbent, E. (2015): Physiological effects of a companion robot on blood pressure of older people in residential care facility: a pilot study. In: Australasian journal on ageing 34(1), S. 27–32.

Robinson, H., MacDonald, B.A., Kerse, N., Broadbent, E. (2013): Suitability of healthcare robots for a dementia unit and suggested improvements. In: Journal of the American Medical Directors Association 14(1), S. 34–40.

Roger, K., Guse, L., Mordoch, E., Osterreicher, A. (2012): Social commitment robots and dementia. In: Canadian journal on aging = La revue canadienne du vieillissement 31(1), S. 87–94.

Roper, N., Logan, W. W., Tierney, A. J. (1993): Die Elemente der Krankenpflege. Ein Pflegemodell das auf einem Lebensmodell beruht. Basel.

Roy, C. (1984): Introduction to nursing. An adaption model. Englewood Cliffs, NJ.

Ryff, C.D., Singer, B.H. (2008): Know thyself and become what you are: A eudaimonic approach to psychological well-being. In: Journal of Happiness Studies 9(1), S. 13–39.

Ryle, G. (1984): The Concept of Mind. University of Chicago Press. Chicago IL.

Saczynski, J. S., Pfeifer, L. A., Masaki, K., Korf, E. S. C., Laurin, D., White, L., Launer, L. J. (2006): The effect of social engagement on incident dementia: the Honolulu-Asia aging study. In: American Journal of Epidemiology 163(5), S. 433–440.

Saito, T., Shibata, T., Wada, K., Tanie, K. (2003): Relationship between interaction with the mental commit robot and change of stress reaction of the elderly. Proceedings of the IEEE. International Symposium on Computational Intelligence in Robotics and Au-tomation. Kobe, S. 119–124.

Sandel, M.J. (1999): Liberalism and the Limits of Justice (First edition 1992). Cambridge.

Sandelowski, M. (1991): Troubling distinctions: a semiotics of the nursing/technology relationship. In: Nursing Inquiry 6(3), S. 198–207.

Sävenstedt, S., Sandman, S. O., Zingmark, K. (2006): The duality in using information and communication technology in elder care. In: Journal of Advanced Nursing 56(1), S. 17–25.

Sawada, H., Kitani, M., Hayashi, Y. (2008): A robotic voice simulator and the interactive training for hearing-impaired people. In: Journal of biomedicine & biotechnology 2008, S. 768232.

Schaeffer, D. (1994): Zur Professionalisierbarkeit von Public Health und Pflege. In: Schaeffer, D., Moers, M., Rosenbrock, R. (Hg.): Public Health und Pflege, zwei neue gesundheitswissenschaftliche Disziplinen. Berlin, S. 103–26.

Schaeffer, D., Moers, M., Rosenbrock, R. (Hg.) (1994): Public Health und Pflege, zwei neue gesundheitswissenschaftliche Disziplinen. Berlin.

Schaeffer, D., Wingenfeld, K. (Hg.) (2014): Handbuch Pflegewissenschaft. Studienaus-gabe. Weinheim/Basel.

Schaeffer, D. (Hg.) (2009): Bewältigung chronischer Krankheit im Lebenslauf. Bern.

Schaeffer D., Wingenfeld, K. (2011): Entwicklung von Pflegewissenschaft in Deutschland. In: Schaeffer D., Wingenfeld, K. (Hg.): Handbuch Pflegewissenschaft. Weinheim/ München, S. 9–14.

Schaeffer D., Wingenfeld, K. (Hg.) (2011): Handbuch Pflegewissenschaft. Weinheim/ München.

Schaeffer. D, Moers, M. (2011): Bewältigung chronischer Krankheiten – Herausforderungen für die Pflege. In: Schaeffer D, Wingenfeld K (Hg.): Handbuch Pflegewissenschaft. Weinheim/München, S. 329–363.

Schaeffer D., Moers M., Hurrelmann K. (2010): Public Health und Pflegewissenschaft – zwei neue gesundheitswissenschaftliche Disziplinen. Eine Zwischenbilanz nach 15 Jahren. In: Gerlinger T., Kümpers S., Lenhardt U., Wright M. T. (Hg.): Politik für Gesundheit. Fest- und Streitschriften zum 65. Geburtstag von Rolf Rosenbrock. Bern, S. 75–92.

Seligman, M. (2011): Flourish. A Visionary New Understanding of Happiness and Well-Being. New York.

Shermer, M. (2003): In search of ›the good life‹ for demented elderly. In: Medicine, Health Care and Philosophy 6(1), S. 35–44.

Schrems, B. (2000): Die Bedeutung der Kybernetik zweiter Ordnung für den Pflegeprozess. In: Kühne-Ponesch, S. (Hg.): Pflegeforschung. Aus der Praxis für die Praxis. Wien, S. 104–16.

Schrems, B. (Hg.) (2003): Der Prozess des Diagnostizierens in der Pflege. Wien.

Schrems, B. (Hg.) (2013): Fallarbeit in der Pflege. Grundlagen, Formen und Anwendungsbereiche. Wien.

Schroeter K. R., Rosenthal T. (Hg.) (2005): Soziologie der Pflege. Grundlagen, Wissensbestände und Perspektiven. München.

Schülke, A. M., Plischke, H., Kohls, N. B. (2010): Ambient assistive technologies (AAT): socio-technology as a powerpul tool for facing the inevitable sociodemographic challenges? In: Philosophy, Ethics, and Humanities in Medicine 5(8).

Schwerdt, R. (2005): Probleme der Ernährung älterer Menschen mit Demenz. In: Pflege & Gesellschaft 10(2), S. 75–82.

Secker, J., Hill, J., Villenaeu, L., Parkman, S. (2003): Promoting independence: but promoting what and how? In: Aeging & Society 23, S. 375–391.

Seefeldt, D., Hülsken-Giesler, M. (2020): Pflegeethik und Robotik in der Pflege. In: Monteverde, S. (Hrsg.): Handbuch Pflegeethik. Ethisch denken und handeln in den Praxisfeldern der Pflege. Zweite, revidierte und erweiterte Auflage. Stuttgart, S. 240–253.

Sharkey, A., Sharkey, N. (2010c): Ethical issues in robot care for the elderly: dystopia or optimism? In: Dautenhahn, K., Saunders, J. (Hg.): Proceedings of Second International Symposium on New Frontiers in Human-Robot Interaction (AISB 2010 Convention). Leicester UK, S. 103–07.

Sharkey, A., Sharkey, N. (2011): Children, the elderly, and interactive robots: Anthropomorphism and deception in robot care and companionship. In: IEEE Robotics & Automation Magazine, 18(1), S. 31–38.

Sharkey, A., Sharkey, N. (2012b): Granny and the robots. Ethical issues in robot care for the elderly. In: Ethics and Information Technology 14(1), S. 27–40.

Sharkey, N., Sharkey, A. (2010b): Living with robots: ethical tradeoffs in eldercare. In: Wilks, Y. (Hg.): Close engagements with artificial companions: key psychological, social, ethical and design issues. Amsterdam, S. 245–256.

Sharkey, N., Sharkey, A. (2010a): The crying shame of robot nannies: An ethical appraisal. In: Interaction Studies: Social Behaviour and Communication on Biological and Artificial Systems 11(2), S. 161–190.

Sharkey, N., Sharkey, A. (2012a): The eldercare factory. Gerontology 58(3), S. 282–288.

Sharts-Hopko, N.C. (2014): The coming revolution in personal care robotics: what does it mean for nurses? In: Nursing administration quarterly 38(1), S. 5–12.

Shire, K., Leimeister, J.M. (Hg.) (2012): Technologiegestützte Dienstleistungsinnovation in der Gesundheitswirtschaft. Wiesbaden.

Siciliano, B., Oussama Khatib (2008): Springer handbook of robotics. Berlin/Heidelberg.

Silverstein, M. (2000): In defense of happiness: A response to the experience machine. In: Social-Theory-and-Practice 26(2), S. 279–300.

Simmel, G. (1923): Der Begriff und die Tragödie der Kultur. In: Ders., Philosophische Kultur. Potsdam, S. 236–267.

Simondon, G. (2012): Die Existenzweise technischer Objekte. Zürich.

Singer, P. (1984): Praktische Ethik. Stuttgart.

Smith, M.J., Liehr, P.R. (2014): Middle Range Theory for Nursing. New York.

Søraker, J.H. (2010): The Value of Virtual Worlds and Entities: A Philosophical Analysis of Virtual Worlds and Their Potential Impact on Well-being. Enschede.

Sorell, T., Draper, H. (2012): Telecare, surveillance and the welfare state. In: The American Journal of Bioethics 12(9), S. 36–44.

Sorell, T. & Draper, H. (2014): Robot carers, ethics, and older people. In: Ethics and Information Technology 16(3), S. 183–195.

Sparrow, R. (2002): The march of the robot dogs. In: Ethics and Information Technology 4(4), S. 305–318.

Sparrow, R. & Sparrow, L. (2006): In the hands of machines? The future of aged care. In: Minds and Machines 16, S. 141–161.

Spenko M, Yu H, Dubowsky S. (2006): Robotic personal aids for mobility and monitoring for the elderly. In: IEEE Trans Neural Syst Rehabil Eng. 14(3), S. 344–351.

Spreen, D. (2010): Diskurse zwischen Körper und Technik. S. In: Eßlinger. E. et al. (Hg.): Die Figur des Dritten. Ein kulturwissenschaftliches Paradigma. Berlin, S. 166–179.

Stahl, B. C., Coeckelbergh, M. (2016): Ethics of healthcare robotics: Towards responsible research and innovation, in: Robotics and Autonomous Systems, 86, S. 152–161.

Stilgoe, J., Owen, R., & Macnaghten, P. (2013): Developing a framework for responsible innovation, in: Research Policy, 42(9), S. 1568–1580.

Stoljar, N. (2000): Autonomy and the feminist intuition. In: Mackenzie, C. & Stoljar, N. (Hg.): Relational autonomy: Feminist perspectives on autonomy, and the social self. New York, S. 94–111.

Strauss, A., Fagerhaugh, S., Suczek, B., Wiener, C. (1985): The Social Organisation of Medical Work. Chicago.

Summerfield, M.R., Seagull, F.J., Vaidya, N., Xiao, Y. (2011): Use of pharmacy delivery robots in intensive care units. In: American journal of health-system pharmacy: AJHP: official journal of the American Society of Health-System Pharmacists 68(1), S. 77–83.

Sumner, L.W. (1996): Welfare, Happiness, and Ethics. Oxford.

Sung, H.C., Chang, S.M., Chin, M.Y., Lee, W.L. (2015): Robot-assisted therapy for improving social interactions and activity participation among institutionalized older adults: a pilot study. In: Asia-Pacific psychiatry: official journal of the Pacific Rim College of Psychiatrists 7(1), S. 1–6.

Swierstra, T., Rip, A. (2007): Nano-ethics as NEST-ethics: Patterns of Moral Argumentation about New and Emerging Science and Technology. In: NanoEthics 1(1), S. 3–20.

Swierstra, T., Waelbers, K. (2012): Designing a good life: a matrix for the technological mediation of morality. In: Science and engineering ethics 18(1), S. 157–172.

Szebehely, M., Trydegard, G.-B. (2011): Home care for older people in Schweden: A universal model in transition. In: Health and Social Care in the Community 20(3), S. 300–309.

Tamburrini, G. (2009): Robot ethics: A view from the philosophy of science, in Ethics and robotics. In: Capurro, R., Nagenborg, N. (Hg.): A view from the philosophy of science, in Ethics and robotics. Heidelberg/Amsterdam, S. 11–12.

Tamir, Y. (1993): Liberal nationalism. Princeton NJ.

Taylor, S.G. (1988): Nursing theory and nursing process: Orem's theory in practice. In: Nursing Science Quarterly 1, S. 111–119.

Thies, C. (2004): Einführung in die philosophische Anthropologie. Darmstadt.

Travelbee, J. (1971): Interpersonal Aspects of Nursing. Philadelphia PA.

Tronto, J.C. (1993): Moral boundaries: a political argument for an ethic of care. New York.

Turkle, S. (2011): Alone Together: Why We Expect More from Technology and Less From Each Other. New York.

Twenhöfel, R. (2011): Die Altenpflege in Deutschland am Scheideweg. Medizinalisierung oder Neuordnung der Pflegeberufe? Baden Baden.

ULD (Unabhängiges Landeszentrum für Datenschutz Schleswig-Holstein) (2010): Juristische Fragen im Bereich altersgerechter Assistenzsysteme – Vorstudie im Auftrag v. VDI/VDE Innovation + Technik GmbH. http://www.mtidw.de/grundsatzfragen/be gleitforschung/dokumente/juristische-fragen-im-bereich-altersgerechter-assistenzsys teme-1.

Üner, E. (Hg.) (1987): Aufsätze zur politischen Soziologie. Weinheim.

Uschok, A. (2016): Körperbild und Körperbildstörungen. Handbuch für Pflege und Gesundheitsberufe. Bern.

Uzarewicz, C., Dibelius, O. (2001): Pflegewissenschaftliche Erkenntnis versus Pflegemanagement? In: Kerres, A., Seeberger B (Hg.): Lehrbuch Pflegemanagement II. Berlin, S. 198–232.

Uzarewicz, C., Piechotta, G. (Hg.) (1997a): Transkulturelle Pflege. Berlin.

Valenti Soler, M., Aguera-Ortiz, L., Olazaran Rodriguez, J., Mendoza Rebolledo, C., Perez Munoz, A., Rodriguez Perez, I., Osa Ruiz, E., Barrios Sanchez, A., Herrero Cano, V., Carrasco Chillon, L., Felipe Ruiz, S., Lopez Alvarez, J., Leon Salas, B., Canas Plaza, J.M., Martin Rico, F., Abella Dago, G., Martinez Martin, P. (2015): Social robots in advanced dementia. In: Frontiers in aging neuroscience 7, S. 133.

Vallor, S. (2011): Carebots and caregivers: Sustaining the ethical ideal of care in the 21st century. In: Journal of Philosophy and Technology 24, S. 251–268.

van den Bemt, P.M., Idzinga, J.C., Robertz, H., Kormelink, D.G., Pels, N. (2009): Medication administration errors in nursing homes using an automated medication dispensing system. In: Journal of the American Medical Informatics Association: JAMIA 16(4), S. 486–492.

van der Bruggen, H. (2002): Pflegeklassifikationen. Bern.

Van Staden C. W., Krüger, C. (2003): Incapacity to give informed consent owing to mental disorder. In: Journal of Medical Ethics 29(1), S. 41–43.

Van Notten, P. W. F. et al. (2003): An updated scenario typology. In: Futures 35(5), S. 423–443.

van Wynsberghe, A., Gastmans, C. (2008): Telesurgery: An ethical appraisal. In: Journal of Medical Ethics 34, e22.

van Wynsberghe, A. (2013): Designing robots for care: care centered value-sensitive design. In: Science and engineering ethics 19(2), S. 407–433.

Varcoe, C. (1996): Disparagement of the Nursing Process: the new dogma? In: Journal of Advanced Nursing 23, S. 120–125.

VDI (1989): Handlungsempfehlungen. Sozialverträgliche Gestaltung von Automatisierungsvorhaben.

VDMA – Verband Deutscher Maschinen- und Anlagenbau (2016): Sicherheit bei der Mensch-Roboter-Kollaboration. VDMA Positionspapier. VDMA Robotik + Automation. Frankfurt am Main.

Verbeek, P.-P. (2008): Obstetric Ultrasound and the Technological Mediation of Morality – A Postphenomenological Analysis. In: Human Studies 31(1), S. 11–26.

Verbeek, P.-P. (2011): Moralizing Technology: Understanding and Designing the Morality of Things. Chicago/London.

Verbeek, P.-P. (2010): What things do: Philosophical reflections on technology, agency, and design. Pennsylvania.

Veruggio, G., Operto, F. (2008): Roboethics: Social and ethical implications of robotics, in: Springer handbook of robotics. Berlin/Heidelberg, S. 1499–1524.

Voges W. (2002): Pflege alter Menschen als Beruf: Soziologie eines Tätigkeitsfeldes. Wiesbaden.

von Schomberg, R. (2008): From the ethics of technology towards an ethics of knowledge policy: implications for robotics, in: Ai & Society, 22(3), S. 331–348.

Wada, K., Shibata, T., Musha, T., Kimura, S. (2008): Robot therapy for elders affected by dementia. *IEEE Engineering in Medicine and Biology Magazine 27*(4), S. 53–60.

Wagner, C. (2010): »Silver Robots« and Robotic Nurses«? Japanese Robot Culture and Elderly Care. In: Schad-Seifert, A./ Shimada, S. (Eds.): Demografic Change in Japan and the EU: Comparative Perspectives. Selected Papers from the VSJF Annual Conference 2008. Düsseldorf university press. S. 131–154.

Wagner, I. (2006): Informationstechnik im Krankenhaus – eine ethische Perspektive. In: Herbig, B., Büssing, A. (Hg.): Informations- und Kommunikationstechnologien im Krankenhaus. Grundlagen, Umsetzung, Chancen und Risiken. Stuttgart/New York, S. 187–98.

Wahl, H. W., Oswald, F., Claßen, K., Voss, E., Igl, G. (2010): Technik und kognitive Beeinträchtigung im Alter. In A. Kruse (Hrsg.), Lebensqualität bei Demenz? Zum gesellschaftlichen und individuellen Umgang mit einer Grenzsituation im Alter. Heidelberg, S. 99–115.

Walter I. (2003): Zur Entstehung der beruflichen Krankenpflege in Österreich. In: Historicum 78, S. 22–29.

Walther, S. (2001): Abgefragt? Pflegerische Erstgespräche im Krankenhaus. Bern u. a.

Wang, H., Candiotti, J., Shino, M., Chung, C.-S., Grindle, G.G., Ding, D., Cooper, R.A. (2013): Development of an advanced mobile base for personal mobility and manipulation appliance generation II robotic wheelchair. In: The journal of spinal cord medicine 36(4), S. 333–346.

Wang, H., Tsai, C.-Y., Jeannis, H., Chung, C.-S., Kelleher, A., Grindle, G.G., Cooper, R.A. (2014): Stability analysis of electrical powered wheelchair-mounted robotic-assisted transfer device. In: Journal of rehabilitation research and development 51(5), S. 761–774.

Watson, J. (1988): Nursing: Human Science and Human Care. A Theory of Nursing. New York.

Weidner, F. (2004): Professionelle Pflegepraxis und Gesundheitsförderung. Eine empirische Untersuchung über Voraussetzungen und Perspektiven des beruflichen Handelns in der Pflege. Frankfurt am Main.

Weinberger, N., Decker, M. (2015): Technische Unterstützung für Menschen mit Demenz? Zur Notwendigkeit einer bedarfsorientierten Technikentwicklung. In: Technikfolgenabschätzung – Theorie und Praxis 24(2), S. 36–45.

Weishaupt, S. (2006): Subjektivierendes Arbeitshandeln in der Altenpflege – die Interaktion mit dem Körper. In: Böhle F., Glaser J. (Hg.): Arbeit in der Interaktion – Interaktion als Arbeit. Arbeitsorganisation und Interaktionsarbeit in der Dienstleistung. Wiesbaden, S. 85–106.

Weiß, C., Lutze, M., Gissendanner, S., Peters, V. (2017): Nutzen und Finanzierung technischer Assistenzsysteme aus Sicht der Pflegeversicherung und weiterer Akteure der Verantwortungsgemeinschaft am Beispiel der Quartiersvernetzung. Abschlussbericht. Berlin.

Whelton, B.J.B. (2016): Being human in a global age of technology. In: Nursing Philosophy 17, S. 28–35.

Whitby, B. (2012): Do you want a robot lover? The ethics of caring technologies. In: Lin, P., Abney, K., Bekey, G.A. (Hg.): Robot ethics. The ethical and social implications of robotics. Cambridge, S. 233–248.

Wiener, N. (1992): Kybernetik. Regelung und Nachrichtenübertragung in Lebewesen und Maschinen. Reinbek.

Wieteck, P., Kraus, S., Mosebach, H., Linhart, M., Berger, S. (2014): Wissenschaftliche Hintergründe European Nursing care Pathways Version 2.9. http://www.recom.eu/files/recom/40-wissen/enp-entwicklung/einleitung/ENP Wissenschaftliche_Hintergruende_2015_DE.pdf (02.09.2016).

Wilks, Y. (Hg.) (2010b): Close engagements with artificial companions: key psychological, social, ethical and design issues. Amsterdam.

Winnicott, D.W. (1953): Transitional Objects and Transitional Phenomena. In: International Journal of Psycho-Analysis 34, S. 88–97.

Wils, J.P., Hübenthal, C. (2006): Lexikon der Ethik. Padderborn u. a.

Wingenfeld, K., Büscher, A., Gansweid, B. (2011): Das neue Begutachtungsinstrument zur Feststellung von Pflegebedürftigkeit. Schriftenreihe Modellprogramm zur Weiterentwicklung der Pflegeversicherung; 2. [Hürth]. Haardeld.

Wingenfeld, K., Büscher, A., Schaeffer, D. (2007): Recherche und Analyse von Pflegebedürftigkeitsbegriffen und Einschätzungsinstrumenten. Studie im Rahmen des Mo-

dellprogramms nach § 8, Abs. 3 SGB XI im Auftrag der Spitzenverbände der Pflege-
kassen. Bielefeld.

Winner, L. (1977): Autonomous Technology. Technics-Out-of-Control as a Theme in Political Thought. Cambridge/Massachusetts.

Winner, L. (1980): Do artifacts have politics? In: Daedalus 109(1), S. 121–136.

Woog, P. (Hg.) (1998): Chronisch Kranke pflegen. Das Corbin-Strauss-Pflegemodell. New
York/Wiesbaden.

Wu, Y.-H., Fassert, C., Rigaud, A.-S. (2012): Designing robots for the elderly: appearance
issue and beyond. In: Archives of gerontology and geriatrics 54(1), S. 121–126.

Wu, Y.-H., Wrobel, J., Cornuet, M., Kerherve, H., Damnee, S., Rigaud, A.-S. (2014a):
Acceptance of an assistive robot in older adults: a mixed-method study of human-robot
interaction over a 1-month period in the Living Lab setting. In: Clinical interventions in
aging 9, S. 801–811.

Yura, H., Walsh, M.B. (1988): The Nursing process. Assessing, Planning, Implementing,
Evaluating. San Mateo CA/Norwalk CN.

Ziefle, M., Röcker, C. (Hg.) (2011): Human-Centered Design of E-Health Technologies.
Concepts, Methods and Applications. New York.

Zunzunegui, M.-V., Alvarado, B. E., Del Ser, T., Otero, A. (2003): Social networks, social
integration, and social engagement determine cognitive decline in community-dwel-
ling Spanish older adults. In: Journals of Gerontology Series B: Psychological Sciences
and Social Sciences 58(2), S. 93–100.

Anhang: Literatur »Autonome Systeme in der Neurorehabilitation«

Abdullah, H.A., Tarry, C., Datta, R., Mittal, G.S., Abderrahim, M. (2007): Dynamic biomechanical model for assessing and monitoring robot-assisted upper-limb therapy. In: Journal of rehabilitation research and development 44(1), S. 43–62.

Aoyagi, Y., Tsubahara, A. (2004): Therapeutic orthosis and electrical stimulation for upper extremity hemiplegia after stroke: a review of effectiveness based on evidence. In: Topics in stroke rehabilitation 11(3), S. 9–15.

Askari, S., Chao, T., Leon, R.D. de, Won, D.S. (2013): The effect of timing electrical stimulation to robotic-assisted stepping on neuromuscular activity and associated kinematics. In: Journal of rehabilitation research and development 50(6), S. 875–892.

Bach, JR, Zeelenberg, A.P., Winter, C. (1990): Wheelchair-mounted robot manipulators. Long term use by patients with Duchenne muscular dystrophy. In: American journal of physical medicine & rehabilitation / Association of Academic Physiatrists 69(2), S. 55–59.

Backus, D., Winchester, P., Tefertiller, C. (2010): Translating research into clinical practice: integrating robotics into neurorehabilitation for stroke survivors. In: Topics in stroke rehabilitation 17(5), S. 362–370.

Bae, Y.-H., Ko, Y.J., Chang, W.H., Lee, J.H., Lee, K.B., Park, Y.J., Ha, H.G., Kim, Y.-H. (2014): Effects of Robot-assisted Gait Training Combined with Functional Electrical Stimulation on Recovery of Locomotor Mobility in Chronic Stroke Patients: A Randomized Controlled Trial. In: Journal of physical therapy science 26(12), S. 1949–1953.

Balasubramanian, S., Klein, J., Burdet, E. (2010): Robot-assisted rehabilitation of hand function. In: Current opinion in neurology 23(6), S. 661–670.

Beretta, E., Romei, M., Molteni, E., Avantaggiato, P., Strazzer, S. (2015): Combined robotic-aided gait training and physical therapy improve functional abilities and hip kinematics during gait in children and adolescents with acquired brain injury. In: Brain injury 29(7–8), S. 955–962.

Billard, A., Robins, B., Nadel, J., Dautenhahn, K. (2007): Building Robota, a mini-humanoid robot for the rehabilitation of children with autism. In: Assistive technology: the official journal of RESNA 19(1), S. 37–49.

Blondeau, A., Garbani, M., Cheret, L., Biseux, G. (2011): Haptic robots and rehabilitation of the hemiplegic upper limb. In: Kinesitherapie Revue (120), S. 33–37.

Boman, I.-L., Bartfai, A. (2015): The first step in using a robot in brain injury rehabilitation: patients' and health-care professionals' perspective. In: Disability and rehabilitation. Assistive technology 10(5), S. 365–370.

Boninger, M.L., Wechsler, L.R., Stein, J. (2014): Robotics, stem cells, and brain-computer interfaces in rehabilitation and recovery from stroke: updates and advances. In: American journal of physical medicine & rehabilitation / Association of Academic Physiatrists 93(11 Suppl 3), S. 145–154.

Bragoni, M., Broccoli, M., Iosa, M., Morone, G., Angelis, D. de, Venturiero, V., Coiro, P., Pratesi, L., Mezzetti, G., Fusco, A., Paolucci, S. (2013): Influence of psychologic features on rehabilitation outcomes in patients with subacute stroke trained with robotic-aided walking therapy. In: American journal of physical medicine & rehabilitation / Association of Academic Physiatrists 92(10 Suppl 2), e16–25.

Brewer, B.R., McDowell, S.K., Worthen-Chaudhari, L.C. (2007): Poststroke upper extremity rehabilitation: a review of robotic systems and clinical results. In: Topics in stroke rehabilitation 14(6), S. 22–44.

Brokaw, E.B., Murray, T., Nef, T., Lum, P.S. (2011): Retraining of interjoint arm coordination after stroke using robot-assisted time-independent functional training. In: The Journal of Rehabilitation Research and Development 48(4), S. 299.

Burgar, C.G., Lum, P.S., Shor, P.C., Machiel Van der Loos, H F (2000): Development of robots for rehabilitation therapy: the Palo Alto VA/Stanford experience. In: Journal of rehabilitation research and development 37(6), S. 663–673.

Burgar, C.G., Lum, P.S., Scremin, A.M.E., Garber, S.L., Van der Loos, H. F. Machiel, Kenney, D., Shor, P. (2011): Robot-assisted upper-limb therapy in acute rehabilitation setting following stroke. Department of Veterans Affairs multisite clinical trial. In: The Journal of Rehabilitation Research and Development 48(4), S. 445.

Calabrò, R.S., Cola, M.C. de, Leo, A., Reitano, S., Balletta, T., Trombetta, G., Naro, A., Russo, M., Bertè, F., Luca, R. de, Bramanti, P. (2015): Robotic neurorehabilitation in patients with chronic stroke: psychological well-being beyond motor improvement. In: International journal of rehabilitation research. Internationale Zeitschrift für Rehabilitationsforschung. Revue internationale de recherches de réadaptation 38(3), S. 219–225.

Casadio, M., Giannoni, P., Morasso, P., Sanguineti, V. (2009): A proof of concept study for the integration of robot therapy with physiotherapy in the treatment of stroke patients. In: Clinical rehabilitation 23(3), S. 217–228.

Chang, J.-J., Tung, W.-L., Wu, W.-L., Huang, M.-H., Su, F.-C. (2007): Effects of robot-aided bilateral force-induced isokinetic arm training combined with conventional rehabilitation on arm motor function in patients with chronic stroke. In: Archives of physical medicine and rehabilitation 88(10), S. 1332–1338.

Choe, Y.-k., Jung, H.-T., Baird, J., Grupen, R.A. (2013): Multidisciplinary stroke rehabilitation delivered by a humanoid robot. Interaction between speech and physical therapies. In: Aphasiology 27(3), S. 252–270.

Colombo, G., Joerg, M., Schreier, R., Dietz, V. (2000): Treadmill training of paraplegic patients using a robotic orthosis. In: Journal of rehabilitation research and development 37(6), S. 693–700.

Colombo, R., Pisano, F., Micera, S., Mazzone, A., Delconte, C., Carrozza, M.C., Dario, P., Minuco, G. (2008): Assessing mechanisms of recovery during robot-aided neurorehabilitation of the upper limb. In: Neurorehabilitation and neural repair 22(1), S. 50–63.

Colombo, R., Sterpi, I., Mazzone, A., Delconte, C., Pisano, F. (2013): Robot-aided neurorehabilitation in sub-acute and chronic stroke: does spontaneous recovery have a limited impact on outcome? In: NeuroRehabilitation 33(4), S. 621–629.

Conroy, S.S., Whitall, J., Dipietro, L., Jones-Lush, L.M., Zhan, M., Finley, M.A., Wittenberg, G.F., Krebs, H.I., Bever, C.T. (2011): Effect of gravity on robot-assisted motor training after chronic stroke: a randomized trial. In: Archives of physical medicine and rehabilitation 92(11), S. 1754–1761.

Cook, A.M., Adams, K., Volden, J., Harbottle, N., Harbottle, C. (2011): Using Lego robots to estimate cognitive ability in children who have severe physical disabilities. In: Disability and rehabilitation. Assistive technology 6(4), S. 338–346.

Coote S, Stokes Ek (2005): Effect of robot-mediated therapy on upper extremity dysfunction post-stroke – a single case study. In: Physiotherapy 91(4), S 250–256.

Cortes, M., Elder, J., Rykman, A., Murray, L., Avedissian, M., Stampas, A., Thickbroom, G.W., Pascual-Leone, A., Krebs, H.I., Valls-Sole, J., Edwards, D.J. (2013): Improved motor performance in chronic spinal cord injury following upper-limb robotic training. In: NeuroRehabilitation 33(1), S. 57–65.

Danzl, M.M., Chelette, K.C., Lee, K., Lykins, D., Sawaki, L. (2013): Brain stimulation paired with novel locomotor training with robotic gait orthosis in chronic stroke: a feasibility study. In: NeuroRehabilitation 33(1), S. 67–76.

Doornebosch Aj, Cools Hjm, Slee-Turkenburg Mec, Van Elk Mg, Schoone-Harmsen M (2007): Robot-mediated ACtive REhabilitation (ACRE2) for the hemiplegic upper limb after a stroke: a pilot study. In: Technology & Disability 19(4), S. 199–203.

Dundar, U., Toktas, H., Solak, O., Ulasli, A.M., Eroglu, S. (2014): A comparative study of conventional physiotherapy versus robotic training combined with physiotherapy in patients with stroke. In: Topics in stroke rehabilitation 21(6), S. 453–461.

Encarnação, P., Alvarez, L., Rios, A., Maya, C., Adams, K., Cook, A. (2014): Using virtual robot-mediated play activities to assess cognitive skills. In: Disability and rehabilitation. Assistive technology 9(3), S. 231–241.

Esclarín-Ruz, A., Alcobendas-Maestro, M., Casado-Lopez, R., Perez-Mateos, G., Florido-Sanchez, M.A., Gonzalez-Valdizan, E., Martin, J.L.R. (2014): A comparison of robotic walking therapy and conventional walking therapy in individuals with upper versus lower motor neuron lesions: a randomized controlled trial. In: Archives of physical medicine and rehabilitation 95(6), S. 1023–1031.

Fasoli, S.E., Fragala-Pinkham, M., Hughes, R., Krebs, H.I., Hogan, N., Stein, J. (2008): Robotic therapy and botulinum toxin type A: a novel intervention approach for cerebral palsy. In: American journal of physical medicine & rehabilitation / Association of Academic Physiatrists 87(12), S. 1022–1025.

Fasoli, S.E., Krebs, H.I., Hogan, N. (2004): Robotic technology and stroke rehabilitation: translating research into practice. In: Topics in stroke rehabilitation 11(4), S. 11–19.

Fasoli, S.E., Krebs, H.I., Stein, J., Frontera, W.R., Hogan, N. (2003): Effects of robotic therapy on motor impairment and recovery in chronic stroke. In: Archives of physical medicine and rehabilitation 84(4), S. 477–482.

Fasoli, S.E., Krebs, H.I., Stein, J., Frontera, W.R., Hughes, R., Hogan, N. (2004): Robotic therapy for chronic motor impairments after stroke: Follow-up results. In: Archives of physical medicine and rehabilitation 85(7), S. 1106–1111.

Fazekas, G., Horvath, M., Toth, A. (2006): A novel robot training system designed to supplement upper limb physiotherapy of patients with spastic hemiparesis. In: International journal of rehabilitation research. Internationale Zeitschrift für Rehabilitationsforschung. Revue internationale de recherches de réadaptation 29(3), S. 251–254.

Fazekas, G., Horvath, M., Troznai, T., Toth, A. (2007): Robot-mediated upper limb physiotherapy for patients with spastic hemiparesis: a preliminary study. In: Journal of rehabilitation medicine 39(7), S. 580–582.

Ferraro, M., Palazzolo, J.J., Krol, J., Krebs, H.I., Hogan, N., Volpe, B.T. (2003): Robot-aided sensorimotor arm training improves outcome in patients with chronic stroke. In: Neurology 61(11), S. 1604–1607.

Ferris Dp, Sawicki Gs, Domingo Ar (2005): Powered lower limb orthoses for gait rehabilitation. In: Topics in Spinal Cord Injury Rehabilitation 11(2), S. 34–49.

Finley, M.A., Fasoli, S.E., Dipietro, L., Ohlhoff, J., Macclellan, L., Meister, C., Whitall, J., Macko, R., Bever, C.T., Krebs, H.I., Hogan, N. (2005): Short-duration robotic therapy in stroke patients with severe upper-limb motor impairment. In: Journal of rehabilitation research and development 42(5), S. 683–692.

Fisher, S., Lucas, L., Thrasher, T.A. (2011): Robot-assisted gait training for patients with hemiparesis due to stroke. In: Topics in stroke rehabilitation 18(3), S. 269–276.

Flinn, N.A., Smith, J.L., Tripp, C.J., White, M.W. (2009): Effects of robotic-aided rehabilitation on recovery of upper extremity function in chronic stroke: a single case study. In: Occupational therapy international 16(3–4), S. 232–243.

Foulds R, Adamovich S, Patritti Bl, Sicari M, Deming Lc, Romaguera F, Pelliccio Mm, Kasi P, Benedetti Mg, Nimec Dl, Bonato P (2010): The role of augmented feedback in pediatric robotic-assisted gait training: A case series. In: Technology & Disability 22(4), S. 215–227.

Frick, E.M., Alberts, J.L. (2006): Combined use of repetitive task practice and an assistive robotic device in a patient with subacute stroke. In: Physical therapy 86(10), S. 1378–1386.

Giacobbe, V., Krebs, H.I., Volpe, B.T., Pascual-Leone, A., Rykman, A., Zeiarati, G., Fregni, F., Dipietro, L., Thickbroom, G.W., Edwards, D.J. (2013): Transcranial direct current stimulation (tDCS) and robotic practice in chronic stroke: the dimension of timing. In: NeuroRehabilitation 33(1), S. 49–56.

Giannopulu, I., Pradel, G. (2010): Multimodal interactions in free game play of children with autism and a mobile toy robot. In: NeuroRehabilitation 27(4), S. 305–311.

Godfrey, S.B., Holley, R.J., Lum, P.S. (2013): Clinical effects of using HEXORR (Hand Exoskeleton Rehabilitation Robot) for movement therapy in stroke rehabilitation. In: American journal of physical medicine & rehabilitation / Association of Academic Physiatrists 92(11), S. 947–958.

Goodman, R.N., Rietschel, J.C., Roy, A., Jung, B.C., Diaz, J., Macko, R.F., Forrester, L.W. (2014): Increased reward in ankle robotics training enhances motor control and cortical efficiency in stroke. In: Journal of rehabilitation research and development 51(2), S. 213–227.

Gorgey, A.S., Poarch, H., Harnish, C., Miller, J.M., Dolbow, D., Gater (2011): Acute effects of locomotor training on neuromuscular and metabolic profile after incomplete spinal cord injury. In: NeuroRehabilitation 29(1), S. 79–83.

Guidali, M., Keller, U., Klamroth-Marganska, V., Nef, T., Riener, R. (2013): Estimating the patient's contribution during robot-assisted therapy. In: The Journal of Rehabilitation Research and Development 50(3), S. 379.

Hammel, J.M., van der Loos, H.F., Perkash, I. (1992): Evaluation of a vocational robot with a quadriplegic employee. In: Archives of physical medicine and rehabilitation 73(7), S. 683–693.

Hesse, S., Schmidt, H., Werner, C. (2006): Machines to support motor rehabilitation after stroke: 10 years of experience in Berlin. In: Journal of rehabilitation research and development 43(5), S. 671–678.

Hesse, S., Tomelleri, C., Bardeleben, A., Werner, C., Waldner, A. (2012): Robot-assisted practice of gait and stair climbing in nonambulatory stroke patients. In: The Journal of Rehabilitation Research and Development 49(4), S. 613.

Hidler, J., Nichols, D., Pelliccio, M., Brady, K., Campbell, D.D., Kahn, J.H., Hornby, T.G. (2009): Multicenter randomized clinical trial evaluating the effectiveness of the Lokomat in subacute stroke. In: Neurorehabilitation and neural repair 23(1), S. 5–13.

Hidler, J., Hamm, L.F., Lichy, A., Groah, S.L. (2008): Automating activity-based interventions: the role of robotics. In: Journal of rehabilitation research and development 45(2), S. 337–344.

Hoekstra, F., van Nunen, Michiel P. M., Gerrits, K.H.L., Stolwijk-Swä$\frac{1}{4}$Ste, J.M., Crins, M.H.P., Janssen, T.W.J. (2013): Effect of robotic gait training on cardiorespiratory system in incomplete spinal cord injury. In: Journal of Rehabilitation Research & Development 50(10), S. 1411–1422.

Hornby, T.G., Campbell, D.D., Kahn, J.H., Demott, T., Moore, J.L., Roth, H.R. (2008): Enhanced gait-related improvements after therapist- versus robotic-assisted locomotor training in subjects with chronic stroke: a randomized controlled study. In: Stroke; a journal of cerebral circulation 39(6), S. 1786–1792.

Hornby, T.G., Zemon, D.H., Campbell, D. (2005): Robotic-assisted, body-weight-supported treadmill training in individuals following motor incomplete spinal cord injury. In: Physical therapy 85(1), S. 52–66.

Huang, P.-C., Hsieh, Y.-W., Wang, C.-M., Wu, C.-Y., Huang, S.-C., Lin, K.-C. (2014): Predictors of motor, daily function, and quality-of-life improvements after upper-extremity robot-assisted rehabilitation in stroke. In: The American journal of occupational therapy: official publication of the American Occupational Therapy Association 68(3), S. 325–333.

Husemann, B., Müller, F., Krewer, C., Heller, S., Koenig, E. (2007): Effects of locomotion training with assistance of a robot-driven gait orthosis in hemiparetic patients after stroke: a randomized controlled pilot study. In: Stroke; a journal of cerebral circulation 38(2), S. 349–354.

Hussain, S. (2014): State-of-the-art robotic gait rehabilitation orthoses: design and control aspects. In: NeuroRehabilitation 35(4), S. 701–709.

Israel, J.F., Campbell, D.D., Kahn, J.H., Hornby, T.G. (2006): Metabolic costs and muscle activity patterns during robotic- and therapist-assisted treadmill walking in individuals with incomplete spinal cord injury. In: Physical therapy 86(11), S. 1466–1478.

Jannink Mja, Prange Gb, Buurke Jh, Stienen Aha, Van Asseldonk Ehf, Van Der Kooij H (2008): Post-stroke rehabilitation for limited function of the hand and arm: robotics and virtual reality. In: Nederlands Tijdschrift Voor Fysiotherapie 118(4), S. 86–94.

Jezernik, S., Scharer, R., Colombo, G., Morari, M. (2003): Adaptive robotic rehabilitation of locomotion: a clinical study in spinally injured individuals. In: Spinal cord 41(12), S. 657–666.

Kahn, L.E., Lum, P.S., Rymer, W.Z., Reinkensmeyer, D.J. (2006): Robot-assisted movement training for the stroke-impaired arm: Does it matter what the robot does? In: Journal of rehabilitation research and development 43(5), S. 619–30.

Kelley, C.P., Childress, J., Boake, C., Noser, E.A. (2013): Over-ground and robotic-assisted locomotor training in adults with chronic stroke: a blinded randomized clinical trial. In: Disability and rehabilitation. Assistive technology 8(2), S. 161–168.

Kim, D.H., Shin, Y.-I., Joa, K.-L., Shin, Y.K., Lee, J.J., You, S.J.H. (2013): Immediate effect of Walkbot robotic gait training on neuromechanical knee stiffness in spastic hemiplegia: a case report. In: NeuroRehabilitation 32(4), S. 833–838.

Koenig, A., Omlin, X., Zimmerli, L., Sapa, M., Krewer, C., Bolliger, M., Mller, F., Riener, R. (2011): Psychological state estimation from physiological recordings during robot-assisted gait rehabilitation. In: The Journal of Rehabilitation Research and Development 48(4), S. 367.

Kong, K.-H., Yap, S., Won, C.-J. (2010): Innovative Approaches in the Treatment of Upper Limb Spasticity after Stroke. In: Critical Reviews in Physical & Rehabilitation Medicine 22(1–4), S. 81–90.

Konrad M, Werner C, Schulte-Tigges G, Hesse S (2001): [Arm trainer: possibilities of robotics in therapy]. In: Ergotherapie & Rehabilitation 40(12), S. 7–10.

Krebs, H.I., Volpe, B.T., Aisen, M.L., Hogan, N. (2000): Increasing productivity and quality of care: robot-aided neuro-rehabilitation. In: Journal of rehabilitation research and development 37(6), S. 639–652.

Krebs, H.I., Volpe, B.T., Ferraro, M., Fasoli, S., Palazzolo, J., Rohrer, B., Edelstein, L., Hogan, N. (2002): Robot-aided neurorehabilitation: from evidence-based to science-based rehabilitation. In: Topics in stroke rehabilitation 8(4), S. 54–70.

Krebs, H.I., Mernoff, S., Fasoli, S.E., Hughes, R., Stein, J., Hogan, N. (2008): A comparison of functional and impairment-based robotic training in severe to moderate chronic stroke: a pilot study. In: NeuroRehabilitation 23(1), S. 81–87.

Krebs Hi, Dipietro L, Volpe B, Hogan N (2007): An investigating of the specificity of robotic training. In: Critical Reviews in Physical & Rehabilitation Medicine 19(2), S. 141–152.

Krishnan, C., Kotsapouikis, D., Dhaher, Y.Y., Rymer, W.Z. (2013): Reducing robotic guidance during robot-assisted gait training improves gait function: a case report on a stroke survivor. In: Archives of physical medicine and rehabilitation 94(6), S. 1202–1206.

Kubota, S., Nakata, Y., Eguchi, K., Kawamoto, H., Kamibayashi, K., Sakane, M., Sankai, Y., Ochiai, N. (2013): Feasibility of rehabilitation training with a newly developed wearable robot for patients with limited mobility. In: Archives of physical medicine and rehabilitation 94(6), S. 1080–1087.

Kutner, N.G., Zhang, R., Butler, A.J., Wolf, S.L., Alberts, J.L. (2010): Quality-of-life change associated with robotic-assisted therapy to improve hand motor function in patients with subacute stroke: a randomized clinical trial. In: Physical therapy 90(4), S. 493–504.

Kwakkel, G., Kollen, B.J., Krebs, H.I. (2008): Effects of robot-assisted therapy on upper limb recovery after stroke: a systematic review. In: Neurorehabilitation and neural repair 22(2), S. 111–121.

Ladenheim, B., Altenburger, P., Cardinal, R., Monterroso, L., Dierks, T., Mast, J., Krebs, H.I. (2013): The effect of random or sequential presentation of targets during robot-assisted therapy on children. In: NeuroRehabilitation 33(1), S. 25–31.

Lam, T., Pauhl, K., Ferguson, A., Malik, R.N., Krassioukov, A., Eng, J.J. (2015): Training with robot-applied resistance in people with motor-incomplete spinal cord injury: Pilot study. In: Journal of rehabilitation research and development 52(1), S. 113–129.

Lam, T., Pauhl, K., Krassioukov, A., Eng, J.J. (2011): Using robot-applied resistance to augment body-weight-supported treadmill training in an individual with incomplete spinal cord injury. In: Physical therapy 91(1), S. 143–151.

Lapitskaya, N., Nielsen, J.F., Fuglsang-Frederiksen, A. (2011): Robotic gait training in patients with impaired consciousness due to severe traumatic brain injury. In: Brain injury 25(11), S. 1070–1079.

Laubacher, M., Perret, C., Hunt, K.J. (2015): Work-rate-guided exercise testing in patients with incomplete spinal cord injury using a robotics-assisted tilt-table. In: Disability and rehabilitation. Assistive technology 10(5), S. 433–438.

Linder, S.M., Rosenfeldt, A.B., Bay, R.C., Sahu, K., Wolf, S.L., Alberts, J.L. (2015): Improving Quality of Life and Depression After Stroke Through Telerehabilitation. In: The American journal of occupational therapy: official publication of the American Occupational Therapy Association 69(2), 6902290020 S. 1–10.

Livengood, H., Skidmore, E., Huber, L., Cox, S., Bleakley, S., Boninger, M. (2011): Applying Robotics in a Clinical Rehabilitation Setting for Upper Limb Neurological Impairment. In: Topics in Spinal Cord Injury Rehabilitation 17(1), S. 60–65.

Lledo, L.D., Badesa, F.J., Almonacid, M., Cano-Izquierdo, J.M., Sabater-Navarro, J.M., Fernandez, E., Garcia-Aracil, N. (2015): Supervised and dynamic neuro-fuzzy systems to classify physiological responses in robot-assisted neurorehabilitation. In: PloS one 10(5), e0127777.

Lo, A. (2011): Lokomat Training to Improve Gait in Multiple Sclerosis and Freezing of Gait in Parkinson's Disease. In: Topics in Spinal Cord Injury Rehabilitation 17(1), S. 66–69.

Lo, A.C., Guarino, P., Krebs, H.I., Volpe, B.T., Bever, C.T., Duncan, P.W., Ringer, R.J., Wagner, T.H., Richards, L.G., Bravata, D.M., Haselkorn, J.K., Wittenberg, G.F., Federman, D.G., Corn, B.H., Maffucci, A.D., Peduzzi, P. (2009): Multicenter randomized trial of robot-assisted rehabilitation for chronic stroke: methods and entry characteristics for VA ROBOTICS. In: Neurorehabilitation and neural repair 23(8), S. 775–783.

Lo, A.C., Triche, E.W. (2008): Improving gait in multiple sclerosis using robot-assisted, body weight supported treadmill training. In: Neurorehabilitation and neural repair 22(6), S. 661–671.

Lu, E.C., Wang, R.H., Hebert, D., Boger, J., Galea, M.P., Mihailidis, A. (2011): The development of an upper limb stroke rehabilitation robot: identification of clinical practices and design requirements through a survey of therapists. In: Disability and rehabilitation. Assistive technology 6(5), S. 420–431.

Lum, P.S., Burgar, C.G., Shor, P.C., Majmundar, M., van der Loos, M. (2002): Robot-assisted movement training compared with conventional therapy techniques for the rehabilitation of upper-limb motor function after stroke. In: Archives of physical medicine and rehabilitation 83(7), S. 952–959.

Lum, P.S., Burgar, C.G., van der Loos, M., Shor, P.C., Majmundar, M., Yap, R. (2006): MIME robotic device for upper-limb neurorehabilitation in subacute stroke subjects: A follow-up study. In: Journal of rehabilitation research and development 43(5), S. 631–642.

Macclellan, L.R., Bradham, D.D., Whitall, J., Volpe, B., Wilson, P.D., Ohlhoff, J., Meister, C., Hogan, N., Krebs, H.I., Bever, C.T. (2005): Robotic upper-limb neurorehabilitation in chronic stroke patients. In: Journal of rehabilitation research and development 42(6), S. 717–722.

Masiero, S., Celia, A., Armani, M., Rosati, G., Tavolato, B., Ferraro, C., Ortolani, M. (2006): Robot-aided intensive training in post-stroke recovery. In: Aging clinical and experimental research 18(3), S. 261–265.

Masiero, S., Armani, M., Rosati, G. (2011): Upper-limb robot-assisted therapy in rehabilitation of acute stroke patients. Focused review and results of new randomized controlled trial. In: The Journal of Rehabilitation Research and Development 48(4), S. 355.

Masiero, S., Celia, A., Armani, M., Rosati, G. (2006): A novel robot device in rehabilitation of post-stroke hemiplegic upper limbs. In: Aging clinical and experimental research 18(6), S. 531–535.

Masiero, S., Celia, A., Rosati, G., Armani, M. (2007): Robotic-assisted rehabilitation of the upper limb after acute stroke. In: Archives of physical medicine and rehabilitation 88(2), S. 142–149.

Mayr, A., Kofler, M., Quirbach, E., Matzak, H., Frohlich, K., Saltuari, L. (2007): Prospective, blinded, randomized crossover study of gait rehabilitation in stroke patients using the Lokomat gait orthosis. In: Neurorehabilitation and neural repair 21(4), S. 307–314.

Mazzoleni, S., Sale, P., Franceschini, M., Bigazzi, S., Carrozza, M.C., Dario, P., Posteraro, F. (2013): Effects of proximal and distal robot-assisted upper limb rehabilitation on chronic stroke recovery. In: NeuroRehabilitation 33(1), S. 33–39.

Mazzoleni, S., Sale, P., Tiboni, M., Franceschini, M., Carrozza, M.C., Posteraro, F. (2013): Upper limb robot-assisted therapy in chronic and subacute stroke patients: a kinematic analysis. In: American journal of physical medicine & rehabilitation / Association of Academic Physiatrists 92(10 Suppl 2), e26–37.

McCabe, J.P., Dohring, M.E., Marsolais, E.B., Rogers, J., Burdsall, R., Roenigk, K., Pundik, S., Daly, J.J. (2008): Feasibility of combining gait robot and multichannel functional electrical stimulation with intramuscular electrodes. In: Journal of rehabilitation research and development 45(7), S. 997–1006.

Mehrholz, J., Elsner, B., Werner, C., Kugler, J., Pohl, M. (2013): Electromechanical-assisted training for walking after stroke. In: The Cochrane database of systematic reviews 7, CD006185.

Mehrholz, J., Hadrich, A., Platz, T., Kugler, J., Pohl, M. (2012): Electromechanical and robot-assisted arm training for improving generic activities of daily living, arm function, and arm muscle strength after stroke. In: The Cochrane database of systematic reviews 6, CD006876.

Mehrholz, J., Pohl, M., Platz, T., Kugler, J., Elsner, B. (2015): Electromechanical and robot-assisted arm training for improving activities of daily living, arm function, and arm muscle strength after stroke. In: The Cochrane database of systematic reviews 11, CD006876.

Meyer-Heim, A., Ammann-Reiffer, C., Schmartz, A., Schäfer, J., Sennhauser, F.H., Heinen, F., Knecht, B., Dabrowski, E., Borggraefe, I. (2009): Improvement of walking abilities after robotic-assisted locomotion training in children with cerebral palsy. In: Archives of disease in childhood 94(8), S. 615–620.

Meyer-Heim, A., Borggraefe, I., Ammann-Reiffer, C., Berweck, S., Sennhauser, F.H., Colombo, G., Knecht, B., Heinen, F. (2007): Feasibility of robotic-assisted locomotor training in children with central gait impairment. In: Developmental medicine and child neurology 49(12), S. 900–906.

Meyer-Heim, A., van Hedel, Hubertus J A (2013): Robot-assisted and computer-enhanced therapies for children with cerebral palsy: current state and clinical implementation. In: Seminars in pediatric neurology 20(2), S. 139–145.

Mirelman, A., Bonato, P., Deutsch, J.E. (2009): Effects of training with a robot-virtual reality system compared with a robot alone on the gait of individuals after stroke. In: Stroke; a journal of cerebral circulation 40(1), S. 169–174.

Moreh, E., Meiner, Z., Neeb, M., Hiller, N., Schwartz, I. (2009): Spinal decompression sickness presenting as partial Brown-Sequard syndrome and treated with robotic-assisted body-weight support treadmill training. In: Journal of rehabilitation medicine 41(1), S. 88–89.

Morone, G., Iosa, M., Bragoni, M., Angelis, D. de, Venturiero, V., Coiro, P., Riso, R., Pratesi, L., Paolucci, S. (2012): Who may have durable benefit from robotic gait training?: a 2-year follow-up randomized controlled trial in patients with subacute stroke. In: Stroke; a journal of cerebral circulation 43(4), S. 1140–1142.

Morrison, S. (2011): Financial Feasibility of Robotics in Neurorehabilitation. In: Topics in Spinal Cord Injury Rehabilitation 17(1), S. 77–81.

Nardo, A., Anasetti, F., Servello, D., Porta, M. (2014): Quantitative gait analysis in patients with Parkinson treated with deep brain stimulation: the effects of a robotic gait training. In: NeuroRehabilitation 35(4), S. 779–788.

Nathan, D.E., Johnson, M.J., McGuire, J.R. (2009): Design and validation of low-cost assistive glove for hand assessment and therapy during activity of daily living-focused robotic stroke therapy. In: The Journal of Rehabilitation Research and Development 46(5), S. 587.

O'Connor, R.J., Jackson, A., Makower, S.G., Cozens, A., Levesley, M. (2014): A proof of concept study investigating the feasibility of combining iPAM robot assisted rehabilitation with functional electrical stimulation to deliver whole arm exercise in stroke survivors. In: Journal of medical engineering & technology 39(7), S. 411–418.

Ozaki, K., Kagaya, H., Hirano, S., Kondo, I., Tanabe, S., Itoh, N., Saitoh, E., Fuwa, T., Murakami, R. (2013): Preliminary trial of postural strategy training using a personal transport assistance robot for patients with central nervous system disorder. In: Archives of physical medicine and rehabilitation 94(1), S. 59–66.

Paker, N., Bugdayci, D., Goksenoglu, G., Sen, A., Kesiktas, N. (2013): Effects of robotic treadmill training on functional mobility, walking capacity, motor symptoms and quality of life in ambulatory patients with Parkinson's disease: a preliminary prospective longitudinal study. In: NeuroRehabilitation 33(2), S. 323–328.

Pang, M.Y., Harris, J.E., Eng, J.J. (2006): A community-based upper-extremity group exercise program improves motor function and performance of functional activities in chronic stroke: a randomized controlled trial. In: Archives of physical medicine and rehabilitation 87(1), S. 1–9.

Patton, J.L., Kovic, M., Mussa-Ivaldi, F.A. (2006): Custom-designed haptic training for restoring reaching ability to individuals with poststroke hemiparesis. In: Journal of rehabilitation research and development 43(5), S. 643–656.

Patton, J., Brown, D.A., Peshkin, M., Santos-Munné, J.J., Makhlin, A., Lewis, E., Colgate, E.J., Schwandt, D. (2008): KineAssist: design and development of a robotic overground gait and balance therapy device. In: Topics in stroke rehabilitation 15(2), S. 131–139.

Pollock, A., Farmer, S.E., Brady, M.C., Langhorne, P., Mead, G.E., Mehrholz, J., van Wijck, F. (2014): Interventions for improving upper limb function after stroke. In: The Cochrane database of systematic reviews 11, CD010820.

Prange, G.B., Jannink, M.J.A., Groothuis-Oudshoorn, C.G.M., Hermens, H.J., Ijzerman, M.J. (2006): Systematic review of the effect of robot-aided therapy on recovery of the hemiparetic arm after stroke. In: Journal of rehabilitation research and development 43(2), S. 171–184.

Qiuchen Huang, Lili Yu, Rui Gu, Yue Zhou, Chunying Hu (2015): Effects of robot training on bowel function in patients with spinal cord injury. In: Journal of Physical Therapy Science 27(5), 1377–1378 2p.

Quintero, H.A., Farris, R.J., Hartigan, C., Clesson, I., Goldfarb, M. (2011): A Powered Lower Limb Orthosis for Providing Legged Mobility in Paraplegic Individuals. In: Topics in Spinal Cord Injury Rehabilitation 17(1), S. 25–33.

Rahman, T., Sample, W., Jayakumar, S., King, M.M., Wee, J.Y., Seliktar, R., Alexander, M., Scavina, M., Clark, A. (2006): Passive exoskeletons for assisting limb movement. In: Journal of rehabilitation research and development 43(5), S. 583–590.

Riener, R., Lünenburger, L., Colombo, G. (2006): Human-centered robotics applied to gait training and assessment. In: Journal of rehabilitation research and development 43(5), S. 679–694.

Rincon, F., Vibbert, M., Childs, V., Fry, R., Caliguri, D., Urtecho, J., Rosenwasser, R., Jallo, J. (2012): Implementation of a model of robotic tele-presence (RTP) in the neuro-ICU: effect on critical care nursing team satisfaction. In: Neurocritical care 17(1), S. 97–101.

Rosenstein, L., Ridgel, A.L., Thota, A., Samame, B., Alberts, J.L. (2008): Effects of combined robotic therapy and repetitive-task practice on upper-extremity function in a patient with chronic stroke. In: The American journal of occupational therapy: official publication of the American Occupational Therapy Association 62(1), S. 28–35.

Schmartz, A.C., Meyer-Heim, A.D., Müller, R., Bolliger, M. (2011): Measurement of muscle stiffness using robotic assisted gait orthosis in children with cerebral palsy: a proof of concept. In: Disability and rehabilitation. Assistive technology 6(1), S. 29–37.

Schuler, T., Brütsch, K., Müller, R., van Hedel, Hubertus J A, Meyer-Heim, A. (2011): Virtual realities as motivational tools for robotic assisted gait training in children: A surface electromyography study. In: NeuroRehabilitation 28(4), S. 401–411.

Schwartz, I., Sajina, A., Neeb, M., Fisher, I., Katz-Luerer, M., Meiner, Z. (2011): Locomotor training using a robotic device in patients with subacute spinal cord injury. In: Spinal cord 49(10), S. 1062–1067.

Scott, S.H., Dukelow, S.P. (2011): Potential of robots as next-generation technology for clinical assessment of neurological disorders and upper-limb therapy. In: The Journal of Rehabilitation Research and Development 48(4), S. 335.

Semrau, J.A., Herter, T.M., Scott, S.H., Dukelow, S.P. (2013): Robotic identification of kinesthetic deficits after stroke. In: Stroke; a journal of cerebral circulation 44(12), S. 3414–3421.

Semrau, J.A., Herter, T.M., Scott, S.H., Dukelow, S.P. (2015): Examining Differences in Patterns of Sensory and Motor Recovery After Stroke With Robotics. In: Stroke; a journal of cerebral circulation 46(12), S. 3459–69.

Sheffler, L.R., Chae, J. (2013): Technological advances in interventions to enhance post-stroke gait. In: Physical medicine and rehabilitation clinics of North America 24(2), S. 305–323.

Shiotani, K., Chugo, D., Yokota, S., Sakaida, Y., Hashimoto, H. (2013): A depressurization assistance system with a suitable posture for a seated patient on a wheelchair. In: IEEE … International Conference on Rehabilitation Robotics: [proceedings] 2013, S. 6650355.

Siddiqi, N.A., Ide, T., Chen, M.Y., Akamatsu, N. (1994): A computer-aided walking rehabilitation robot. In: American journal of physical medicine & rehabilitation / Association of Academic Physiatrists 73(3), S. 212–216.

Stein, J., Narendran, K., McBean, J., Krebs, K., Hughes, R. (2007): Electromyography-controlled exoskeletal upper-limb-powered orthosis for exercise training after stroke. In: American journal of physical medicine & rehabilitation / Association of Academic Physiatrists 86(4), S. 255–261.

Stein, J., Bishop, L., Stein, D.J., Wong, C.K. (2014): Gait training with a robotic leg brace after stroke: a randomized controlled pilot study. In: American journal of physical medicine & rehabilitation / Association of Academic Physiatrists 93(11), S. 987–994.

Stein, J., Krebs, H.I., Frontera, W.R., Fasoli, S.E., Hughes, R., Hogan, N. (2004): Comparison of two techniques of robot-aided upper limb exercise training after stroke. In: American journal of physical medicine & rehabilitation / Association of Academic Physiatrists 83(9), S. 720–728.

Stein J, Hughes R, Fasoli S, Krebs Hi, Hogan N (2005): Clinical applications of robots in rehabilitation. In: Critical Reviews in Physical & Rehabilitation Medicine 17(3), S. 217–230.

Straudi, S., Benedetti, M.G., Venturini, E., Manca, M., Foti, C., Basaglia, N. (2013): Does robot-assisted gait training ameliorate gait abnormalities in multiple sclerosis? A pilot randomized-control trial. In: NeuroRehabilitation 33(4), S. 555–563.

Sukal-Moulton, T., Clancy, T., Zhang, L.-Q., Gaebler-Spira, D. (2014): Clinical application of a robotic ankle training program for cerebral palsy compared to the research laboratory application: does it translate to practice? In: Archives of physical medicine and rehabilitation 95(8), S. 1433–1440.

Swinnen, E., Beckwée, D., Meeusen, R., Baeyens, J.-P., Kerckhofs, E. (2014): Does robot-assisted gait rehabilitation improve balance in stroke patients? A systematic review. In: Topics in stroke rehabilitation 21(2), S. 87–100.

Tefertiller, C., Pharo, B., Evans, N., Winchester, P. (2011): Efficacy of rehabilitation robotics for walking training in neurological disorders. A review. In: The Journal of Rehabilitation Research and Development 48(4), S. 387.

Topping Mj, Smith Jk (1999): The development of Handy 1. A robotic system to assist the severely disabled. In: Technology & Disability 10(2), S. 95–105.

Ucar, D.E., Paker, N., Bugdayci, D. (2014): Lokomat: a therapeutic chance for patients with chronic hemiplegia. In: NeuroRehabilitation 34(3), S. 447–53.

Ustinova, K., Chernikova, L., Bilimenko, A., Telenkov, A., Epstein, N. (2011): Effect of robotic locomotor training in an individual with Parkinson's disease: a case report. In: Disability and rehabilitation. Assistive technology 6(1), S. 77–85.

van Nunen, Michiel P M, Gerrits, K.H.L., Konijnenbelt, M., Janssen, T.W.J., Haan, A. de (2014): Recovery of walking ability using a robotic device in subacute stroke patients: a randomized controlled study. In: Disability and rehabilitation. Assistive technology 10(2), S. 141–48.

van Nunen, Michiel P. M., Gerrits, K.H.L., Haan, A. de, Janssen, T.W.J. (2012): Exercise intensity of robot-assisted walking versus overground walking in nonambulatory stroke patients. In: The Journal of Rehabilitation Research and Development 49(10), S. 1537.

van Vliet, P., Am Wing (1991): A new challenge–robotics in the rehabilitation of the neurologically motor impaired. In: Physical therapy 71(1), S. 39–47.

Vanhiel, L.R. (2012): Examining spasticity after spinal cord injury using a novel robotic assessment. In: Examining Spasticity After Spinal Cord Injury Using a Novel Robotic Assessment, 45 p.

Vanmulken, D A M M, Spooren, A.I.F., Bongers, H.M.H., Seelen, H.A.M. (2015): Robot-assisted task-oriented upper extremity skill training in cervical spinal cord injury: a feasibility study. In: Spinal cord 53(7), S. 547–51.

Wade, E., Winstein, C.J. (2011): Virtual Reality and Robotics for Stroke Rehabilitation: Where Do We Go from Here? In: Topics in Stroke Rehabilitation (Thomas Land Publishers Incorporated) 18(6), S. 685–700.

Wagner, T.H., Lo, A.C., Peduzzi, P., Bravata, D.M., Huang, G.D., Krebs, H.I., Ringer, R.J., Federman, D.G., Richards, L.G., Haselkorn, J.K., Wittenberg, G.F., Volpe, B.T., Bever, C.T., Duncan, P.W., Siroka, A., Guarino, P.D. (2011): An economic analysis of robot-assisted therapy for long-term upper-limb impairment after stroke. In: Stroke; a journal of cerebral circulation 42(9), S. 2630–2632.

Waldman, G., Yang, C.-Y., Ren, Y., Liu, L., Guo, X., Harvey, R.L., Roth, E.J., Zhang, L.-Q. (2013): Effects of robot-guided passive stretching and active movement training of ankle and mobility impairments in stroke. In: NeuroRehabilitation 32(3), S. 625–634.

Wier, L.M., Hatcher, M.S., Triche, E.W., Lo, A.C. (2011): Effect of robot-assisted versus conventional body-weight-supported treadmill training on quality of life for people with multiple sclerosis. In: The Journal of Rehabilitation Research and Development 48(4), S. 483.

Winchester, P., Querry, R. (2006): Robotic orthoses for body weight-supported treadmill training. In: Physical medicine and rehabilitation clinics of North America 17(1), S. 159–172.

Wu, C.-Y., Yang, C.-l., Chuang, L.-l., Lin, K.-C., Chen, H.-c., Chen, M.-d., Huang, W.-c. (2012): Effect of therapist-based versus robot-assisted bilateral arm training on motor control, functional performance, and quality of life after chronic stroke: a clinical trial. In: Physical therapy 92(8), S. 1006–1016.

Wu, M., Landry, J.M., Kim, J., Schmit, B.D., Yen, S.-C., Macdonald, J. (2014): Robotic resistance/assistance training improves locomotor function in individuals poststroke: a randomized controlled study. In: Archives of physical medicine and rehabilitation 95(5), S. 799–806.

Yang, A., Asselin, P., Knezevic, S., Kornfeld, S., Am Spungen (2015): Assessment of In-Hospital Walking Velocity and Level of Assistance in a Powered Exoskeleton in Persons with Spinal Cord Injury. In: Topics in Spinal Cord Injury Rehabilitation 21(2), S. 100–109.

Yoo, D.H., Kim, S.Y. (2015): Effects of upper limb robot-assisted therapy in the rehabilitation of stroke patients. In: Journal of physical therapy science 27(3), S. 677–679.

Zariffa, J., Kapadia, N., Kramer, J.L.K., Taylor, P., Alizadeh-Meghrazi, M., Zivanovic, V., Willms, R., Townson, A., Curt, A., Popovic, M.R., Steeves, J.D. (2012): Feasibility and efficacy of upper limb robotic rehabilitation in a subacute cervical spinal cord injury population. In: Spinal cord 50(3).